妇产科护理新思维

李凤莲 ◎著

吉林科学技术出版社

图书在版编目（CIP）数据

妇产科护理新思维 / 李凤莲著. —— 长春 :吉林科学技术出版社, 2019.5
ISBN 978-7-5578-5600-7

Ⅰ.①妇… Ⅱ.①李… Ⅲ.①妇产科学–护理学 Ⅳ.①R473.71

中国版本图书馆CIP数据核字(2019)第108530号

妇产科护理新思维
FUCHANKE HULI XINSIWEI

出 版 人　李　梁
责任编辑　李　征　李红梅
书籍装帧　山东道克图文快印有限公司
封面设计　山东道克图文快印有限公司
开　　本　787mm×1092mm　1/16
字　　数　316千字
印　　张　13.5
印　　数　3000册
版　　次　2019年5月第1版
印　　次　2020年6月第2次印刷

出　　版　吉林科学技术出版社
发　　行　吉林科学技术出版社
地　　址　长春市福祉大路5788号出版集团A座
邮　　编　130000
发行部电话/传真　0431-81629529　81629530　81629531
　　　　　　　　　　81629532　81629533　81629534
储运部电话　0431-86059116
编辑部电话　0431-81629508
网　　址　http://www.jlstp.net
印　　刷　北京市兴怀印刷厂

书　　号　ISBN 978-7-5578-5600-7
定　　价　98.00元

前　言

进入 21 世纪,我们面临的医学问题主要有人口的增长与结构变化,计算机应用与信息传达,遗传学及相应研究与应用,卫生保健系统或体制的改革等。这都将为妇产科工作拓展新的形势,提出新的任务。

本书分为上、下篇,共二十四章,包括妇科常见疾病的护理、产科常见疾病的护理。以妇产科常见临床症状为主线,进行护理评估,给出护理措施及要点。内容精练、翔实、语言通俗易懂,适合在校护理本科生、护理硕士研究生、妇产科护理教师以及临床妇产科护理工作者阅读参考。

由于时间仓促,书中难免有疏漏或不妥之处,敬请广大同道与读者提出宝贵意见,不胜感激。

编　者

目　录

上篇　产科常见疾病的护理

下篇　产科常见疾病的护理

上篇　妇科常见疾病的护理

第一章　阴道流血

第一节　概述

　　阴道流血是女性生殖器疾患最常见、最重要的症状。女性生殖系统疾病和（或）全身性疾病均可引起阴道流血，出血部位绝大多数来自子宫。病因不同，阴道流血持续与间隔时间、血量、性状及伴随症状有所不同；症状相同，不同年龄妇女的病因也可能不同。如女婴出生后数日出现少量阴道流血并伴有乳房轻度肿胀，是胎儿离开母体后，体内雌激素水平骤降，导致子宫内膜发生撤退性出血；幼女出现阴道流血并伴有第二性征早现及体格生长异常，多与性早熟有关；青春期少女出现阴道流血，多由于下丘脑-垂体-卵巢轴功能尚不完善而引起功能失调性子宫出血；育龄期妇女出现阴道流血，应首先排除病理性妊娠，其次考虑异物、外源性性激素、炎症和肿瘤因素；绝经过渡期妇女出现阴道流血，多与卵巢功能逐渐衰退、雌激素分泌量波动有关，同时应注意排除肿瘤所致的阴道流血；绝经后期妇女出现阴道流血或接触性出血，应首先考虑生殖器官恶性肿瘤。临床上引起阴道流血的原因既可能是单一因素，也可能是多种因素并存。要达到止血的目的，护理人员需详细采集病史，认真开展护理评估，特别是对中老年妇女，尤其应该重视排除恶性肿瘤，切不可以发现有阴道炎症，就认定是阴道出血的原因而放弃宫颈刮片细胞学检查和分段诊断性刮宫，遗漏可能存在的早期宫颈癌或子宫内膜癌，延误诊治，会引起不可挽回的不良后果。

【护理评估】

（一）病因

1. 卵巢内分泌功能失调

常见于无排卵性功能失调性子宫出血或排卵性月经失调以及月经间期卵泡破裂出血。

2. 与妊娠相关疾病

主要见于流产、异位妊娠、妊娠滋养细胞疾病和产后子宫复旧不全等。

3. 生殖器肿瘤

良性肿瘤多见于子宫黏膜下肌瘤和较大的肌壁间肌瘤，恶性肿瘤多见于阴道癌、宫颈癌、子宫内膜癌和具有雌激素分泌功能的卵巢肿瘤等。

4. 生殖器炎症

多见于阴道炎、宫颈炎和子宫内膜炎等。

5. 创伤与异物

外阴和阴道骑跨伤、粗暴性交所致外阴和阴道损伤、放置宫内节育器和小儿阴道内放置异物，均能引起阴道流血。

6.外源性性激素

主要与雌激素、孕激素使用不当有关。

7.全身性疾病

血液系统疾病如血小板减少性紫癜、再生障碍性贫血、白血病等及肝功能严重损害,均可引起阴道流血。

(二)健康史

年龄对诊断阴道流血的原因具有重要的参考价值。首先应询问患者的年龄,其次了解此次发病时间、阴道流血持续与间隔时间、血量、颜色、有无凝血块、有无周期性规律及伴随症状等。育龄妇女应排除病理性妊娠,采集病史,包括初潮年龄,月经周期、经期与经量、末次月经日期,有无停经史、早孕反应及下腹部坠痛等。产褥期妇女还应了解孕产史,包括初孕和初产年龄、足月产、早产和流产次数,现存子女数及健康情况,重点了解此次分娩经过、产后恶露情况、有无发热及下腹痛等。注意了解中老年妇女绝经年龄和具体时间,有无接触性出血和再现阴道流血。此外,还应了解妇女采取何种避孕措施,若采取药物避孕,应了解服用方法。此外,了解既往是否患有血液系统疾病和肝脏疾病、治疗经过和效果也很重要。

(三)症状及体征

1.症状

(1)月经过多:是指周期规则,经期延长(>7 日)或经量过多(>80ml)。多见于子宫肌瘤、排卵性月经失调、子宫腺肌病和放置宫内节育器后数月内。

(2)经前或经后点滴出血:月经来潮前或月经来潮后数日内持续出现少量阴道流血,多见于排卵性月经失调、放置宫内节育器和子宫腺肌病。

(3)经间期出血:多发生于排卵期的少量阴道流血,历时 3~4 日,也称排卵期出血。

(4)接触性出血:阴道检查或性交后立即有血液流出,色鲜红,量多少不一,多见于子宫黏膜下肌瘤突入阴道、早期宫颈癌和宫颈息肉。

(5)停经后阴道流血:青春期无性生活史妇女,首先考虑无排卵性功能失调性子宫出血;育龄妇女首先考虑病理性妊娠,如流产、异位妊娠、妊娠滋养细胞疾病等;绝经过渡期妇女,排除生殖道恶性肿瘤后,应考虑无排卵性功能失调性子宫出血。

(6)绝经后阴道流血:若流血量极少,持续时间很短,可见于绝经后子宫内膜脱落或萎缩性阴道炎;若反复出现不规则阴道流血且流血量多、持续时间长,应考虑子宫内状膜癌。

(7)外伤后阴道流血:常见于外阴骑跨伤后,伴有局部疼痛,流血量多少不一。

2.体征

(1)生命体征:急性大量阴道流血患者,可出现血压下降、心率增快、面色苍白、脉搏细数、四肢厥冷等休克体征;长期持续少量阴道流血、血液系统疾病和严重肝病患者,可见慢性病容、眼睑及指甲苍白等;伴有感染者,可有体温升高。

(2)腹部体征:异位妊娠破裂出血时,可有腹部压痛、反跳痛及肌紧张等急腹症体征,移动性浊音可呈阳性;产后子宫复旧不全或葡萄胎患者,可触及异常增大或伴有压痛的子宫;子宫肿瘤或卵巢肿瘤较大时,腹部膨隆,可触及肿块。

(3)盆腔体征:无性生活史者行直肠一腹部诊,妇科检查应在严密消毒后进行。骑跨伤患者,可见外阴及阴道肿胀、淤血并有伤口;急性宫颈炎和萎缩性阴道炎患者,可见阴道及宫颈充血、水肿、宫颈触痛、触之易出血;宫颈息肉或子宫黏膜下肌瘤脱出至阴道内,肿物呈红色,表面光滑,触之易出血;外生型宫颈癌患者,宫颈部位有息肉样或菜花样赘生物,质脆、易出血;内生型宫颈癌表现为宫颈管膨大、质硬,癌组织脱落时,宫颈形成凹陷性空洞;宫颈癌晚期可扪及增厚、质硬的宫旁组织;不全流产、子宫复旧不全及葡萄胎患者,可发现宫口松弛、妊娠物堵塞宫口、子宫增大变软,葡萄胎患者的阴道排出物中可见水疱状物;输卵管妊娠破裂时,阴道后穹隆饱满、触痛,子宫略增大,患侧附件扪及边界不清、有触痛包块。

(四)辅助检查

1.血常规及血生化检查

了解凝血功能、肝功能、有无贫血或感染等情况。

2.血 β-HCG 测定

有助于异位妊娠、妊娠的诊断和预后判断。葡萄胎排空后血 β-HCG 的消退规律,可预测其自然转归。

3.生殖道细胞学检查

宫颈刮片细胞学检查用于筛查宫颈癌。生殖道脱落细胞检查有助于功能失调性子宫出血、流产和生殖道炎症的诊断。

4.宫颈和宫颈管活组织检查

选择宫颈鳞—柱交接部的 3、6、9、12 点 4 处取材,或在碘试验、阴道镜观察的可疑病变部位取材做病理检查。用于宫颈癌及宫颈癌前病变的诊断。

5.诊断性刮宫

出于诊断的目的而进行的刮宫,称诊断性刮宫(dilation&curettage,D&C),简称诊刮。一般性诊刮有助于诊断子宫内膜癌、流产、月经失调,并具有止血效果;分段刮宫(fractionalcurettage)有利于区分子宫内膜癌和宫颈管癌。

6.宫颈锥切术

对宫颈刮片细胞学检查多次阳性而活检阴性,或活检为原位癌需进一步确诊的患者,应做宫颈锥形切除行病理组织学检查。

7.碘试验

碘可使富含糖原的正常宫颈阴道部和阴道鳞状上皮呈棕色或深赤褐色,炎性或其他病变区不着色为阳性,在不着色区取材,可提高诊断正确率。

8.阴道镜检查

镜下观察宫颈表面有无异型上皮或早期癌变,选择可疑部位进行活组织检查,提高诊断正确率。

9.宫腔镜检查

直接观察宫颈管及宫腔内病变,直视下取活组织检查,有利于子宫内膜息肉、子宫黏膜下肌瘤和子宫内膜癌的诊断。

10.B 型超声检查

用于病理性妊娠、完全性或部分性葡萄胎、子宫肌瘤、卵巢肿瘤和宫内节育器的探查。经阴道 B 型超声检查操作简单,患者不必充盈膀胱,对肥胖、急症已婚妇女或盆腔深部器官的观察,效果更好。

11.X 线胸部摄片

是诊断妊娠滋养细胞肿瘤肺转移的重要方法。

12.CT 和磁共振成像

有利于肺、肝、脑和盆腔转移灶的诊断。

13.腹腔穿刺

包括经腹壁穿刺和经阴道后穹隆穿刺两种方法。用于输卵管妊娠破裂腹腔内出血的诊断。

14.检测染色体

行染色体核型分析,有助于区分完全性葡萄胎与部分性葡萄胎,前者为二倍体,后者多为三倍体。

15.宫颈黏液结晶检查

月经来潮前数日检查,见有羊齿植物叶状结晶,提示本次月经周期无排卵。

16.基础体温测定

基础体温呈单相型,提示无排卵。同宫颈黏液结晶检查一起,有助于区分功能失调性子宫出血有无排卵。

(五)心理及社会因素

阴道流血患者的心理反应,与患者年龄、阴道流血病因、症状严重程度及预后密切相关。例如:卵巢内分泌功能失调或炎症或外源性性激素应用不当而引起的阴道流血,患者往往因反复阴道流血影响学习、工作和(或)性生活而感到焦虑;育龄妇女因发生流产或异位妊娠等而担心不能再生育,担心家庭不稳定;患恶性肿瘤的妇女会产生震惊和恐惧,对预后和自身健康产生无望或无助的心理。

患者与同事及其家属,特别是配偶的态度和行为方式,对彼此的心理均产生重要影响。配偶对阴道流血影响性生活和对肿瘤等术后影响生育的理解,将增强患者积极治疗疾病的信心。社区癌症康复协会和相应健康团体的活动,将有利于肿瘤患者治疗后的康复。

【护理诊断/问题】

有感染的危险:与长期阴道流血、机体抵抗力下降有关。

有营养失调的危险,低于机体需要量:与失血过多有关。

急性疼痛:与急腹症、手术、外伤有关。

焦虑:与月经失调、担心闭经、不孕和肿瘤有关。

【护理要点】

(1)有效止血并预防感染。

(2)补充营养,增强机体抵抗力。

(3)缓解疼痛,增进舒适。

(4)加强心理护理。

第二节 功能失调性子宫出血

【疾病特点】

功能失调性子宫出血(dysfunctional uterine bleeding,DUB)简称功血,是由于调节生殖的神经内分泌机制失常,即下丘脑-垂体-卵巢轴功能失调引起的异常子宫出血,属于生殖内分泌疾病,非器质性病变引起。功血分为无排卵性和排卵性两类。

(一)无排卵性功能失调性子宫出血(anovulatory dysfunctional uterine bleeding)

多见于青春期及绝经过渡期妇女,约占85%。可有各种不同的临床表现,其特点是失去正常周期规律性和出血自限性,最常见的症状是子宫不规则出血。特点是月经周期紊乱,经期长短不一,经量多少不定,出血的类型取决于血清雌激素水平及其下降速度、雌激素对子宫内膜作用时间及内膜厚度,出血期间一般无不适感觉。青春期患者的下丘脑-垂体-卵巢轴激素间反馈调节尚未成熟,特别是对雌激素的正反馈作用存在缺陷,尿促卵泡素呈持续低水平,月经中期无促排卵性黄体生成激素高峰形成,卵巢无成熟卵泡形成,不能排卵;绝经过渡期患者的卵巢功能不断衰退,剩余卵泡对垂体促性腺激素的反应性低下,卵泡在发育过程中因退行性变而不能排卵;内外环境等因素也可引起育龄妇女的无排卵性功血。上述原因引起的无排卵,均使子宫内膜受雌激素持续作用而无孕激素拮抗,出现不同程度的增生改变,发生雌激素突破性出血(breakthrough bleeding)。无排卵性功血也可因一批卵泡闭锁导致雌激素水平下降,持续增生的子宫内膜失去激素支持而脱落,发生雌激素撤退性出血(withdrawal bleeding)。此外,无排卵性功血时,异常子宫出血还与子宫内膜自限性机制缺陷有关。无排卵性功血患者的子宫内膜病理改变可分为3类。①子宫内膜增生症(endometrial hyperplasia):根据1998年国际妇科病理协会制定的标准分单纯型增生(simple hyperplasia,旧称腺囊型增生过长)、复杂型增生(complexhyperplasia,旧称腺瘤型增生过长)、不典型增生(atypical hyperplasia)。②增殖期子宫内膜(proliferative phase endometrium):特点是在月经周期的后半期,甚至月经期,表现为增殖期形态。③萎缩性子宫内膜(atrophic endometrium):较少见。基础体温呈单相型,经前宫颈黏液检查可见羊齿植物叶状结晶,提示无排卵。

(二)排卵性月经失调(ovulatory menstrual dysfunction)

多见于育龄期妇女,占20%~30%。患者虽有排卵,但黄体功能异常,常见的有黄体功能不足(luteal phase defect,LPD)和子宫内膜不规则脱落(irregular shedding ofendometrium)两类。

1.黄体功能不足

主要临床表现为月经周期缩短,月经频发,有时虽月经周期正常,但卵泡期延长、黄体期缩短,患者不易受孕或易发生孕早期流产;病理显示子宫分泌期内膜腺体呈分泌不良,间质水肿不明显或腺体与间质发育不同步,内膜活检显示分泌反应落后2日;基础体温呈双相型,高温相不足11日。

2.子宫内膜不规则脱落

由于黄体萎缩不全,使内膜持续受孕激素影响而不能如期完全脱落;其临床特点为月经周期正常,经期延长,可达9～10日,经血量多;于月经第5～6日,病理检查仍可见呈分泌反应的子宫内膜,与出血坏死组织及新生子宫内膜混合共存;基础体温为双相型,下降缓慢。

【治疗原则】

无排卵性功能失调性子宫出血和排卵性月经失调患者在出血阶段,均应进行有效止血、纠正贫血和预防感染,血止后应查明病因,针对病因选用合理治疗方案;青春期和生育期无排卵性功血以调整月经周期、促排卵为主,绝经过渡期功血以调整周期、防止子宫内膜病变为主;排卵性月经失调以调节黄体功能为主。

【护理措施】

(一)一般护理

功能失调性子宫出血患者出血量多时,需入院治疗。

1.生活与安全护理

由于患者体质虚弱,护理人员应协助做好生活和安全护理,协助患者更换干净的内裤与会阴垫,保持局部清洁。嘱其卧床休息,为其提供富含铁、维生素和蛋白质的食物,如动物肝脏、豆角、蛋黄、胡萝卜等,防止其活动时摔倒。

2.病情观察

测量并记录患者的血压、心率和呼吸;注意观察阴道流血数量、颜色、有无凝血块等,收集出血期间的会阴垫,准确评估并记录出血量。观察用药或刮宫术后患者阴道流血情况,发现异常,及时报告医师。

(二)诊疗配合护理

1.止血

常采用性激素止血,辅以其他止血药物。急性大出血、性激素治疗无效或存在子宫内膜癌高危因素患者,需手术治疗。

(1)性激素药物:保证患者按医嘱及时、足量服用性激素,保持药物在血中的有效浓度。大量出血患者,要求性激素治疗8小时内见效,24～48小时内止血,若超过96小时仍未能止血,应考虑有其他器质性病变。在医师指导下进行药物减量,原则上在血止后开始减量,每隔3日减量1次,每次减量不得超过原剂量的1/3,直至维持剂量,持续用到血止后第20日停药。主要应用以下几种激素。

①雌激素:大剂量雌激素促使子宫内膜迅速生长,短时间内修复创面而止血,主要用于青春期功血。选用结合雌激素(conjugated estrogen)2.5mg口服,每6小时1次,血止后每3日递减1/3量,直至维持量1.25mg/d,从血止日算起第20日停药。应用雌激素最后7～10日应加用孕激素,醋酸甲羟黄体酮(medroxyprogesterone acetate,MPA)10mg,每日1次,一般在停药后3～7日发生撤药性出血。由于出血量可能较多,护理人员需注意观察。血液高凝状态或有血栓病史的患者,禁用大剂量雌激素。

②孕激素:对于无排卵性功血患者,孕激素可使雌激素持续作用下增殖的子宫内膜转为分泌期,取得止血效果。停药后内膜脱落完全,起到药物刮宫的作用。主要用于体内有一定雌激

7

素水平的功血患者。常用的合成孕激素分两类：17-羟黄体酮衍生物(甲羟黄体酮,甲地黄体酮)和19-去甲基睾酮衍生物(炔诺酮等)。绝经过渡期功血患者可选用炔诺酮(妇康片),5mg口服,每6小时1次,2～3日血止后每3日递减1/3量,直至维持量2.5mg/d,从血止日算起第20日停药。一般在停药后3～7日发生撤药性出血。对于黄体功能不足的排卵性月经失调患者,自排卵后肌注黄体酮,可补充黄体分泌黄体酮的不足;对于子宫内膜不规则脱落的患者,孕激素可调节下丘脑一垂体一卵巢轴的负反馈,使黄体及时萎缩,子宫内膜按时完整脱落,达到止血目的。

③雄激素：雄激素能增强子宫平滑肌和血管的张力,减轻盆腔充血而减少出血量。适用于绝经过渡期功血。

④联合用药：联合应用性激素的止血效果,优于单一用药的止血效果。青春期功血患者,应用孕激素同时配伍小剂量雌激素,可减少孕激素用量,防止突破性出血;绝经过渡期功血患者,应用三合激素2ml,内含黄体酮12.5mg,雌二醇1.25mg,睾酮25mg,肌内注射,每12小时1次,血止后减至每3日1次,共20日停药。

(2)其他止血药物：非甾体类消炎药和其他止血药,有减少出血量的作用,但不能赖以止血。

(3)手术：做好围手术期护理(参见第9章第三节妇产科围手术期患者的护理),及时准确送检标本。手术治疗包括以下几种方法。①诊断性刮宫：既能迅速止血,又能明确诊断。适用于急性大出血或存在子宫内膜癌高危因素的已婚妇女。②子宫内膜切除术(endometrial abla-tion)：可减少月经量,甚至达到闭经效果,但由于组织受热效应破坏影响病理诊断。适用于绝经过渡期和经激素治疗无效且无生育要求的妇女。③子宫切除术：经治疗功血的所有可行方法均无效、且无生育要求的年长患者,可与家属协商知情选择后,行子宫切除术。

2.调整月经周期

血止后,应建立正常的月经周期,使青春期和生育期无排卵性功血患者恢复正常的内分泌功能,同时预防绝经过渡期妇女发生子宫内膜增生症。一般1个疗程连续用药3个周期,护理人员应告知患者坚持每日用药,随意停服或漏服药物可引起子宫出血。常用的方法有以下几种。

(1)雌、孕激素序贯法：也称人工月经周期。通过模拟自然月经周期中卵巢的内分泌变化,将雌、孕激素序贯应用,引起子宫内膜相应变化并发生周期性脱落。适用于内源性雌激素水平较低的青春期或生育期功血患者。用法：于撤药性出血第5日起,每晚1次,口服戊酸雌二醇1mg,连服21日,至服药第11日,每日口服甲羟黄体酮10mg,停药后3～7日出血。于出血第5日起重复用药,连用3个周期。

(2)口服避孕药：属于雌、孕激素联合法,利用孕激素限制雌激素促内膜生长的作用,减少撤药性出血量,同时雌激素可预防治疗期间的孕激素突破性出血。适用于内源性雌激素水平较高的生育期功血或绝经过渡期功血患者。用法：于撤药性出血第5日起,每晚口服1片,连服3周,1周为撤药性出血间隔。停药后仍未建立正常月经周期者,可重复应用。

(3)后半周期疗法：适用于青春期或绝经过渡期功血患者。于月经后半周期(撤药性出血的第16～25日)每日口服甲羟黄体酮10mg,连用5日为1个周期。3个周期为1个疗程。

3.促排卵

一般不提倡青春期功血患者应用促排卵药物,对于有生育要求的不孕功血患者,可用药物促排卵;对于黄体功能不足的排卵性月经失调,应促卵泡发育。主要的药物有以下几种。

(1)枸橼酸克罗米酚(clomiphene citrate,CC):通过抑制内源性雌激素对下丘脑的负反馈,诱导促性腺激素释放而诱发排卵。

(2)绒促性素:有类似 LH 作用,能诱发排卵。一般与其他促排卵药联合应用。

(3)小剂量雌激素:卵泡期应用小剂量雌激素,能协同 FSH 促进卵泡发育。

4.调节黄体功能

适用于排卵性月经失调患者。

(1)绒促性素:在卵泡成熟时应用 HCG,具有避免黄体过早衰退和提高其分泌黄体酮的功能。也可于基础体温上升后开始,隔日肌注绒促性素,延长黄体期。适用于黄体功能不足的功血患者。

(2)黄体酮:自排卵后每日肌注黄体酮 10mg,共 10～14 日,补充黄体分泌黄体酮的不足。

5.补充血容量

观察并记录患者液体出入量。对严重贫血患者,应遵医嘱做好配血、输血和输液。

6.预防和控制感染

密切观察与感染有关的征象,若体温升高、下腹部有压痛等,及时报告医师。禁止不必要的阴道检查。对于出血时间较长的患者,遵医嘱应用抗生素预防感染。

(三)心理护理

(1)认真倾听患者的陈述,详细解答患者提出的问题。

(2)根据患者不同年龄的心理特点,进行对因护理。如育龄期功血患者可能担心疾病对健康、工作及生育的影响等,护理人员应向患者耐心解释病情及提供有关疾病的信息,帮助其树立战胜疾病的信心;青春期功血患者对坚持调整月经周期的疗程会感到焦虑,护理人员应让其清楚调整周期是治疗功血的根本措施,缓解其焦虑心理。

(3)使患者的家属了解疾病的特点,取得其理解与支持。

(四)健康教育

(1)指导患者养成良好的生活与卫生习惯。出血期间注意勤换月经垫,保持外阴清洁,禁止坐浴或盆浴,预防感染;制定合理饮食,多进食富含铁、维生素 C 和蛋白质的食物,以加强营养;注意休息,劳逸结合,出血量较多时,应卧床休息。

(2)指导患者正确用药。应用性激素治疗的患者,应严格遵医嘱用药,不得漏服或随意停药,坚持疗程用药。告知患者雌激素、孕激素剂量过大时,可引起乳房胀痛、水肿、色素沉着等,出现异常,应及时就医。

(3)指导患者学会自我监测,并记录基础体温和阴道流血量。若治疗期间出现不规则阴道流血,应嘱患者及时就医。

(4)为患者及其家属提供相关信息,鼓励患者参加有益于身心健康的社区活动,与已康复或正在接受治疗的功血患者进行交流,增强其坚持治疗的信心,缓解心理压力。鼓励家属积极参与治疗,特别是针对绝经过渡期和需要手术治疗的妇女,在情感上理解与同情,在生活上帮助与照顾。

第三节 宫颈肿瘤

【疾病特点】

宫颈肿瘤分为宫颈良性肿瘤、宫颈上皮内瘤变和宫颈癌。

(一)宫颈良性肿瘤

较少见。常见的有宫颈息肉(cervical polyp)和宫颈平滑肌瘤。

1.宫颈息肉

由血管丰富的结缔组织和间质组成,表面覆以单层高柱状上皮,好发于 $40\sim60$ 岁的经产妇。一般无临床症状,偶可出现接触性出血。妇科检查可见突出于宫颈外口的 1 个或多个表面光滑、色红、质软、呈舌形的组织,直径约 1cm,有蒂或无蒂,触之易出血,恶变率低于 1%,但易复发。

2.宫颈平滑肌瘤

常为单发,与宫体肌瘤之比为 1∶12,常无临床症状,多于妇科体检时发现。

(二)宫颈上皮内瘤变(cervical intraepithelial neoplasia,CIN)

是一组癌前病变,与宫颈浸润癌密切相关。好发于 $25\sim35$ 岁妇女。宫颈上皮内瘤变包括宫颈不典型增生和宫颈原位癌,根据细胞的异型程度及上皮累及范围,将宫颈不典型增生分为轻、中、重 3 级,即:轻度不典型增生(Ⅰ级)、中度不典型增生(Ⅱ级)和重度不典型增生(Ⅲ级)。即 CINⅠ相当于轻度不典型增生、CINⅡ相当于中度不典型增生、CINⅢ相当于重度不典型增生和原位癌。研究较多的是 CIN 与 HPV 感染之间的关系,90% 以上的 CIN 有 HPV 感染。目前,已知 HPV6、11、42、43、44 属低危型,一般不诱发癌变;而 HPV16、18、31、33、35、39、45、51、52、56 或 58 属高危型,可诱发癌变。CINⅠ主要与 HPV6、11、31、35 引起的混合感染有关,CINⅡ和Ⅲ主要与 HPV16、18、33 有关,常为单一亚型 HPV 感染。2001 年美国修订了 TBS 命名系统,将宫颈异常上皮细胞报告为:①鳞状上皮。分两类:一类为意义未明的不典型鳞状细胞(atypical squamous cellsof undetermined significance,ASCUS;另一类为不能排除高度上皮内病变的不典型鳞状细胞(atypical squamous cells-cannot exclude HISL,ASC-H)。②轻度鳞状上皮内病变(lowgrade squamous intraepithelial lesion,LSIL):包括 HPV 感染/CINⅠ。③重度鳞状上皮内病变(high-grade squamous intraepithelial lesion,HSIL):包括 CINⅡ和 CINⅢ。④腺上皮:分为不典型(AGC),以及原位腺癌和腺癌 3 类。临床上 CIN 无特殊症状,偶有接触性出血和阴道排液增多;妇科检查无明显体征,部分患者可见宫颈局部红斑、白色上皮或宫颈柱状上皮异位。

(三)宫颈癌(cervical cancer)

是世界上仅次于乳腺癌、第二常见的妇女恶性肿瘤。好发于 $35\sim39$ 岁和 $60\sim64$ 岁。近 40 年由于开展宫颈刮片细胞学筛查,使宫颈癌的发病率和病死率均明显下降。

1.病因

尚不明确,有研究资料显示 90％以上宫颈癌伴有 HPV 感染,其中与 HPV16 和 HPV18 关系最为密切。

2.病理特点

宫颈移行带为好发部位,主要病理类型为鳞状细胞癌和腺癌。鳞状细胞癌占 80％～85％,分为外生型、内生型、溃疡型和颈管型,腺癌占 15％～20％,分为宫颈黏液腺癌、宫颈恶性腺瘤和宫颈腺鳞癌。

3.宫颈癌转移

以直接蔓延最常见,其次为淋巴转移,血行转移少见。

4.宫颈癌临床分期

采用 2000 年国际妇产科联盟(International Federation ofGynecology and Obstetrics,FIGO)修订的分期标准(表 14-1)。

表 14-1　宫颈癌的临床分期(FIGO,2000)

期别	肿瘤范围
0 期	原位癌(浸润前癌)
Ⅰ期	癌灶局限在宫颈(包括累及宫体)
ⅠA	肉眼未见癌灶,仅在显微镜下可见浸润癌
ⅠA$_1$	间质浸润深度≤3mm,宽度≤7mm
ⅠA$_2$	间质浸润深度>3～5mm,宽度≤7mm
ⅠB	肉眼可见癌灶局限于宫颈,或显微镜下可见病变>ⅠA$_2$
ⅠB$_1$	肉眼可见癌灶最大直径≤4cm
ⅠB$_2$	肉眼可见癌灶最大直径>4cm
Ⅱ期	癌灶已超出宫颈,但未达盆壁。癌累及阴道,但未达阴道下 1/3
ⅡA	无宫旁浸润
ⅡB	有宫旁浸润
Ⅲ期	癌肿扩散到盆壁和(或)累及阴道下 1/3,导致肾盂积水或无功能肾
ⅢA	癌累及阴道下 1/3,但未达盆腔
ⅢB	癌已达盆壁,或有肾盂积水或无功能肾
ⅣA	癌播散超出真骨盆或癌浸润膀胱黏膜或直肠黏膜
ⅣB	远处转移

5.宫颈癌临床表现

早期宫颈癌常无症状和明显体征,容易漏诊或误诊为宫颈炎症。随着病变进展,早期出现性交后或妇科检查后接触性出血,晚期为不规则阴道流血。老年患者常表现为绝经后不规则阴道流血,出血量依据病灶大小及侵及血管情况而变化;多数患者出现阴道排液增多,为白色或血性,稀薄如水样或米泔水样,有腥臭味。若癌组织坏死伴感染,可有大量米泔水样或脓性恶臭样排液。晚期患者还可出现不同的继发症状,病灶累及邻近器官和神经时,可出现尿频、尿急、便秘、里急后重、肛门坠胀、下肢肿胀、疼痛等症状,也可发生远处转移,以锁骨上淋巴结转移最为常见。患者可有贫血、恶病质等全身衰竭症状。

6.妇科检查

早期无明显病灶;随着肿瘤生长,外生型者宫颈可见息肉状或菜花状赘生物,质脆易出血;内生型者可见宫颈肥大,质硬,颈管膨大,癌组织脱落后可见溃疡或空洞,阴道转移时可见阴道壁有赘生物,宫旁组织受累时,三合诊检查可扪及宫旁组织增厚、结节状、质硬或形成冷冻骨盆。

7.预后

宫颈癌治疗后复发率较高,1 年内为 50%,2 年内为 75%～80%;盆腔内局部复发占70%,远处转移占 30%。

【治疗原则】

1.宫颈良性肿瘤

以手术治疗为主。

2.宫颈上皮内瘤变

应根据细胞学、阴道镜和宫颈活组织检查结果决定治疗方法,总体上对 CIN Ⅰ和 CINⅡ以保守性治疗为主,对 CINⅢ以手术治疗为主。ASC-US 和 ASC-H 患者应做进一步检查,以排除 CIN 或癌;对 CIN Ⅰ(LSIL)患者,可用冷冻、激光切除可见病灶。无明显病灶者,可先按炎症处理,定期随访。对 CINⅡ患者,可用冷冻、激光或宫颈锥形切除病灶;对 CINⅢ患者,有生育要求的可行宫颈锥形切除术,无生育要求的行全子宫切除术。宫颈癌的治疗应根据临床分期、患者年龄和身体状况,采取手术、放疗和化疗相结合的综合治疗。

【护理措施】

(一)一般护理

保持病房安静与清洁,营造家庭舒适化的环境,保证患者睡眠与休息。评估患者的全身状况,特别注意营养状况与饮食习惯,帮助其制定科学、合理、可口的膳食,保证患者的营养需求。协助患者保持会阴清洁,促进舒适。严密观察病情,记录患者每日排泄情况,宫颈癌患者若出现腰痛、尿频、尿急和排便困难,可能是癌瘤侵犯邻近器官所致,不可滥用止痛剂和灌肠;注意测量患者血压、体温与阴道流血量,发现异常应及时通知医师。宫颈癌晚期可能阴道大流血以致休克,应做好急救准备。协助患者保持个人卫生和外阴卫生,勤换内衣内裤、勤擦身、勤换床单、勤通风;每日会阴冲洗 2 次,预防感染。

(二)心理护理

CIN 患者常担心或害怕疾病发展为浸润性宫颈癌,而宫颈癌患者会对疾病的诊断和预后产生震惊、焦虑、恐惧等心理,特别是有生育要求的年轻患者可能产生绝望和轻生的想法。护理人员应倾听患者的诉说,允许其宣泄内心的恐惧与悲伤,耐心解释有关疾病的医学常识,介绍治疗方案和诊疗过程,与患者一起探讨其所关注的问题,缓解其心理压力,并鼓励家人及亲朋好友与患者沟通,获得家庭与社会支持,使其以最佳的心态接受治疗。术前准备、妇科检查及术中注意保护患者隐私,减少暴露部位,减轻其羞怯感。

(三)手术前、后护理

在围手术期患者护理的基础上,还应做好术前护理和术后护理。

1.术前护理

(1)窥器检查:以 0.9%氯化钠溶液为润滑剂,以免影响细胞学检查结果;动作要轻柔,避免碰伤癌瘤引起出血。

(2)宫颈阴道消毒:对拟行子宫切除或宫颈锥切的患者,术前 3 日开始做阴道准备,每日 2 次用 0.2%聚维酮碘进行阴道冲洗,手术当日晨再用 0.2%聚维酮碘消毒宫颈及阴道,对局部有活动性出血的患者,应采用无菌纱条填塞止血,认真交接班,按时如数取出或更换阴道内的纱条。

(3)外阴部冲洗:每日行会阴冲洗 2 次,保持外阴部清洁。

(4)清洁灌肠:对拟行经腹或经阴道全子宫切除术的患者,术前夜做好清洁灌肠,保证术野清洁。灌肠时应根据患者的实际情况确定所用的液体数量与压力,避免造成副损伤。

(5)排空膀胱:术前嘱患者排空膀胱,备无菌导尿管术中或术后应用。

2.术后护理

(1)一般护理:广泛子宫全切除术患者术后以平卧位为宜,降低盆底与阴道张力,促进伤口愈合;注意保持患者外阴部清洁,每日 2 次擦洗外阴,排便后应及时清洁外阴,经常更换床单及内裤,避免感染。对术前评估营养状况欠佳的患者,术后应与营养师协商,安排合理的饮食,保证患者尽早康复。鼓励并帮助患者在病情和机体状况允许情况下尽早下床活动,以增强食欲、促进肠道蠕动,预防发生长期卧床并发症。

(2)病情观察:注意观察患者的生命体征,测量血压、脉搏、心率和体温;观察并记录腹部伤口是否有渗血,阴道是否有活动性流血,导尿管是否通畅,尿量与尿的颜色,拔除导尿管后能否自主排尿,引流管是否通畅、引流液体的数量与颜色,有无腹痛、排便是否困难等,发现异常及时报告医师。

(3)对症护理:对术中失血量较多的患者,应遵医嘱给予输血和输液;按医嘱及时取出阴道内留置的纱布,并核对数量;注意保持留置导尿管通畅,拔除导尿管前训练患者膀胱功能,拔管前 3 日开始间歇夹闭导尿管,每 2~3 小时开放 1 次。拔管后,嘱患者每 1~2 小时自主排尿 1 次。若有排尿困难,应采取轻柔按摩、热敷、诱导等方式帮助排尿;对便秘患者,术后第 5 日可给予缓泻药,避免因增加腹压而影响伤口愈合;遵医嘱应用止痛药物,指导患者应用自控镇痛泵,缓解患者术后疼痛。

(四)健康教育

1.加强预防

开展防癌和性卫生知识的普及教育,提倡晚婚少育。重视异常症状,若已婚妇女有接触性阴道流血、绝经过渡期妇女出现月经异常、绝经后妇女再现阴道流血,应及时就医。积极治疗宫颈疾病和性传播疾病;及时诊断和治疗宫颈上皮内瘤变,阻断浸润性宫颈癌的发生。健全并发挥妇女防癌保健网的作用,开展宫颈癌的普查普治工作,已婚妇女每年应普查 1 次,30 岁以上已婚妇女初诊时,应常规做宫颈刮片细胞学检查,发现异常进一步处理,做到早发现、早诊断和早治疗。

2. 重视随访

向患者与家属解释治疗后随访的重要性,使其明确随访时间,认真核对患者的联系方式与通信地址。不典型鳞状细胞(ASC)患者在排除其他病变的前提下,可在半年或 1 年后复查。CIN Ⅰ 和 CIN Ⅱ 行宫颈物理治疗后的患者,应于两次月经干净后 3~7 日复查。宫颈癌患者治疗出院后 1 个月首次复查,以后每 2~3 个月复查 1 次,共 1 年;出院后第 2 年开始,每 3~6 个月复查 1 次;出院后第 3~5 年内,每 6 个月复查 1 次;第 6 年开始,每年复查 1 次。若出现异常症状,应随时就诊。随访内容包括临床检查、胸部 X 线透视与血常规检查。

(五)出院指导

1. 制定合理的出院计划

帮助患者重新评价自我能力,与患者和家属共同制定适合患者实际情况的饮食、体育锻炼、社交、学习或工作、随访等计划,确保患者对计划实施的依从性。

2. 指导患者养成良好的卫生习惯

注意保持外阴部清洁,告知行宫颈物理治疗或宫颈锥切术的患者,术后 2 个月禁止性生活和盆浴;全子宫广泛切除术患者性生活的恢复,需依手术结果及恢复情况而定。

第四节　子宫肿瘤

【疾病特点】

子宫肿瘤包括良性的子宫肌瘤和恶性的子宫内膜癌与子宫肉瘤。

(一)子宫肌瘤(myoma of uterus)

为女性生殖器官最常见的良性肿瘤,主要由平滑肌细胞增生而成,含有少量的结缔组织,又称子宫平滑肌瘤(leiomyoma ofuterus)。好发于 30~50 岁妇女,以 40~50 岁最多见。

1. 病因

尚不明确,可能与女性性激素相关,肌瘤组织局部对雌激素的高敏感性是肌瘤发生的重要因素,有研究表明孕激素可刺激肌瘤细胞核分裂,促进肌瘤生长。

2. 分类

根据肌瘤生长部位,分为宫体肌瘤(约占 90%)和宫颈肌瘤(约占 10%);根据肌瘤与子宫肌壁的关系,分为浆膜下肌瘤、肌壁间肌瘤和黏膜下肌瘤。

(1)浆膜下肌瘤(subserous myoma):向子宫浆膜方向生长,瘤体突出于子宫表面,表面仅覆盖子宫浆膜层,约占 20%。肌瘤继续生长过程中可形成仅有一蒂与子宫相连,称带蒂浆膜下肌瘤。一旦蒂血供不足,肌瘤可变性坏死;若发生蒂扭转断裂,肌瘤可脱落至腹腔,形成游离性肌瘤;若肌瘤位于宫体侧壁阔韧带两层之间生长,称阔韧带肌瘤。

(2)肌壁间肌瘤(intramural myoma):位于子宫肌壁间,周围被肌层包裹,占 60%~70%。

(3)黏膜下肌瘤(submucous myoma):向子宫黏膜面生长,突出于宫腔,表面仅覆盖子宫内膜,占 10%～15%。肌瘤易形成蒂,使其在宫腔内犹如异物,引起子宫收缩,将肌瘤挤出宫颈外口,突向阴道内。

3.病理

子宫肌瘤的病理特点为单个或多个实质性球形包块,质地较硬,压迫周围肌纤维形成假包膜,因肌瘤与假包膜之间有一层疏松网状组织间隙,因此容易剥出。

4.肌瘤变性

当肌瘤局部供血不足时可发生变性或恶变,常见的有玻璃样变、囊性变、红色样变、肉瘤样变和钙化,其中玻璃样变最常见,变性后的肌瘤失去了原有的典型结构。临床症状与肌瘤部位、有无变性有关。

5.临床表现

(1)症状:常见的症状有经量增多及经期延长,多见于肌壁间肌瘤和黏膜下肌瘤,系肌瘤使宫腔增大、内膜面积增加、影响子宫收缩等所致;由于内膜腺体分泌增多和盆腔充血,患者可出现白带增多;黏膜下肌瘤伴感染、坏死,可出现血性或脓血性排液,伴恶臭;当肌瘤生长超过 3 个月妊娠子宫大小时,患者自觉下腹胀满,可扪及肿块,也可有压迫症状,如尿频、排尿和排便困难等;较大黏膜下肌瘤脱出至阴道内,患者可有阴道内异物感;当浆膜下肌瘤蒂扭转或肌瘤红色变时,可出现急性腹痛。

(2)体征:与肌瘤大小、位置、数目和有无变性有关。肌瘤较大时,腹部检查可触及形状不规则、质硬的结节状肿物;妇科检查有时可见宫口扩张,肌瘤位于宫口内或脱出宫颈外口,呈粉红色,表面光滑;伴感染时,表面有坏死、出血及脓性分泌物。双合诊检查子宫增大,表面有单个或多个结节状突起,形状不规则;浆膜下肌瘤可扪及单个实质性球形肿物与子宫有蒂相连;黏膜下肌瘤在宫腔内时,子宫呈均匀性增大。

(二)子宫内膜癌(carcinoma of endometrium)

是发生于子宫内膜的上皮性恶性肿瘤,占女性生殖道恶性肿瘤的 20%～30%,是女性生殖系统 3 大恶性肿瘤之一,以内膜样腺癌最多见,占 80%～90%,腺癌伴鳞状上皮分化、透明细胞癌和浆液性腺癌较少见。子宫内膜癌好发于绝经后妇女。

1.病因

多数子宫内膜癌的发生,与子宫内膜长期接受雌激素刺激而又缺乏孕激素拮抗,引起子宫内膜增生症有关,内分泌紊乱、肥胖、高血压、糖尿病、不孕、绝经延迟、应用雌激素、遗传因素为子宫内膜癌发生的高危因素;少数子宫内膜癌的发生与雌激素无关,肿瘤恶性度高,分化差,预后不良。

2.病理

子宫内膜癌根据病变范围分为弥漫型和局灶型。

3.转移途径

以淋巴转移为主,其次为直接蔓延,偶有血行转移。

4.临床表现

主要症状为绝经后再现阴道流血,量多少不一,持续性或间歇性。未绝经者表现为经量增多、经期延长;部分患者有浆液性或浆液血性阴道排液,合并感染者,常伴有恶臭味。晚期患者可有下腹部及腰骶部疼痛、贫血、消瘦等全身症状。

5.妇科检查

早期常无异常发现,晚期可有子宫增大,偶见癌组织自宫颈管内脱出,晚期患者子宫固定,宫旁可扪及质地较硬的结节状物。分段诊断性刮宫是诊断子宫内膜癌最常用、最可靠的方法。

(三)子宫肉瘤(uterine sarcoma)

较罕见,恶性度高,占子宫恶性肿瘤的 2%～4%。好发于绝经过渡期妇女。

1.分类

根据组织发生来源分为 3 类。①子宫平滑肌肉瘤(leiomyosarcoma):约占 45%,来源于子宫肌层或血管壁平滑肌纤维或子宫肌瘤肉瘤样变。②子宫内膜间质肉瘤(endometrial stromal sarcoma):来源于子宫内膜间质细胞。③恶性中胚叶混合肉瘤:也称癌肉瘤,含有肉瘤和癌两种成分,来源于子宫正常组织和子宫外异源组织(横纹肌、骨、软骨和脂肪等)。

2.临床表现

子宫肉瘤未累及子宫内膜时,临床上无特异性症状,随肿瘤生长,可出现下腹痛、阴道不规则流血和尿频、尿急与排便困难等压迫症状。若肿瘤坏死伴感染,阴道分泌物中可混有组织碎屑,并有恶臭味。

3.妇科检查

可触及异常增大的子宫,形状不规则。若有盆腔转移,可触及宫旁组织增厚。子宫肉瘤以血行转移为主,常发生肺转移,复发率高,预后差。

【治疗原则】

1.子宫肌瘤

应根据肌瘤的大小、数目、部位、临床症状、患者年龄及生育要求等情况而选择保守治疗或手术治疗。

2.子宫内膜癌和子宫肉瘤

应根据病情和患者具体情况选择手术、放疗、化疗或激素治疗,可单独或综合应用;早期病例以手术为主,晚期病例以放疗或药物治疗为主。

【护理措施】

(一)一般护理

除子宫肌瘤小、无症状和并发症的患者采取定期随访外,子宫内膜癌和子宫肉瘤患者多需住院手术治疗,护理人员应帮助患者尽快熟悉并适应环境,保证休息与睡眠。指导患者掌握放松技巧,缓解紧张情绪。观察并记录阴道流血量,认真评估患者每日液体出入量,对贫血或体液不足患者,遵医嘱输血或输液。若巨大子宫肌瘤压迫邻近器官,引起排尿或排便困难时,可酌情导尿或应用缓泻药。

(二)心理护理

向患者及其家属提供子宫肿瘤治疗的手段、过程及预后的有关知识,使其了解治疗过程中可能出现的问题及应对措施,并在知情情况下选择有效的治疗方式。向患者提供支持,理解子宫肌瘤患者因子宫切除而对未来生育的绝望和对身体意象紊乱的沮丧,接受子宫内膜癌和子宫肉瘤患者无破坏性的应对压力方式,维持其独立性和生活自控能力。鼓励其家属积极参与照顾患者,使患者树立战胜疾病的信心。

(三)用药指导

(1)明确子宫肌瘤保守药物治疗的适应证,肌瘤小于 2 个月妊娠子宫大小,症状轻、近绝经年龄,身体情况不宜手术者。向患者介绍药物治疗目的、药物名称、方法、可能出现的副反应及应对措施。米非司酮,促性腺激素释放激素类似物(GnRH-α)。如亮丙瑞林和戈舍瑞林均不宜长期持续应用,可导致骨质疏松。

(2)使子宫内膜癌患者了解性激素治疗的目的和主要副作用。临床上孕激素治疗多为高效、大剂量、长期应用,容易出现钠、水潴留和药物性肝炎等副作用;应用抗雌激素制剂如他莫昔芬,可有潮热、急躁等类似绝经综合征表现。指导患者定期复查血、尿常规和肝功能等,根据医嘱用药。

(四)放疗、化疗与围手术期护理

子宫肌瘤手术途径可经腹、经阴道或宫腔镜或腹腔镜下手术;子宫内膜癌和子宫肉瘤患者多经腹手术,术前或术后常联合应用放疗或化疗。护理人员可参见第 9 章妇科放疗、化疗及妇产科围手术期患者的护理和第 50 章第七节阴道镜检查的护理与配合及第八节腹腔镜检查的护理与配合开展护理。此外,护理人员还应根据患者的具体情况,制定个体化护理措施,如子宫广泛切除术患者,术后 6～7 日易发生阴道断端出血,多与缝合线吸收、感染和骤然增加腹压有关,此期间应嘱患者卧床休息,减少活动,避免增加腹压;对上呼吸道感染、咳嗽的患者,术前遵医嘱应用抗生素,术后给予止咳药物;子宫肿瘤伴有感染的患者,应遵医嘱应用抗生素,以控制感染;对留置导尿管与引流管的患者,应注意保持导尿管与引流管通畅,注意观察并记录尿量与引流液体量、性状,发现异常及时报告医师。

(五)出院指导及随访

(1)手术、化疗或放疗后的患者机体抵抗力较低,应加强营养,预防感染。告知家属提供高蛋白、易消化、可口的饮食;保持室内空气清新,注意个人卫生,但子宫广泛切除术后的患者禁止阴道灌洗,若有发热、咳嗽、阴道分泌物增多或呈脓血性等,应及时期就医。

(2)根据患者身体康复情况,确定恢复性生活的时间。子宫内膜癌或子宫肉瘤患者手术、药物及放疗后,常出现阴道分泌物减少、性交痛等症状,可应用水溶性润滑剂,以增进性生活舒适度。

(3)治疗后随访告知患者随访的目的、时间、地点及联系人,并记录患者的联系方式和详细地址。子宫肌瘤患者术后 1 个月嘱其到医院复查;子宫内膜癌患者术后 3 年内,每 3 个月随访 1 次,3 年后每 6 个月随访 1 次,5 年后每年随访 1 次。

(4)随访观察肌瘤小、无症状,特别是临近绝经期的患者,每 3～6 个月随访 1 次,若肌瘤继续增大或症状明显时,考虑进一步治疗。

(六)健康教育

(1)做好防癌知识的普及教育,提高妇女自我保健意识,定期做妇科肿瘤检查,中年妇女每年接受 1 次妇科检查。对子宫内膜癌高危人群,应坚持定期检查或遵医嘱缩短检查时间。

(2)协助医师严格掌握雌激素用药指征,嘱患者遵医嘱用药,加强用药期间的监护。

(3)告知出现月经紊乱或不规则阴道流血的绝经过渡期妇女及绝经后再现阴道流血的妇

女及时就医,排除子宫内膜癌。

(4)养成良好的生活习惯,合理饮食,锻炼身体,控制体重,预防肥胖、糖尿病、高血压的发生,降低患子宫内膜癌的危险因素。

第五节　妊娠滋养细胞疾病

【疾病特点】

妊娠滋养细胞疾病(GTD)是一组来源于胎盘滋养细胞的疾病。按组织学分为葡萄胎、侵蚀性葡萄胎、绒毛膜癌(简称绒癌)和胎盘部位滋养细胞肿瘤。侵蚀性葡萄胎、绒毛膜癌和胎盘部位滋养细胞肿瘤统称妊娠滋养细胞肿瘤(GTN)。葡萄胎属于良性绒毛病变,侵蚀性葡萄胎仅发生在葡萄胎之后,葡萄胎和侵蚀性葡萄胎与绒毛滋养细胞有关,而绒癌和胎盘部位滋养细胞肿瘤分别与绒毛前和绒毛外滋养细胞有关。2000年国际妇产科联盟(FIGO)妇科肿瘤委员会建议根据病变范围,将妊娠滋养细胞肿瘤进一步分为两类:病变局限子宫,称无转移妊娠滋养细胞肿瘤;病变出现在子宫以外部位,称转移性妊娠滋养细胞肿瘤。滋养细胞绝大部分继发于妊娠,极少数来源于卵巢或睾丸生殖细胞,称非妊娠性绒毛膜癌,不在本章讨论范围。

(一)葡萄胎

妊娠后胎盘绒毛滋养细胞增生、间质水肿,形成大小不一的水疱,水疱间借蒂相连成串,形如葡萄,称葡萄胎,又称水疱状胎块(hydatidiform mole)。葡萄胎分为完全性与部分性。

1.完全性葡萄胎(complete hydatidiform mole)

占多数,流行病学调查结果显示,葡萄胎的发生率存在地理、种族和民族差异,亚洲和拉丁美洲地区的发病率高于北美和欧洲地区;同一种族居住不同地域,发病率也不相同,北非和东方国家的犹太人后裔葡萄胎发生率是居住在西方国家的2倍;我国23个省、市、自治区调查结果表明,平均每1000次妊娠0.78,其中浙江省为1.39,居首位,山西省最低为0.29。此外,年龄、营养状况和葡萄胎妊娠史也是影响因素。<20岁或>35岁妇女妊娠时葡萄胎的发生率显著升高;缺乏维生素A、胡萝卜素和动物脂肪者,葡萄胎的发生率显著升高;有过1次和2次葡萄胎妊娠者,再次葡萄胎的发生率分别为1%和15%～20%。细胞遗传学研究表明,完全性葡萄胎的染色体核型为二倍体,均来自父系,但其线粒体DNA来自母系。

完全性葡萄胎病理特点为水疱样物充满整个宫腔,无胎儿及其附属物或胎儿痕迹;弥漫性绒毛水肿,体积增大,滋养细胞增生,间质水肿,间质内胎源性血管消失。

完全性葡萄胎临床典型症状为停经8～12周后不规则阴道流血,量多少不一,常反复发作,逐渐增多,也可因母体大血管破裂而造成大出血,导致休克;流血前常出现阵发性下腹痛,黄素化囊肿扭转或破裂时,表现为急性腹痛;部分患者较早发生妊娠呕吐和妊娠期高血压疾病征象,且症状重、持续时间长;7%患者有轻度甲状腺功能亢进征象,如心动过速、皮肤潮湿和震颤。妇科检查发现半数以上患者的子宫异常增大、变软,子宫大于相应停经月份,伴有血清HCG水平异常升高,少数患者因水疱退行性变,子宫小于停经月份;葡萄胎排空后可扪及表面光滑、活动度好的卵巢黄素化囊肿,常为双侧性,大小不等,常在清官后2～4个月自行消退。

完全性葡萄胎具有局部侵犯和(或)远处转移的潜在危险,其发生率分别为 15％和 4％。葡萄胎排空后 HCG 的消退规律对预测其自然转归具有重要价值,正常情况下,葡萄胎排空后,血清 HCG 开始稳定下降,首次降至正常的平均时间约为 9 周,最长不超过 14 周。若 HCG 持续 3 个月仍为阳性,称持续性葡萄胎或持续性滋养细胞疾病。

2.部分性葡萄胎(partial hydatidiform mole)

部分性葡萄胎的发生率远低于完全性葡萄胎,同时缺乏明显的临床或病理的高危因素。细胞遗传学研究表明,部分性葡萄胎的核型 90％以上为三倍体,多数情况下,一套多余的染色体来自父方,极少数部分性葡萄胎的核型为四倍体。形态学表现为部分绒毛变为水疱,合并有胚胎或胎儿组织,胎儿多已死亡;部分绒毛水肿,轮廓不规则,滋养细胞增生程度轻,呈局限性,间质内可见胎源性血管及其中的有核红细胞。

部分性葡萄胎的临床症状与完全性葡萄胎相似,但程度较轻,一般无腹痛和妊娠期高血压疾病征象。妇科检查发现多数患者子宫大小与妊娠月份相符或小于妊娠月份,多无卵巢黄素化囊肿。若不认真鉴别,容易将部分性葡萄胎误诊为不全流产或过期流产。部分性葡萄胎可发展为持续性滋养细胞疾病,概率约为 4％,一般不发生转移。HCG 测定、B 型超声检查、多普勒胎心测定和流式细胞仪有助于葡萄胎的诊断。其中血清 HCG 高于相应孕周的正常妊娠值,且在停经 12 周后,不逐渐下降,反而随子宫增大而持续上升;B 型超声检查完全性葡萄胎显示子宫明显大于相应孕周,无妊娠囊或胎心搏动,宫腔内充满不均质密集状或短条状回声,呈“落雪状”,若水疱较大,则形成大小不等的回声区,呈“蜂窝状”;并可测到双侧或单侧的卵巢黄素化囊肿。超声检查部分性葡萄胎可见水疱状胎块所致的图像改变及胎儿或羊膜腔,胎儿常合并畸形。

(二)妊娠滋养细胞肿瘤

1.侵蚀性葡萄胎(invasive mole)

是指葡萄胎组织侵入子宫肌层引起组织破坏或并发子宫外转移者。侵蚀性葡萄胎继发于葡萄胎排空后 6 个月内,多为局部侵犯,仅 4％的患者并发远处转移,恶性度不高,预后较好。病理特点为子宫肌壁内有大小不等、深浅不一的水疱状组织,宫腔内可有或无原发病灶,侵袭病灶接近子宫浆膜层时,可见紫蓝色结节;镜下可见绒毛结构及滋养细胞增生和分化不良,也可仅见绒毛结构退化后形成的绒毛阴影。

2.绒毛膜癌(choriocarcinoma)

是继发于正常或异常妊娠之后的滋养细胞肿瘤。好发于育龄妇女,50％继发于葡萄胎之后,依次为流产后、足月妊娠后和异位妊娠之后,继发于葡萄胎的绒癌绝大多数在 1 年以上发病,继发于流产和足月产的绒癌约半数患者在 1 年内发病。恶性度极高。病理特点为大多数绒癌原发于子宫,极少数原发于输卵管、宫颈和阔韧带等部位,子宫肌层内有单个或多个无固定形态、与周围组织界限清楚、质软而脆、暗红色的肿瘤,肿瘤可突向宫腔或穿破浆膜;镜下无绒毛或水疱状结构,滋养细胞高度增生,广泛侵入肌层与血管,肿瘤中不含有间质和血管。无转移滋养细胞肿瘤多继发于葡萄胎后,少数继发于流产或足月产后。主要临床症状为葡萄胎排空、流产、异位妊娠或足月产后持续、不规则的阴道流血,量多少不定,也可表现为一段正常月经后再停经,然后出现阴道流血;一般无腹痛,若子宫病灶穿破浆膜层、黄素化囊肿蒂扭转或破裂、子宫病灶坏死伴感染时,可出现急性腹痛。妇科检查发现子宫复旧不全或不均匀性增大,单侧或双侧卵巢黄素化囊肿持续存在,由于肿瘤分泌 HCG 及雌、孕激素的作用,可出现乳房增大、乳头及乳晕着色、少量泌乳、生殖道变软、宫颈着色等假孕体征。转移性滋养细胞肿瘤多为绒癌,尤其是继发于非葡萄胎妊娠后。血行播散为主要转移途径,发生早且广泛,最常见的转移部位是肺,约为 80%,其次是阴道(30%),再次为盆腔(20%)、肝(1096)和脑(10%)。临床上可同时出现原发灶和转移灶症状,也有部分患者仅有转移灶症状,而无原发灶症状。转移灶的共同表现为局部出血,随着转移灶部位不同,可有不同的临床表现,肺转移的患者常有胸痛、咳嗽、咯血及呼吸困难;阴道转移的患者,可出现不规则阴道流血,甚至大出血导致休克,妇科检查发现阴道前壁有呈紫蓝色结节的转移灶,破溃时,可见活动性出血;肝转移患者可有肝区或上腹部疼痛,若病灶穿破肝包膜,可引起腹腔内出血;脑转移患者的预后凶险,是主要死亡原因,根据病变进展分为 3 期:瘤栓期、脑瘤期和脑疝期。

【治疗原则】

葡萄胎确诊后应及时清宫。滋养细胞肿瘤采取以化疗为主、手术和放疗为辅的综合治疗。

【护理措施】

(一)一般护理

尽可能为患者提供安静、舒适的病房,特别是葡萄胎患者,最好远离待产病房,以免增加患者内心痛苦;保持外阴清洁、干燥,及时为其更换床单及会阴垫,增进舒适;嘱患者卧床休息,起床时宜缓慢,必要时有护理人员陪伴,以免瘤栓期造成跌倒等意外损伤。

(二)诊疗配合

1.葡萄胎吸刮术的护理配合

(1)术前准备:向患者及其家属解释吸刮术的目的、过程、可能出现的不适和应对措施,告知患者,若子宫大于妊娠 12 周或术中感到一次刮净有困难时,需于 1 周后行第二次刮宫。教会患者深呼吸等放松技巧,便于术中配合医师操作。测量并记录血压、心率和呼吸等生命体征。建立静脉通道,做好血型验配和抗生素试敏,备好缩宫素、急救药品、大号吸管等抢救与手术物品。

(2)术中配合:为减少出血、预防子宫穿孔及羊水栓塞,应配合医师在充分扩张宫颈管和开始吸宫后,静脉滴注缩宫素。严密观察患者血压、脉搏、呼吸等生命体征,若出现寒战、烦躁不安、恶心、面色苍白等情况,立即报告医师并采取相应措施。选取靠近宫壁、新鲜无坏死的刮出物送病理检查。

(3)术后护理:嘱患者卧床休息,垫好会阴垫,注意观察子宫收缩、阴道流血情况,准确评估出血量,发现异常,及时报告医师。遵医嘱给予输血与输液。

2.妊娠滋养细胞肿瘤放疗、化疗与手术治疗患者的护理

妊娠滋养细胞肿瘤以化疗为主,护理人员应了解常用的一线化疗药物及配伍禁忌,目前,国内常用的有:氨甲蝶呤、氟尿嘧啶(Fluorouracil,FU)、放线菌素 D、环磷酰胺、长春新碱(Vincristine,VCR)等,向患者及家属介绍本次治疗方案和所用药物,告知主要的毒副反应及应对措施。化疗前测量并记录体重,评估营养状况,为医师用药提供依据。护理人员要鼓励患者在机体状况允许情况下坚持用药,严格遵医嘱停药,停药指征包括症状与体征消失、原发灶与转移灶消失、HCG 测定(1 次/周)连续 3 次正常,再巩固 2~3 个疗程方可停药。此外,参见第 9

章妇科放疗、化疗及妇产科围手术期患者的护理。

（三）病情观察

（1）观察并记录患者的意识、血压、心率和呼吸等体征，观察并评估阴道流血量、性状、有无腹痛，若发现异常，立即报告医师，以免大出血休克而延误抢救。

（2）注意观察有无转移灶症状，如头痛、失明、喷射样呕吐、胸痛、咳嗽、咯血、肝区疼痛等。

（3）观察患者体温，注意血常规检查结果，以判断有无感染。

（四）对症护理

（1）呼吸困难的患者，应取半卧位，给予吸氧；大咯血时，取头低患侧卧位，保持呼吸道通畅，轻拍背部，帮助排出积血，防止窒息，并迅速通知医师，配合抢救。

（2）对妊娠滋养细胞肿瘤有阴道转移的患者，禁止做不必要的阴道检查，防止转移灶破溃出血。一旦发生阴道大量流血，应配合医师积极处置，可采用纱布压迫止血。备好无菌纱条，操作时先明确出血部位，由阴道顶端向外填塞，纱条必须紧压出血处。清点并记录填塞纱条数量和时间，做好交接班，24小时更换1次填塞纱条，以免引起感染。

（3）对脑转移患者，应控制输液量，以免颅内压升高。急性期应有专人护理，防止咬伤舌头、跌伤、吸入性肺炎以及压疮等并发症的发生。

（五）心理护理

评估患者对妊娠滋养细胞疾病发生、治疗、转归的认知与心理承受能力。倾听患者诉说失去正常胎儿的痛苦、对自身健康及未来能否生育的担忧、对恶性肿瘤的诊断和治疗及预后的悲哀与恐惧，向患者提供相关疾病知识，缓解其心理压力，减轻自责心理。说明葡萄胎及时清宫及妊娠滋养细胞肿瘤以化疗为主综合治疗的重要性，提供治疗与护理信息，帮助患者利用有效的支持系统，告知葡萄胎患者随访1年以上、妊娠滋养细胞肿瘤患者化疗停止1年以上，无异常发现，可以妊娠，使其树立战胜疾病的信心，以积极态度接受和配合治疗。

（六）出院及随访指导

（1）指导患者加强营养，适当活动，保证足够睡眠，增强身体抵抗力。葡萄胎刮宫术后1个月内禁止性生活及盆浴，保持外阴清洁卫生，预防感染。有阴道转移的患者禁止性生活，以免发生阴道大出血；可根据医师的意见与患者自身情况，恢复性生活。

（2）注意化疗后长期的毒副反应，发现异常症状，嘱患者应及时就医。

（3）葡萄胎患者定期随访是早期发现滋养细胞肿瘤的关键。只有早发现、早诊断及早治疗，才能降低恶变造成的危害，应告知患者坚持按时随访。随访时间为葡萄胎清宫后每周1次至HCG降到正常水平，此后3个月为每周1次，随后3个月为每2周1次，然后每月1次持续半年。若第2年未妊娠，可每半年1次，共随访2年。国外推荐的HCG随访时间为葡萄胎排空后每周1次，直到HCG降至正常后3周，以后每月1次至HCG正常后6个月。随访包括血HCG检测、B型超声、胸部X线摄片或CT检查、妇科检查等，注意询问患者月经是否规律、有无异常阴道流血、咳嗽或咯血等转移灶症状。葡萄胎患者随访期间，应严格避孕1年，首选避孕套避孕，也可口服避孕药，不选用宫内节育器，以免穿孔或难以鉴别子宫出血的原因。

（4）妊娠滋养细胞肿瘤患者出院后的随访1年内每个月1次，1年后每3个月1次，3年后每年1次，5年后每2年1次。随访内容同葡萄胎，随访期间严格避孕，化疗停止达1年后方可妊娠。

第二章 月经周期异常

第一节 概述

正常月经有明显的周期性,通常月经周期为 21～35 日。月经周期<21 日或≥40 日,称月经周期异常(abnormal menstrual cycle),包括月经频发、月经稀发和月经周期不规则。月经周期异常是妇科常见症状之一,涉及青春期、生育期和绝经过渡期等不同年龄段的妇女,护理人员应在掌握疾病知识的基础上,全面评估患者的健康状况,根据患者的实际情况,制定护理措施,重点开展用药指导、心理护理和健康教育。本章重点讨论月经频发和月经稀发,月经周期不规则参见第 10 章阴道流血。

【护理评估】

(一)病因

1.月经频发

引起月经频发的常见原因有以下几个方面。①黄体功能不足:多见于育龄期妇女。②下丘脑-垂体-卵巢轴激素间的反馈调节尚未成熟:多见于青春期少女。属于雌激素撤退性出血。③卵巢功能衰退:见于绝经过渡期妇女。④排卵期出血:发生在月经周期的第 12～16 日,持续2～4 日,也往往被认为是月经频发。

2.月经稀发

引起月经稀发的常见原因有以下几个方面。①卵巢病变:如卵巢功能接近衰竭、多囊卵巢综合征、卵巢组织破坏或卵巢功能性肿瘤。②垂体病变:如垂体肿瘤、空蝶鞍综合征等。③下丘脑病变:颅咽管瘤等。④中枢神经系统病变:包括功能性病变和器质性病变。功能性病变有:假孕、精神创伤、神经性厌食、环境改变等;器质性病变有:脑膜炎、脑炎、外伤或放射治疗等。⑤其他内分泌疾病:如甲状腺功能亢进或减退、肾上腺功能亢进或减退等。⑥药物性:长期应用某些药物如奋乃静(Perphenazine)、氯丙嗪(Chlorpromazine)、利舍平(Reserpine)等。⑦全身性疾病:营养不良、贫血、结核病、糖尿病等。

(二)健康史

重点询问月经及与本病有关的病史,包括月经初潮年龄、月经周期、经期、经量,有无凝血块、末次月经日期等。了解本次发病时间、有无诱因(如生活环境改变、服用药物、增大运动量、体重急剧下降等)、有无伴随症状,治疗经过及效果;此外,还应询问是否患有结核病、贫血、甲状腺功能亢进或减退、肾上腺功能亢进或减退等疾病及治疗过程。

(三)症状及体征

1.月经频发

患者的月经周期缩短,常出现乏力、头晕、心悸等贫血症状。育龄妇女常伴有不孕或早期流产;绝经过渡期妇女常伴有潮红、心悸、烦躁易怒等绝经综合征的症状。长期月经频发患者呈贫血貌,口唇、眼结膜苍白;由内分泌系统功能性改变引起的月经周期改变,妇科检查多无阳性体征,由器质性病变引起的月经周期改变,检查时常有原发病体征。

2.月经稀发

患者主要表现为月经周期延长,同时伴有相应内分泌疾病的临床症状,如颅咽管瘤患者伴有头痛和视神经萎缩、低视力等。

(四)辅助检查

1.基础体温测定

若基础体温呈单相型,提示该月经周期无排卵及黄体形成;若基础体温呈双相型,但上升缓慢,高温相少于 11 日,提示黄体功能不足。

2.宫颈黏液检查

经前检查宫颈黏液见羊齿植物叶状结晶,提示卵巢无排卵。

3.尿妊娠试验

阴性能排除妊娠。

4.阴道脱落细胞检查

了解阴道上皮细胞是否有周期性变化,能够了解卵巢功能。

5.激素水平测定

为确定有无排卵,可检测尿促卵泡素(FSH)、黄体生成激素(LH)、雌二醇(E_2)及黄体酮(P);三碘甲状腺原氨酸(T_3)、甲状腺素(T_4)、促甲状腺激素(TSH)的检测有助于甲状腺功能的诊断;检测睾酮、雄烯二酮、LH、FSH、E_2 及催乳激素(PRL),协助诊断多囊卵巢综合征。

6.激素功能试验

包括孕激素试验、雌激素试验、垂体兴奋试验等。

7.血常规、尿常规及血生化检查

了解有无贫血、糖尿病等慢性消耗性疾病。

8.诊断性刮宫

于经前期或月经来潮 6 小时内刮宫,子宫内膜活组织学检查以确定排卵、黄体功能及内膜病变。

9.B 型超声检查

用于检测卵泡发育及排卵,也有助于多囊卵巢综合征及卵巢肿瘤的诊断。

10.内镜检查

宫腔镜直视下观察宫腔及子宫内膜形态,有目的选取可疑内膜进行活检,有利于子宫内膜病变的诊断。腹腔镜检查有助于卵巢疾病的诊断。

(五)心理及社会因素

月经频发的患者患生殖器肿瘤,容易产生焦虑;长期月经频发可引起贫血或继发感染,影响患者的身体健康、工作和学习。月经稀发的妇女多对原发病的治疗与预后的不确定性有所担心。月经周期异常可引起育龄妇女婚后不孕或早期流产,患者因此紧张和焦虑;部分患者因知识缺乏,不及时就医而延误诊治。

工作和生活环境的改变、精神创伤等可引起月经周期异常;同时,和谐的环境、家属及同事的关心与安慰,也可缓解妇女的心理压力,有助于疾病的康复。

【护理诊断/问题】

焦虑:与担心失血过多、过早绝经和不孕等有关。

有感染的危险:与月经频发、机体抵抗力下降有关。

营养失调——低于机体需要量:与月经频发、失血过多有关。

【护理要点】

(1)减轻焦虑,增强治疗疾病的信心。

(2)对原发病治疗的配合。

(3)预防感染。

(4)健康指导。

第二节　月经频发

【疾病特点】

月经频发(polymenorrhea)是指月经周期＜21日,每次月经间隔时间相似,经期及经量均正常。根据有无排卵,将月经频发分为无排卵型和有排卵型。

1.无排卵型月经频发常见于青春期少女和绝经过渡期妇女

(1)青春期少女的下丘脑。垂体-卵巢轴尚未成熟,对雌激素的正反馈作用存在缺陷,尿促卵泡素(FSH)持续低水平,卵泡不能发育成熟而排卵,常发生雌激素撤退性出血。

(2)绝经过渡期妇女的卵巢功能逐渐衰退,卵泡逐渐减少直到耗尽,剩余卵泡对垂体促性腺激素的反应性降低,雌激素水平波动不能形成排卵高峰,导致雌激素撤退性出血。

无排卵型月经频发的主要临床表现为月经频发,常伴有经期或经量异常(参见第 12 章经量异常),基础体温呈单相型。

2.有排卵型月经频发常见于育龄期妇女

月经周期中有卵泡发育及排卵,但黄体期孕激素分泌不足或黄体过早衰退,黄体期缩短(＜11 日),导致子宫内膜分泌反应不良,出现月经频发;若发生在绝经过渡期,可因卵泡期和黄体期均缩短而引起月经频发;排卵期出血也往往被视为月经频发。

有排卵型月经频发的临床主要表现为月经频发,患者不易受孕或早期流产,基础体温呈双相型。长期月经频发患者可出现贫血、继发生殖器感染和焦虑等身心问题,表现为乏力、心悸、外阴或阴道瘙痒、脓性分泌物、注意力不集中等。妇科检查多无阳性体征,若伴有感染,可见阴道及宫颈黏膜充血,阴道后穹隆有脓性分泌物等。诊断性刮宫有助于明确诊断。

【治疗原则】

采取调整月经周期、促排卵、预防感染、纠正贫血的综合治疗。

【护理措施】

参见第 10 章第二节功能失调性子宫出血。

第三节　月经稀发

【疾病特点】

月经稀发(oligomenorrhea)是指月经周期≥40 日,每次月经间隔时间相似,经期与经量均正常,称月经稀发。调节月经周期的任何一个环节发生异常而引起卵泡期或黄体期过长,均可导致月经稀发。

临床表现一方面为月经周期延长,另一方面为原发疾病症状,如甲状腺功能亢进患者怕热、多汗、食欲亢进、心悸等;多囊卵巢综合征患者常有不孕、多毛、痤疮和肥胖等。健康评估可发现甲状腺功能亢进患者的甲状腺肿大、心动过速、第一心音亢进、体重下降、眼球突出等;多囊卵巢综合征患者性毛(阴毛与腋毛)浓密且呈男性型分布,40％～60％患者体重指数≥25,颈后、腋下、外阴、腹股沟等处皮肤皱褶处出现天鹅绒样、片状角化过度、灰棕色病变,即黑棘皮症;妇科检查多囊卵巢综合征患者子宫小于正常,双侧卵巢增大。诊断性刮宫、激素水平测定与 B 型超声检查有助于诊断。

【治疗原则】

查明病因,积极治疗原发疾病。

【护理措施】

(一)心理护理

向患者及家属提供疾病与治疗的相关信息,使其积极参与并配合临床诊治与护理。对于需要手术治疗原发疾病的患者,向其介绍手术名称、必要性、手术过程及可能出现的问题,帮助患者掌握必要的应对措施,减轻其心理压力。

(二)用药指导

需药物治疗的患者,护理人员应向其详细介绍药物的种类、使用说明、注意事项、副反应等,嘱其严格遵医嘱用药;教会其测量并记录基础体温、观察用药后的效果,包括月经周期、经量、性状等。发现异常,及时就医。

(三)围手术期的护理

原发疾病需要手术患者的护理,参见第九章第三节妇产科围手术期患者的护理。

(四)健康指导

1.养成良好的生活习惯

指导保持体形并强制节食的患者制定科学的饮食食谱,保证机体的正常需求;贫血患者应注意补充富含铁剂、维生素 B12、叶酸、蛋白质等的食物。调整运动计划,避免剧烈、大运动量的训练,劳逸结合,每日有充足的睡眠,促进体力恢复。

2.保持个人卫生

月经期间禁止性交,保持外阴局部清洁,勤换月经垫,预防感染。

3.指导育龄妇女与绝经过渡期妇女

重视预防生殖器肿瘤的发生,治疗期间遵医嘱及时随访。同时,定期开展妇科检查。

第三章　经量异常

第一节　概述

经量为一次月经的总失血量,正常月经量为 $30\sim50ml$,超过 $80ml$ 为经量过多,不足 $10ml$ 为经量过少。经量过多或经量过少均属于经量异常,经量异常多伴有经期过长或过短,是妇科临床常见症状之一。年龄、调解生殖的神经内分泌失常和生殖器器质性病变,均可能引起经量异常。

临床诊断经量异常时,应重视年龄。若为青春期少女,应首先想到无排卵性功能失调性子宫出血;若为生育年龄妇女,应首先排除与妊娠有关的疾病。临床诊断经量异常时,既要想到调解生殖的神经内分泌失常的功能性改变,又要考虑有无器质性病变存在。

对于经量异常的患者,护理人员应指导患者配合医师开展必须的辅助检查,根据临床诊断与治疗方案,开展有针对性的整体护理。

【护理评估】

(一)病因

1.经量过多

经量过多可见于以下几个方面。①排卵性月经失调:包括子宫内膜不规则脱落和黄体功能不足;②子宫肌瘤:以大的肌壁间肌瘤和黏膜下肌瘤多见;③子宫腺肌病:与子宫内膜面积增大和子宫收缩不良等有关;④宫内节育器(IUD):多因机械性压迫子宫内膜、IUD 与宫腔大小或形状不匹配所致,常发生在放置 IUD 后 1 年内,特别是最初 3 个月内;⑤多发性子宫内膜息肉;⑥凝血功能障碍性疾病:血小板减少性紫癜、白血病、再生障碍性贫血等。

2.经量过少

经量过少可见于:①多囊卵巢综合征;②高催乳激素血症;③子宫内膜结核;④宫腔部分粘连等。

(二)健康史

了解患者的月经史,包括月经初潮年龄、月经周期是否规则、经期长短、血量多少,有无凝血块等,询问末次月经日期,有无恶心、呕吐等早孕反应,注意排除妊娠;记录本次发病的时间、发病前有无诱因(精神过度紧张、放置宫内节育器等)及伴随症状;患者既往是否患结核、凝血功能障碍等疾病。

(三)症状及体征

1.经量过多

经量过多患者的经血中多有血凝块,常伴经期延长。子宫肌瘤患者通常有下腹坠胀、腰背

27

酸痛及不孕;子宫腺肌病患者表现为痛经并呈进行性加重。长期经量过多患者呈贫血貌,口唇、眼结膜苍白;排卵性月经失调患者的妇科检查多无阳性体征,由器质性病变引起的经量过多,检查时常有原发病体征。

2.经量过少

经量过少患者的经血稀少,常伴经期缩短。高催乳激素血症患者出现溢乳、经量过少或闭经、不育、视觉障碍及性欲减低等症状;子宫内膜结核患者伴有不孕、午后发热、盗汗、乏力等症状;宫腔部分粘连患者多有人工流产史或诊断性刮宫等宫腔内手术操作史,部分患者出现周期性腹痛。血清学检查 PRL 水平异常升高,$>1.14nmol/L(25\mu g/L)$,应考虑高催乳激素血症;诊断性刮宫、宫内膜活组织检查及宫腔镜检查,有助于子宫内膜结核及宫腔部分粘连的诊断。

(四)辅助检查

1.血常规及生化检查

协助诊断贫血、结核、凝血功能障碍性疾病等。

2.尿妊娠试验

阴性能排除妊娠。

3.激素水平测定

包括尿促卵泡素(FSH)、黄体生成激素(LH)、雌二醇(E_2)、黄体酮(P)、睾酮(T)及催乳激素(PRL)水平测定,以利于排卵性月经失调、多囊卵巢综合征及高催乳激素血症的诊断。

4.红细胞沉降率、结核菌素试验(PPD)

有助于结核病的诊断。

5.诊断性刮宫

了解排卵和黄体功能,对子宫大量出血患者有止血作用。

6.B 型超声检查

观察子宫及卵巢的大小和形态、IUD 位置、有无子宫腺肌病或子宫肌瘤等。

7.胸部 X 线摄片

寻找结核原发病灶。

8.宫腔镜检查

直视下观察子宫形态、取可疑子宫内膜进行活组织检查,有助于子宫黏膜下肌瘤、多发性子宫内膜息肉、子宫内膜结核及宫腔部分粘连的诊断。

9.子宫输卵管碘油造影

协助诊断宫腔粘连、子宫内膜占位性病变(息肉、结核、黏膜下肌瘤等)。

10.CT 和 MRI 检查

可明确下丘脑、垂体及蝶鞍情况。

(五)心理及社会因素

经量过多的患者担心失血过多引起贫血,或怀疑患有生殖器官肿瘤而危及生命;经量过少的患者担心不孕或过早绝经而影响自身形象、夫妻关系及家庭稳定。家庭背景、家庭成员是否支持、诊断检查与治疗所需费用、时间等都可能影响患者的心理状态,从而影响患者诊疗的依从性。

【护理诊断/问题】

疲乏:与经量增多引起继发性贫血有关。焦虑:与病程长、反复阴道流血或经量过少担心闭经、不孕等有关。有感染的危险:与经期延长易发生逆行感染及贫血引起抵抗力下降有关。营养失调,低于机体需要量:与经量过多引起继发性贫血有关。

【护理要点】

(1)提高身体抵抗力。

(2)做好心理护理。

(3)指导合理用药。

(4)预防感染,做好经期卫生指导。

第二节　经量过多

每次月经血量超过 80ml,常伴有经期延长,称经量过多。

【疾病特点】

若患者失血量过多(失血量≥机体总血量 20%),可出现头晕、心悸、冷汗、血压下降、脉搏细数等休克征象;长期经量过多可引起继发性贫血,患者乏力、心悸、失眠,同时易发生逆行感染,出现发热、阴道脓性分泌物、外阴瘙痒等。子宫肌瘤患者的临床表现参见第 10 章第四节子宫肿瘤;子宫腺肌病患者多为 40 岁以上经产妇,表现为继发性痛经,进行性加重,从月经来潮前 1 周,持续到月经结束,少数患者出现性欲减退。体格检查可见患者呈贫血貌,妇科检查发现子宫均匀性增大呈球形、质硬、有压痛,部分患者子宫活动度较差。B 型超声与 CT 有助于诊断,但确诊需组织病理学检查。

【治疗原则】

止血、纠正贫血、治疗原发病、预防和控制感染。

【护理措施】

(一)病情观察与诊疗配合

1.病情观察

因经血量过多入院治疗的患者,应卧床休息,护理人员注意观察并记录阴道流血量、血压、心率等,出现病情变化及时通知医师。

2.诊疗配合

尽量减少不必要的双合诊或阴道窥器检查。必须进行双合诊或阴道窥器检查时,应向患者讲清检查内容及过程,协助患者摆放体位。对贫血患者,遵医嘱给予输血或输液。对采用性激素治疗的患者,进行合理用药指导,强调遵医嘱用药的重要性,说明漏服或随意停药的危害。

(二)心理护理

通过交谈了解患者担心与焦虑的内容或问题,有针对性地向其提供心理支持和帮助。鼓励患者参与医疗与护理计划的制定,增强其治疗疾病的信心。帮助患者采取自我情绪疏导、注意力转移等方式缓解压力。

(三)预防感染

保持经期外阴清洁,经期勤换月经垫、内衣裤,禁止盆浴、坐浴、游泳或性交等。流血时间过长,应遵医嘱应用抗生素,预防感染。

(四)健康指导

1.增强身体抵抗力

帮助患者制定科学、合理的饮食计划,摄取营养丰富的食物,注意补充铁剂,满足机体需要。出血量较多时,应卧床休息,避免剧烈活动。

2.指导患者自我检测

观察并记录经量、经期、经血性状等,注意有无发热、腹痛及脓性伴臭味的阴道分泌物,发现异常及时就诊。

3.选择合适的避孕方法

对放置宫内节育器而引起经量过多的患者,应告知其各种避孕方法的作用、注意事项、副反应和禁忌证,根据患者的实际情况,协助选择合适的避孕方法。

4.普及肿瘤预防知识

提高妇女自我保健意识,中年妇女每年接受 1 次妇科检查,做到肿瘤的早期发现、早期诊断和早期治疗。

第三节　经量过少

月经周期规律,经量少于 10ml,常伴有经期缩短,称经量过少。

【疾病特点】

临床主要表现为月经量稀少,甚至点滴出血或闭经,常伴不孕。高催乳激素血症(hyperprolactinemia)患者可出现溢乳、头痛、眼花、视觉障碍及性欲减低等症状;查体可见由于垂体肿瘤压迫或侵犯视交叉而引起的视盘水肿、不同类型的视野缺损及动眼神经麻痹等,乳房有乳汁分泌。血清 PRL 水平持续异常升高,$>1.14\text{nmol/L}(25\mu\text{g/L})$,$>4.55\text{mmol/L}(100\mu\text{g/L})$时,应考虑垂体腺瘤,CT 和 MRI 检查可明确下丘脑或垂体肿瘤及空蝶鞍综合征的诊断。育龄妇女常因经量过少、不孕而出现焦虑或抑郁等心理反应。

【治疗原则】

积极治疗原发病,恢复正常月经。

第四章　闭经

第一节　概述

　　闭经(amenorrhea)是妇科常见的症状,表现为无月经或月经停止。闭经本身不能成为一种疾病的诊断,只是由多种原因引起的症状。临床上可从不同角度对闭经进行分类:从生理与病理角度将闭经分为生理性闭经和病理性闭经。青春期前、妊娠期、哺乳期及绝经后期的月经不来潮,均为生理性闭经(不属于本章讨论范畴);病理性闭经又分为原发性闭经和继发性闭经两类,原发性闭经(primary amenorrhea)是指年龄超过 16 岁,第二性征已发育,且无月经来潮者,或年龄超过 14 岁,第二性征未发育者。国外有建议将上述两个年龄段分别提前 1 年。原发性闭经少见,仅占 5%。继发性闭经(secondaryamenorrhea)是指正常月经建立后月经停止 6 个月,或按自身原有月经周期计算停经 3 个周期以上者。继发性闭经多见,占 95%。

　　从引起闭经的病变部位将闭经分为下丘脑性闭经、垂体性闭经、卵巢性闭经和子宫性闭经。

　　从促性腺激素水平将闭经分为高促性腺激素闭经和低促性腺激素闭经。由于两者均有性腺功能减退,因此也称高促性腺激素性腺功能减退和低促性腺激素性腺功能减退。

　　从卵巢功能衰退的严重程度,将闭经分为Ⅰ度闭经和Ⅱ度闭经。Ⅰ度闭经提示体内有一定水平的雌激素,Ⅱ度闭经提示体内的雌激素水平低下明显。

【护理评估】

(一)病因

　　对正常月经的建立和维持,有赖于下丘脑-垂体、卵巢轴的神经内分泌调节、靶器官子宫内膜对性激素的周期性反应和下生殖道通畅,其中任何一个环节发生障碍,均有可能导致闭经。

　　原发性闭经多与遗传学原因或胚胎发育缺陷相关,约 30%原发性闭经患者伴有生殖道异常。根据第二性征的有无,分为第二性征存在和第二性征缺乏两类。

　　继发性闭经的病因复杂,根据控制正常月经周期的 4 个主要环节,以下丘脑性闭经最常见,依次为垂体性闭经、卵巢性闭经和子宫性闭经。

(二)健康史

　　在排除生理性闭经的基础上,询问患者是否曾有月经来潮。原发性闭经应了解生长发育、第二性征发育情况以及是否出现周期性下腹痛。继发性闭经应了解月经初潮年龄、既往月经周期、经期和经量、末次月经时间等。询问发病前有无明显诱因(如疾病、手术、生活环境改变、精神过度紧张、精神强烈刺激、剧烈运动等)、有无伴随症状(如恶心、呕吐、头痛、腹痛、体重下降、体毛增多、泌乳、嗅觉减退、视力改变、轰热潮红等)、是否长期应用避孕药或抗精神病药物

（包括药物剂量、用法、服用时间、疗效及药物与闭经发生的时间关系）等。此外，还应了解婚育史，特别是有无产后大出血休克、生殖器官手术或感染史；既往史应注意询问有无重度结核、脑炎、幼年发育异常病史；了解父母是否近亲婚配、家族中有无类似患者等。

（三）症状和体征

1.症状

主要表现为无月经或月经停止，同时，伴有不同病因所引起的症状，如无孔处女膜可出现周期性下腹痛；嗅觉缺失综合征可伴有嗅觉减退或丧失等；神经性厌食伴有体重下降；卵巢早衰过早绝经并伴绝经综合征的症状；空蝶鞍综合征可伴有头痛、视野改变、脑脊液鼻漏和颅内高压等；长期闭经患者常因心理负担过重而出现失眠、焦虑，甚至抑郁。

2.体征

引起闭经的原因很多，因此临床体征也多种多样。如嗅觉缺失综合征患者内外生殖器均为幼稚型；多囊卵巢综合征患者体毛增多、肥胖、双侧卵巢增大，特纳综合征（Turnerls syndrome）患者身体发育异常、第二性征不发育、子宫发育不良，希恩综合征（Sheehan syndrome）患者生殖器萎缩、阴毛脱落等；先天性下生殖道发育异常可见处女膜闭锁。

（四）辅助检查

月经停止的已婚妇女在排除妊娠后，再选择项目检查，以明确诊断。

1.功能试验

（1）孕激素试验：用于评估体内雌激素水平，以确定闭经的严重程度。肌注黄体酮注射液20mg/d，连续5日。停药后3～7日出现撤药性出血（阳性反应），提示下生殖道通畅，子宫内膜受一定水平的雌激素影响，为Ⅰ度闭经；停药后3～7日无撤药性出血（阴性反应），提示下生殖道或子宫内膜异常，或体内雌激素水平低下，应进一步行雌、孕激素序贯试验。

（2）雌、孕激素序贯试验：适用于孕激素试验阴性的闭经患者。每晚睡前口服结合雌激素1.25mg，连续20日，最后10日加服甲羟黄体酮，每日口服10mg，停药3～7日出现撤退性出血者为阳性，提示子宫内膜功能正常，可以排除子宫性闭经，引起闭经的原因是患者体内雌激素水平低落，为Ⅱ度闭经，应进一步查找原因。无撤药性出血者为阴性，应重复试验1次，若仍无撤药性出血，提示子宫内膜有缺陷或被破坏，可以诊断为子宫性闭经。

（3）垂体兴奋试验：又称GnRH刺激试验。静脉注射GnRH后测定LH和FSH，了解垂体LH和FSH对GnRH的反应性，鉴别闭经的原因在垂体亦或在下丘脑。将戈那瑞林（Gonadorelin）100μg溶于0.9%氯化钠注射液5ml，经肘静脉快速推注，于注射前及注射后15、30、60、120分钟分别采血测LH含量。注射后15、30、60分钟LH峰值较注射前升高2～4倍，表明垂体功能正常，病变在下丘脑；若经多次重复试验，LH值无升高或升高不明显，提示垂体功能减退。

2.激素水平测定

（1）血甾体激素测定：最常检测的项目是雌二醇、黄体酮和睾酮。血雌二醇水平低，提示卵巢功能不正常或衰竭；血黄体酮水平升高，提示排卵；睾酮水平升高，提示可能为多囊卵巢综合征或卵巢支持-间质细胞瘤等。

（2）催乳激素测定：上午10时左右取血，避免应激因素。①催乳激素＞25μg/L时称高催乳激素血症。②催乳激素升高,应测促甲状腺激素(thyroidstimulating hormone,TSH),TSH 也升高者,为甲状腺功能减退。③催乳激素$>100\mu g/L$ 而 TSH 正常时,应行头颅 CT 或磁共振成像(magnetic resonance imaging,MRI),排除垂体肿瘤。④催乳激素正常者,应检测促性腺激素。

(3)促性腺激素测定:对闭经的定位诊断有重要价值。①孕激素试验阴性者:若 FSH、LH 水平过高,提示病变在卵巢;若 FSH、LH 水平正常或低下,提示垂体功能低下,病变在垂体或下丘脑。②孕激素试验阳性者:若 LH 过高,或 LH/FSH 比值>2 时,可能为多囊卵巢综合征。

(4)其他激素测定:临床上有肥胖、多毛、痤疮等体征的患者,应检测血胰岛素、血睾酮、硫酸脱氢表雄酮和尿 17-酮,有助于胰岛素拮抗、高雄激素血症或先天性 21-羟化酶缺陷所致闭经的诊断。

3.其他检查

(1)B 型超声检查及腹腔镜检查:有助于子宫发育异常、多囊卵巢综合征及卵巢肿瘤的诊断。

(2)宫腔镜检查:诊断宫腔及内膜的病变,能精确诊断子宫粘连。

(3)子宫输卵管造影:用于确定子宫性闭经的病变性质。

(4)诊断性刮宫或子宫内膜活组织检查:用于诊断子宫内膜增生性病变。

(5)CT 或 MRI:用于盆腔及头部蝶鞍区检查,有助于盆腔肿块、空蝶鞍、垂体微腺瘤等诊断。

(6)染色体检查:有助于发现先天性卵巢发育不全和生殖器畸形的病因。

(7)基础体温测定及宫颈黏液检查:有助于了解卵巢排卵功能。

(五)心理及社会因素

生活饮食习惯、学习与工作的应激程度、体育运动强度、家庭关系、性格与爱好等因素,均可能引起月经稀发,甚至闭经。患者因闭经而感到苦恼。未婚女性担心对健康、正常性生活及婚恋的影响;已婚女性因不孕而情绪低落、敏感多疑;由于引起闭经的原因复杂、涉及的检查项目较多、病程长,因此患者容易产生思想压力,甚至对治疗丧失信心。反过来,这些情绪应激又会进一步引起神经内分泌紊乱而加重病情。

【护理诊断/问题】

功能障碍性悲哀(dysfunctional grieving):与不能像健康女性有正常月经来潮有关。

焦虑:与不了解疾病的发展结果、对治疗效果、性生活及生育的担心有关。

情境性自尊低下(situational low self-esteem):与对自我能力的评价和感觉是消极的有关。

知识缺乏:缺乏闭经的相关知识。

【护理要点】

(1)精神安慰与情绪疏导,给予情感支持。

(2)诊疗配合,做好用药指导。

(3)健康指导。

第二节　原发性闭经

【疾病特点】

原发性闭经较少见,多由遗传或先天发育缺陷所致。根据第二性征发育情况,分为第二性征存在和第二性征发育缺乏两类。

1.第二性征存在的原发性闭经

(1)米勒管发育不全综合征(Mullerian agenesis syndrome):染色体核型正常,46,XX。促性腺激素正常,有排卵,外生殖器、输卵管、卵巢及女性第二性征正常。异常表现为始基子宫或无子宫、无阴道,常伴肾及骨骼畸形。

(2)雄激素不敏感综合征(androgen insensitivity syndrome):为男性假两性畸形,染色体核型为46,XY。性腺是睾丸,位于腹腔内或腹股沟。睾酮水平在男性范围,能通过芳香化酶转化为雌激素,故表型为女性。乳房虽丰满,乳头发育不良,阴毛和腋毛稀少,阴道为盲端,子宫及输卵管缺如。

(3)对抗性卵巢综合征(savage syndrome):卵巢内多为始基卵泡,FSH升高,卵巢对促性腺激素不敏感,表现为原发性闭经,女性第二性征存在。

(4)下生殖道闭锁:因下生殖道横向阻断导致闭经,如无孔处女膜。

2.第二性征缺乏的原发性闭经

(1)低促性腺激素性腺功能减退(hypogonadotropic hypogonadism):多因下丘脑分泌 Gn-RH 不足或垂体分泌促性腺激素不足导致原发性闭经。最常见的是体质性青春期发育延迟,较常见的是嗅觉缺失综合征,主要临床表现为原发性闭经伴女性第二性征缺如,为常染色体显性遗传,患者除闭经外,嗅觉减退或丧失,内生殖器分化正常。

(2)高促性腺激素性腺功能减退(hypergonadotropic hypogonadism):因卵巢衰竭所致性激素减少,引起 LH 和 FSH 升高,伴生殖道异常。较常见的是特纳综合征,属于性腺先天性发育不全,染色体核型为45,XO 或嵌合型;除高促性腺激素低雌激素引起闭经外,患者身材矮小(身高<150cm),面容呆板、两眼间距宽、蹼颈(颈短而粗、颈后部有巨大囊肿)、盾胸、肘外翻等,乳房不发育,妇科检查见外阴呈幼女型,阴毛与腋毛稀少或缺如。

【治疗原则】

根据闭经病因,采取综合治疗方法。

【护理措施】

1.精神安慰与情绪疏导

闭经原因明确前,患者往往担心具体的病因诊断与确诊时间;诊断明确后,常因诊断和治疗对今后生活的影响而产生焦虑,甚至悲哀。护理人员应耐心倾听患者的主诉,观察其情绪的变化及心理反应,鼓励患者表达自己的感情。根据病因,分析不同个体的家庭与社会背景、生活方式、精神状态及性格,与患者及家属建立良好的信任关系,向患者及家属解释所提出的问题,配合医师讲解治疗方案,使其积极面对现实。

2.诊疗配合

原发性闭经患者的辅助检查项目较多,应向患者讲明各项检查的目的、注意事项和顺序,嘱患者及时反馈检查结果;协助患者做好相关学科的会诊及检查。对需行手术治疗的患者,做好术前、术中和术后的护理。对需应用药物治疗的患者,认真做好用药指导。对智力低下的患者,应向家属说明具体药物的作用、剂量、用法、时间、副反应等,并确认其已经完全掌握。

3.健康指导

(1)加强预防:普及优生、优育及围生期保健知识,降低遗传性疾病的发生率。

(2)改善全身健康状况:鼓励患者适当锻炼,调配及增加维生素丰富的食物。

(3)促进患者参与社会活动:鼓励患者积极参与力所能及的社会活动,在社会活动中实现自我价值。

第三节　继发性闭经

【疾病特点】

继发性闭经多见。病因复杂,根据控制正常月经周期的4个主要环节,以下丘脑性闭经最常见,依次为垂体性闭经、卵巢性闭经和子宫性闭经。

1.下丘脑性闭经(hypothalamic amenorrhea)

最常见,以功能性原因为主。器质性原因较少。此外,还包括药物性闭经。

(1)功能性闭经:①精神应激。突然的精神打击、过度紧张或环境改变等,均可能引起神经内分泌障碍而导致闭经。此外,盼子心切或畏惧妊娠等强烈的精神应激,也可干扰神经内分泌的调节功能而发生假孕性闭经。②神经性厌食。中枢神经对体重大幅度下降极敏感。重症神经性厌食是一种进食行为障碍,多发生于青春期少女,或是由于内在情感的剧烈矛盾,或是为保持体型而强迫节食,当体重急剧下降10%时,即可出现闭经。③剧烈运动。已知肌肉/脂肪比率增加或总体脂肪减少,均能使月经异常。运动量剧增后,体内GnRH释放受到抑制引起闭经。长期剧烈运动的运动员或芭蕾舞演员,由于长时间过量的体育训练或参加剧烈紧张的比赛或表演,均可引起闭经,也称运动性闭经。

(2)器质性闭经:①嗅觉缺失综合征。为先天性下丘脑促性腺激素释放激素(GnRH)分泌缺乏,同时伴嗅觉丧失或减退,临床表现为原发性闭经,女性第二性征缺如,但女性内生殖器分化正常。②颅咽管瘤。少见。发生在蝶鞍上的垂体柄漏斗部前方,当瘤体增大压迫下丘脑和垂体柄时引起闭经、生殖器萎缩、肥胖、颅内压增高、视力障碍等临床表现,也称肥胖生殖无能营养不良症。③药物性闭经。长期应用甾体类避孕药可以抑制下丘脑GnRH的分泌而引起闭经;此外,一些药物如奋乃静、氯丙嗪、利舍平等能抑制下丘脑多巴胺使垂体分泌催乳激素增加,引起闭经。药物性闭经是可逆的,通常停药后3~6个月月经多能自然恢复。

2.垂体性闭经

腺垂体器质性病变或功能失调,均能使促性腺激素分泌降低而引起闭经。

(1)垂体梗死:产后大出血休克引起垂体缺血坏死,以腺垂体尤为敏感,出现一系列腺垂体功能低下的症状和肾上腺皮质及甲状腺功能减退症状,常见于希恩综合征。

(2)垂体肿瘤:多见于成年妇女,常见的是催乳激素腺瘤,属良性、功能性腺瘤,肿瘤分泌大量 PRL,可激发下丘脑而抑制 GnRH 分泌;同时,PRL 升高可降低卵巢对促性腺激素的敏感性;此外,催乳激素腺瘤压迫分泌细胞,能够使促性腺激素分泌减少,导致闭经溢乳综合征的发生。

(3)空蝶鞍综合征(empty sella syndrome):因先天发育不全、肿瘤、手术破坏了蝶鞍隔,使脑脊液流入蝶鞍的垂体窝,垂体受压缩小,使蝶鞍扩大,称空蝶鞍。若垂体柄受脑脊液压迫而使下丘脑与垂体间的门脉循环受阻时,出现高催乳激素血症和闭经。

3.卵巢性闭经

是指卵巢分泌的性激素水平低下,子宫内膜不发生周期性变化而引起的闭经。

(1)先天性卵巢发育不全:也称特纳综合征。卵巢内卵泡缺如或少于正常,性腺分泌功能缺陷而使促性腺激素升高,属高促性腺激素闭经,临床上表现为第二性征发育不良的原发性闭经。

(2)卵巢早衰(premature ovarian failure,POF):年龄小于 40 岁的女性,由于卵泡耗竭或被破坏而发生的卵巢功能衰竭,称卵巢早衰。其发生与染色体突变、先天性酶缺陷、自身免疫性疾病、医源性损伤(药物作用、放疗、化疗)或特发性原因等因素有关。

(3)卵巢功能性肿瘤:如卵巢支持细胞—间质细胞瘤产生的高雄激素血症,抑制下丘脑-垂体-卵巢轴功能而引起闭经。再如卵巢颗粒细胞瘤和卵巢卵泡膜细胞瘤持续分泌雌激素抑制排卵,使子宫内膜持续增殖而引起闭经。

(4)多囊卵巢综合征:高雄激素血症抑制下丘脑-垂体-卵巢轴功能而引起闭经,特征为长期不排卵和高雄激素血症。

4.子宫性闭经

月经调节功能正常,第二性征发育正常,子宫内膜基底层受到破坏,或对卵巢激素不能产生正常反应,均可出现闭经。

(1)子宫缺如:手术切除子宫。

(2)子宫内膜基底层受到破坏:最常见的原因是阿什曼综合征(Asherman syndrome),也称创伤性宫腔粘连。通常发生在过度刮宫损伤子宫内膜基底层,内膜受损后导致富腔粘连。子宫内膜结核、严重的子宫内膜炎或子宫恶性肿瘤宫腔内放射治疗后,也可引起子宫内膜基底层受到破坏,导致闭经。

5.先天性下生殖道发育异常

由于月经血排出受阻,使经血滞留于宫腔和阴道内而发生闭经。多见于无孔处女膜、阴道下 1/3 缺如等。

6.其他内分泌腺功能异常

甲状腺功能亢进或减退、肾上腺皮质功能亢进、肾上腺皮质肿瘤等,也可引起闭经。

【治疗原则】

针对病因开展一般治疗、激素治疗或手术治疗。

【护理措施】

1.心理护理

向患者讲解疾病发生原因、治疗方法和保健知识,使患者能够获得自我保健和疾病转归的信息。针对因考试过度紧张引起闭经的青少年女性,使其了解闭经与精神紧张之间的关系,劝导她们正确对待应激刺激,减轻心理压力;婚后不孕的患者受社会、家庭的压力以及丈夫不正确生育观念的影响,其情绪忧伤、思想负担重,护理人员应向患者及其配偶讲解有关生育的知识,消除自身及家庭的压力。对器质性疾病所引起闭经的患者,应向其提供表达情感的机会和环境,了解其具体的疑虑和需求,耐心解答患者的各种提问,使其积极配合治疗。

2.诊疗配合

向患者及其家属介绍各种所要检查项目的名称、目的与过程,协助医师完成诊断性检查。对需手术治疗的患者,做好术前、术中和术后护理。对需应用性激素治疗的患者,应指导患者严格遵医嘱按时、按量、按疗程服用药物。

3.健康教育指导

(1)适当锻炼:鼓励少女坚持适当的体格锻炼。职业运动员或芭蕾舞演员患者应与教练员或指导者积极沟通,适当降低训练强度、缩短训练时间,以期能够自然恢复月经。

(2)调节饮食结构:积极开展对年轻女性健康饮食的宣传教育。根据对患者摄入营养的认知水平、目前营养状况及饮食习惯的评估,指导患者纠正不良的饮食习惯,调整饮食结构,注意荤素菜搭配,保证足够的蛋白质摄入,维持机体必要的肌肉/脂肪比率。

(3)自我调节:教会患者有效应对外界应激刺激的技巧,如促进患者多与家人及朋友沟通情感或通过写日记、休息、旅游等方式减轻压力等。

第五章　白带异常

第一节　概述

健康妇女阴道内有少量白色、无刺激性的稀糊样液体,习称白带(leucorrhea)。白带系由阴道黏膜渗出液、宫颈管黏液、宫腔分泌液及输卵管分泌液组成,内含阴道上皮细胞、宫颈管上皮脱落细胞、白细胞碎片及乳杆菌等。此外,还包括前庭大腺分泌液。

成年妇女白带的数量及性状,随月经周期发生变化:月经中期、经期前后及妊娠期的白带增多是正常现象。月经来潮前后2~3日,阴道渗出液因盆腔充血明显增多。卵巢中卵泡逐渐发育成熟,分泌雌激素逐渐增多,宫颈黏液也逐渐增量,至排卵期宫颈黏液每日可达0.7g,此时典型白带的特征是稀薄、透明如蛋清、拉丝度大。排卵后在孕激素作用下,宫颈腺体分泌黏液数量明显减少,呈黏稠、浑浊状,拉丝度小。妊娠期因雌激素明显增多,白带随之增多。

按白带性状分类有以下几种。①无色透明白带:外观似正常白带,仅数量明显增多,常见于服用雌激素类药物后、盆腔静脉曲张症、子宫后屈等。后两种情况因盆腔及子宫充血使宫颈管及子宫内膜腺体分泌增多。②泡沫状稀薄白带:灰黄或灰白色,量多,伴外阴瘙痒,为滴虫阴道炎的特征。③凝乳块样白带:黏稠呈凝乳块样或豆腐渣样,乳白色,量多,伴外阴奇痒和烧灼感,为假丝酵母菌性阴道炎的典型表现。④均质白带:灰白色,量多,有鱼腥味,轻度外阴瘙痒,为细菌性阴道病的特征。⑤黄水样白带:多见于子宫内膜癌初期(开始白带水样,以后血性)、原发性输卵管癌(间断性排出黄水样白带)等。⑥脓性白带:色黄或黄绿,外观脓样,多有臭味,常见于急性阴道炎、急性宫颈炎、宫腔积脓、阴道内异物等。⑦血性白带:白带中混有血液,血量多少不一。常见于萎缩性阴道炎(阴道壁多有表浅溃疡)、宫颈息肉及宫颈癌早期等。故发现血性白带,特别是性交后白带内混有血丝,应警惕有生殖器恶性肿瘤的可能。此外,放置宫内节育器也可引起血性白带。

对主诉白带增多的妇女,护理人员一定要分清是生理性白带还是病理性白带,明确护理问题,以便有针对性地开展整体护理。

【护理评估】

(一)病因

1.女性生殖道的自然防御功能减弱

正常阴道的酸性环境(pH 3.8~4.4),不利于致病菌生长,称阴道的自净作用。低雌激素水平、频繁性交、阴道灌洗等均可使阴道pH升高,不利于乳杆菌生长,使致病菌成为优势菌,引起炎症而出现异常白带。女性特殊时期(绝经后)、患糖尿病、长期应用抗生素及手术损伤等情况时,全身抵抗力下降,自然防御功能减弱,阴道内的菌群失调,导致致病菌生长,引起炎症而出现白带异常。

2.生殖系统炎症

生殖系统炎症是引起白带异常的重要原因。急性外阴及阴道炎症、宫颈炎症、盆腔炎性疾病、生殖器结核、淋病等均可引起白带异常。

3.生殖器官肿瘤

多见于子宫黏膜下肌瘤、阴道或宫颈或子宫内膜或输卵管恶性肿瘤等。

4.阴道异物

由久未取出的阴道内异物继发感染引起,如子宫托、手术遗留的纱布或棉球、经期遗留的卫生栓、幼女放入阴道内的异物等。

5.生殖道瘘

通过瘘管进入阴道的尿液或粪液刺激及继发感染引起炎症而出现白带异常。

(二)健康史

重点询问白带的量、颜色、性状及气味,有无寒战、发热、下腹痛、外阴瘙痒、灼(热)痛、漏尿或粪、阴道内阵发性排气等伴随症状,是否出现尿频、尿急、尿痛及尿道口灼热感,了解起病的时间与缓急、疾病的诊治经过、用药情况和疗效等;有无结核病或糖尿病或生殖器官肿瘤病史;既往是否有过病理性白带的诊治;有无可能的发病诱因(如长期应用抗生素、阴道手术等);性伴侣是否患有泌尿系统或生殖系统疾病等。

(三)体格检查

以妇科检查为主。部分患者外阴皮肤有抓痕;外阴、阴道及宫颈黏膜可充血、水肿,阴道内有较多量的白带,呈无色透明或脓性或血性,可有腥臭味。同时,检查可发现引起白带异常的原发病体征,如生殖道瘘患者,阴道内可发现瘘孔,看见尿液或便液自瘘孔流出。

(四)辅助检查

1.阴道、宫颈分泌物及穿刺液检查

(1)pH测定:滴虫阴道炎及细菌性阴道病患者阴道pH上升;单纯假丝酵母菌阴道炎患者阴道pH<4.5,若pH>4.5,多为混合感染。

(2)胺臭味试验(whiff test):在玻片上放1滴10%KOH溶液,将白带与之混合,若出现鱼腥臭气味,为阳性,是因胺遇碱释放氨所致,有助于细菌性阴道病的诊断。正常白带与外阴阴道假丝酵母菌病的白带无此气味。

(3)镜下观察:①0.9%氯化钠溶液湿片法查找阴道毛滴虫或线索细胞(clue cell)。在玻片上放一滴温0.9%氯化钠溶液,取出少许典型分泌物与之混合,立即在低倍光镜下观察,若找到呈波状运动的滴虫及增多的白细胞被推移,则可诊断为滴虫阴道炎;高倍镜下寻找线索细胞,若找到贴附加德钠菌和动弯杆菌、细胞边缘模糊呈点片状外观的阴道上皮脱落细胞,即线索细胞,有助于细菌性阴道病诊断,严重者,线索细胞超过20%,但几乎无白细胞。②10%KOH湿片法查找假丝酵母菌芽生孢子与假菌丝。在玻片上放一滴10%KOH溶液,取出少许典型分泌物与之混合,在低倍光镜下查找芽生孢子与假菌丝,可诊断为外阴阴道假丝酵母菌病。

(4)白细胞检测:将宫颈管分泌物涂片做革兰染色,中性粒细胞>30/高倍视野,或阴道分泌物湿片检查,白细胞>30/高倍视野可诊断黏液脓性宫颈炎(mucopurulent cervicitis,

MPC)：若发现中性粒细胞内有多个革兰氏阴性双球菌,应诊为淋病奈瑟菌。

（5）细菌培养：阴道、宫颈分泌物或细菌培养,有助于明确病原体,但对细菌性阴道病诊断意义不大。疑为淋病患者,取宫颈分泌物时,应用棉拭子插入宫颈管 1.5～2cm,转动并停留 20～30 秒,取出的分泌物应注意保湿、保温,立即接种培养,提高淋病奈氏菌培养阳性率。

2.宫颈刮片或分段诊刮术

对血性白带患者,应常规做宫颈脱落细胞学检查,必要时行分段诊刮术,以与子宫内膜癌相鉴别。

3.阴道镜检查

镜下观察阴道及宫颈表面病变情况,取可疑部位行活组织检查。

4.腹腔镜检查

观察输卵管表面充血、水肿,伞端或浆膜面有脓性渗出物,有助于盆腔炎性疾病的诊断。若观察到子宫或输卵管浆膜面有粟粒结节,应考虑腹腔结核。

5.局部活组织检查

在可疑部位取活组织病理检查,可明确诊断。

6.B 型超声检查

了解子宫、附件及盆腔情况。

7.X 线摄片

胸部或腹部 X 线摄片,以明确有无结核或肿瘤转移灶。

8.核酸检测

可采用 PCR 技术检测滴虫、淋病奈瑟菌、沙眼衣原体、人乳头瘤病毒（human papilloma virus,HPV）等。

9.血、尿常规检查

有助于感染的诊断。

10.亚甲蓝试验

将 100～200ml 亚甲蓝稀释液经尿道注入膀胱,若蓝色液体经阴道壁小孔流出为膀胱阴道瘘,自宫颈外口流出为膀胱宫颈瘘,阴道内为清亮尿液为输尿管阴道瘘。

11.靛胭脂试验

静脉推注靛胭脂 5ml,10 分钟后阴道内瘘孔流出蓝色尿液为输尿管阴道瘘。

（五）病因心理及社会因素

一方面,白带异常的妇女常因白带异味或外阴瘙痒而躲避集体活动或与他人交往,易出现焦虑情绪；同时,由于羞于暴露隐私部位、害怕遭人耻笑个人卫生不洁而不愿就医,或因对疾病缺乏认识而延误诊治。另一方面,由于妇女保健和健康宣教工作不到位,使得一些妇女未充分重视个人卫生及性卫生,易发生生殖系统感染或性传播疾病而出现白带异常；此外,配偶的认识、理解与支持对患病妇女的心理与行为也产生重要影响。

【护理诊断/问题】

组织完整性受损（impaired tissue integrity）：与炎症侵袭及瘙痒引起搔抓后皮肤损伤有关。

有交叉感染的潜在危险：与患者同他人共用洗浴用物或公共游泳池或发生性关系等有关。

家庭执行治疗方案无效（ineffective family therapeutic regimen management）：与夫妻不同时治疗或需较长时间禁止性生活有关。

焦虑：与病变为隐私部位及治疗效果不佳有关。

【护理要点】

（1）增进舒适，缓解瘙痒、疼痛与异味。

（2）诊疗配合，协助医师正确采集并送检标本，指导合理用药。

（3）心理护理，解除患者的思想顾虑。

（4）健康教育，强调加强预防、正确治疗及随访的重要性。

第二节　白带异常伴外阴瘙痒

阴道炎症、宫颈炎症和淋病是引起白带异常伴外阴瘙痒的常见原因。健康妇女的生殖道具有比较完善的自然防御功能，包括以下作用。①屏障作用：阴道口闭合、阴道前后壁紧贴及宫颈内口紧闭，均可减少外界病原微生物侵入；阴道分泌物中的黏蛋白形成非特异性物理屏障，可防止微生物损伤阴道上皮细胞；宫颈黏液栓可阻止微生物上行感染；输卵管蠕动及黏膜上皮细胞的纤毛向宫腔方向摆动均阻止病原体侵入。②清除作用：育龄妇女子宫内膜周期性脱落，有利于消除宫腔感染；子宫内膜分泌液、输卵管液均含有乳铁蛋白和溶菌酶，可清除少量进入子宫与输卵管的病原体；宫颈与子宫聚集的淋巴细胞与细胞因子发挥抗感染作用。③自净作用：生理情况下，雌激素使阴道上皮细胞增生变厚并富含糖原，糖原在乳杆菌作用下分解为乳酸，使阴道维持酸性环境（pH ≤ 4.5，多在 3.8～4.4），可抑制乳杆菌以外的其他病原体繁殖，称阴道自净作用。

正常阴道内有病原体寄居形成阴道正常微生物群，以细菌为主，包括：①革兰阳性需氧菌及兼性厌氧菌，如乳杆菌、棒状杆菌、非溶血性链球菌、肠球菌及表皮葡萄球菌等。②革兰氏阴性需氧菌及兼性厌氧菌，如加德纳菌、大肠埃希菌及摩根菌等。③专性厌氧菌，如消化球菌、消化链球菌、类杆菌、动弯杆菌、梭杆菌及普雷沃菌等。④支原体及假丝酵母菌等。

阴道正常菌群中，以乳杆菌占优势。正常情况下，这些菌群依靠雌激素、乳杆菌及阴道pH 的调节作用彼此之间形成生态平衡，不致病。当生殖道的自然防御功能遭到破坏、长期应用抗生素或机体免疫力低下时，病原体易于侵入或其他致病菌成为优势菌，导致生殖道炎症的发生，引起白带异常。

引起白带异常的常见疾病有：滴虫阴道炎、外阴阴道假丝酵母菌病、细菌性阴道病、萎缩性阴道炎、急性宫颈炎、淋病等。

【疾病特点】

1.滴虫阴道炎（trichomonalvaginitis）

是由阴道毛滴虫感染引起的阴道炎症，临床常见。滴虫的特性为嗜血及耐碱，适宜生长在温暖（25～40℃）、潮湿的环境，不仅能寄存于阴道，还可侵入尿道或尿道旁腺，甚至膀胱、肾盂、尿道,能消耗或吞噬阴道上皮细胞内的糖原,阻碍乳酸生成,使阴道 pH 升高而利于繁殖。滴虫阴道炎患者的阴道 pH 多在 5～6.5 之间,滴虫的特性决定了在月经前、后,由于雌激素水平降低而使阴道 pH 升高,隐藏在腺体及阴道皱襞的滴虫得以繁殖,引起炎症发作;滴虫阴道炎以性交传播为主,也可经公共浴池、浴盆、浴巾、游泳池、衣服等间接传播或经污染的器械、敷料等医源性传播。

阴道毛滴虫感染的潜伏期为 4～28 日。主要临床表现为多量的稀薄脓性、黄白色、泡沫状、有臭味白带,伴外阴及阴道口瘙痒,间或有灼热或疼痛、性交痛等,部分患者表现为不孕,与阴道毛滴虫吞噬精子、阻碍乳酸生成,影响精子在阴道内存活有关。若合并有其他细菌混合感染,白带呈黄绿色;若尿道口有感染,可出现尿频、尿痛、甚至血尿。少数患者阴道内有滴虫存在而无炎症反应,称为带虫者。妇科检查可见外阴轻度水肿,尿道口红肿,阴道黏膜充血,严重者有散在出血点,宫颈呈"草莓样",后穹隆有多量灰黄色或黄白色或黄绿色稀薄脓性、泡沫状液体。

2.外阴阴道假丝酵母菌病(vulvovaginal candidiasis,VVC)

是由假丝酵母菌感染所致的外阴阴道炎症,是常见的阴道炎症之一。80%～90% 的病原体为白假丝酵母菌,其特性为喜酸(患者阴道 pH 多在 4.0～4.7)、怕热、耐干燥。白假丝酵母菌为双相菌,分芽生孢子的酵母相及芽生孢子伸长成假菌丝的菌丝相,菌丝相侵袭组织能力增强,引发阴道炎症。白假丝酵母菌为条件致病菌,以酵母相寄生于人的阴道中,量极少,不引起症状。只有在一定的诱因条件下,白假丝酵母菌大量繁殖,并由酵母相转为菌丝相而致病。孕妇、糖尿病患者的机体免疫力下降、阴道上皮细胞内糖原增多,酸度增高,适宜白假丝酵母菌繁殖而引起炎症。大剂量应用免疫抑制药者的机体免疫力降低,有利于白假丝酵母菌生长;长期或大剂量应用广谱抗生素时,乳杆菌生长受到抑制,破坏了阴道正常菌群的生态平衡,假丝酵母菌繁殖而引起炎症。白假丝酵母菌也可寄生于人的口腔与肠道中,这 3 个部位的白假丝酵母菌可相互传染。外阴阴道假丝酵母菌病以内源性传染为主,也可通过性交直接传染或接触被污染的衣物等间接传染。

临床主要表现为外阴异常瘙痒、灼痛,可有尿频、尿痛及性交痛,部分患者白带增多,其特征为白色稠厚呈凝乳状或豆渣样。外阴瘙痒程度居各种外阴炎症的首位,严重时坐卧不宁,异常痛苦。妇科检查发现外阴水肿、有地图样红斑及周围小的卫星灶,皮肤有抓痕,阴道黏膜水肿、有红斑,小阴唇内侧及阴道黏膜上附有白色块状物,擦除后露出红肿黏膜面,少数患者急性期还可见到糜烂及浅表溃疡。

根据假丝酵母菌菌株、宿主情况及病情轻重,目前,临床上将外阴阴道假丝酵母菌病分为单纯性外阴阴道假丝酵母菌病(uncomplicated VVC)和复杂性外阴阴道假丝酵母菌病(complicated VVC),前者是由白假丝酵母菌引起、病情轻、宿主为非孕妇或健康人,治疗效果好;后者是由非白假丝酵母菌引起、病情较重、宿主为孕妇或糖尿病或应用免疫抑制药或复发患者,治疗效果较差。

3.细菌性阴道病(bacterial vaginosis,BV)

为阴道正常菌群失调、多种致病菌共同引起的一种混合感染。称其为阴道病是由于临床与病理特征无炎症改变。阴道正常菌群变化的原因尚不清楚,可能与多个性伴侣、频繁性交或阴道灌洗等使阴道碱化有关。因碱性环境不利于产生过氧化氢的乳杆菌生长,而利于加德纳菌等厌氧菌的生长,从而引发细菌性阴道病。细菌性阴道病多发生在性活跃期妇女。10%～40%患者无临床症状。有症状者的主要临床表现为带有鱼腥臭味的灰白色、均质、稀薄样白带,尤其是性交后加重,伴有外阴瘙痒或灼热感。妇科检查可见阴道口积聚鱼腥臭味的白带,阴道黏膜无充血、红肿,分泌物常黏附于阴道壁,但黏度低,易将其从阴道壁拭去。

4.萎缩性阴道炎(atrophicvaginitis)

是绝经后由于雌激素水平明显降低,阴道内 pH 增高,局部抵抗力低下,致病菌感染所致的阴道炎症。见于自然绝经及卵巢去势后妇女。临床主要表现为白带增多、外阴瘙痒及灼热感,可伴有性交痛。白带呈稀薄、淡黄色,重者呈脓血性,妇科检查可见外生殖器呈老年性改变,阴道壁萎缩,上皮皱襞消失、菲薄、黏膜充血,散在小出血点或点状出血斑,严重者可见表浅溃疡,溃疡面可与对侧粘连,导致阴道闭锁,炎症分泌物引流不畅,可形成阴道或宫腔积脓。

5.急性宫颈炎(acutecervicitis)

好发于育龄期妇女。分娩、流产或手术损伤宫颈后继发感染而引起的急性宫颈炎较少见,主要病原体为葡萄球菌、链球菌、肠球菌等化脓性细菌;目前,临床最常见的急性宫颈炎是由淋病奈瑟菌及沙眼衣原体所引起的黏液脓性宫颈炎,少数病例病因不明。黏液脓性宫颈炎的主要临床表现为白带增多,呈黏液脓性,外阴瘙痒伴灼热感,部分患者可有腰痛、下腹坠痛、经间期出血或性交后出血等症状,若同时有尿道感染,出现尿频、尿急、尿痛等症状。亦有部分患者无症状。妇科检查可见宫颈充血、水肿,黏膜外翻,宫口有脓性分泌物,宫颈质脆、有触痛,触之易出血;若为淋病奈瑟菌感染,由于常有尿道旁腺与前庭大腺受累,可见尿道口与阴道口黏膜充血、水肿及积聚多量脓性分泌物。

6.淋病(gonorrhea)

淋病是由革兰氏阴性的淋病奈瑟菌(简称淋菌)引起、以泌尿生殖系统化脓性感染为主要表现的一种性传播疾病(sexually transmitted diseases,STD)。通过性行为或类似性行为传播,50%～70%妇女感染后无症状,但具有传染性。淋病奈瑟菌最初引起下生殖道感染,如宫颈管黏膜炎、尿道炎及前庭大腺炎,也称无合并症淋病,主要临床表现白带增多呈脓性、外阴瘙痒或灼热感,妇科检查可见宫颈充血、水肿,有触痛,多量脓性分泌物自宫颈外口流出。若无合并症淋病未治疗,可引起上生殖道感染,导致淋菌性盆腔炎,称并发症淋病,除脓性白带增多、外阴瘙痒外,还可出现寒战、高热、下腹疼痛或肛门坠痛等。体格检查发现体温升高,下腹部有压痛、反跳痛及肌紧张;妇科检查可见宫颈充血、水肿,有触痛,多量脓性分泌物自宫颈外口流出,双侧附件增厚或可触及囊性包块,压痛明显。

【治疗原则】

消除诱因,切断传染途径,提高机体与局部抵抗力,杀灭病原体,及时、足量、规范应用药物治疗。

【护理措施】

1.增进舒适

尽量避免搔抓外阴部,以免导致皮肤破损而继发感染。若患者奇痒难忍,可遵医嘱给予止痒药膏局部涂抹。

2.检查配合

告知患者阴道分泌物检查前24~48小时禁止性交、阴道灌洗或阴道上药,使其明确检查目的。检查及取分泌物时阴道窥器不涂润滑剂,分泌物取出后及时送检,注意保暖以免滴虫活动力减弱,引起辨认困难。

3.及时上报

淋病是目前我国重点监测、需疫情报告的8种STD(包括梅毒、淋病、艾滋病、尖锐湿疣、软下疳、性病性淋巴肉芽肿、生殖器疱疹和非淋菌性尿道炎)之一,一旦确诊,应及时填写疫情卡并上报主管部门。

4.指导用药

(1)指导患者严格按医嘱正确用药:①滴虫阴道炎需全身药物治疗,主要药物为甲硝唑及替硝唑,性伴侣须同时治疗。②外阴阴道假丝酵母菌病可采用局部或全身应用抗假丝酵母菌药物,局部用药主要有咪康唑栓剂、克霉唑栓剂及制霉菌素栓剂;全身用药主要有氟康唑及伊曲康唑等。有症状的性伴侣应同时接受治疗。③细菌性阴道病全身或局部应用抗厌氧菌药物,主要药物有甲硝唑与克林霉素。④萎缩性阴道炎可局部或全身应用雌激素制剂,以提高机体及阴道抵抗力。⑤单纯急性淋菌性宫颈炎采用大剂量、单次给药,常用的药物有第三代头孢菌素。由于淋病奈瑟菌感染常伴有衣原体感染,2002年美国CDC建议治疗淋菌性宫颈炎时,同时选用抗淋病奈瑟菌及衣原体感染的药物,治疗衣原体的药物有四环素类(多西环素)、红霉素类(阿奇霉素)及喹诺酮类。

(2)告知患者及家属用药注意事项:①坚持用药,不应随意中断疗程,特别是复杂性VVC无论局部用药或全身用药,均应适当延长治疗时间。②月经期间暂停坐浴及阴道上药。③因甲硝唑能与乙醇结合使患者出现潮红、呕吐、腹痛、腹泻等戒酒硫样反应,用药期间及停药后24小时内禁止饮酒。④口服甲硝唑的患者偶有胃肠道反应,如食欲缺乏、恶心、呕吐等,若出现头痛、皮疹、白细胞减少,应立即停药并及时报告医师;抗假丝酵母菌药物易损害肝脏,用药前及用药期间应检测肝功能,发现异常,及时报告医师停药。⑤乳癌与宫颈癌患者禁用雌激素制剂。

5.孕产妇及新生儿护理

(1)孕产妇护理:关于妊娠期患滴虫阴道炎是否用甲硝唑治疗尚存在争议,国内药学专家认为甲硝唑可能有致畸作用,药物学仍将甲硝唑作为妊娠期禁用药物。美国FDA已将甲硝唑列为妊娠期的B类药物,2002年美国CDC认为有症状的孕妇需进行治疗,推荐剂量为甲硝唑2g,单次剂量口服。淋病可引起胎儿生长受限、产妇于产褥期发生子宫内膜炎等,甚至可发生播散性淋病,应做好妇女的孕期保健,产前常规筛查淋病,便于早诊断、早治疗。淋病患者妊娠期禁用喹诺酮类或四环素类药物,可用头孢曲松钠治疗。

(2)新生儿护理:淋病孕妇所生的新生儿应用1%硝酸银滴眼,预防淋菌性眼炎;若淋病妇女妊娠期间未经治疗,新生儿应预防性应用头孢曲松钠25~50mg/kg单次肌内注射。

6.健康教育

(1)加强预防:①广泛、科学地宣传性传播疾病的防治知识,使广大群众了解性传播疾病的危害性,树立正确的恋爱与婚姻观,避免混乱的性关系与不洁性行为,知晓使用阴茎套有防止性传播疾病的作用。②加强个人卫生，保持外阴清洁、干燥，避免穿紧身化纤内裤，勤换内裤，毛巾、内裤等用物应煮沸消毒 5～10 分钟或用消毒剂浸泡，以消灭病原体。③避免分娩时或器械操作时损伤宫颈，发现宫颈裂伤应及时缝合。④医疗器械及公共用品应严格消毒，防止交叉感染。⑤积极预防并治疗糖尿病，合理应用抗生素和激素类药物。

（2）健康指导：告知滴虫阴道炎、外阴阴道假丝酵母菌病和淋病患者夫妻同治的重要性，治疗期间应禁止性生活，避免交叉和重复感染。尽量避免搔抓外阴部，以免引起皮肤损伤而继发感染。此外，服用含高剂量雌激素的避孕药是外阴阴道假丝酵母菌病的诱因之一，应指导患者更换其他种类的避孕药。

第三节　白带异常不伴外阴瘙痒

生殖道肿瘤、生殖道异物及卵巢功能失调也可引起白带异常，通常不伴外阴瘙痒。

【疾病特点】

1. 阴道恶性肿瘤

原发性阴道恶性肿瘤少见，以鳞状细胞癌最多。以直接蔓延和淋巴转移为主，晚期可有血行转移。患者主要表现为白带增多，可呈血性；若合并感染，可有脓性分泌物；晚期因肿瘤侵犯邻近器官，可有尿频或里急后重感，同时有疼痛、消瘦、贫血等恶病质表现。妇科检查可见阴道壁肿物（外生型）或溃疡（溃疡型），若合并感染，可见脓性分泌物，触之易出血。阴道镜下定位活检可确诊。

2. 脱出至阴道内的子宫黏膜下肌瘤

患者主要表现为白带增多伴有经量增多和经期延长，因肌瘤常合并感染，故白带多为稀薄脓性；肌瘤较大时，患者可有阴道内异物感及尿频、里急后重感等膀胱和直肠的压迫症状。妇科检查可见阴道内表面光滑的粉红色肿物，有蒂，若合并感染，可见脓性分泌物。

3. 原发性输卵管癌

病因不清。好发于绝经后妇女，平均发病年龄 52 岁。可直接蔓延到邻近器官或通过输卵管的蠕动向宫腔、宫颈甚至对侧输卵管蔓延，也可经淋巴或血行转移。最常见的临床特征为白带增多，呈黄色浆液性或浆液血性，无异味，间歇性排出；常伴患侧下腹钝痛或隐痛，若输卵管扭转或外溢性输卵管积水，腹痛加剧或呈痉挛性绞痛，白带排出后腹痛减轻、盆腔肿块缩小或消失；若肿瘤坏死或侵蚀血管，可出现阴道流血；部分患者可出现不孕、腹胀、尿频、尿急、腰骶部疼痛等症状。妇科检查发现子宫旁或后方、大小不一、表面光滑、活动受限或固定的附件肿块。高龄妇女有不规则阴道出血而分段诊刮阴性者应高度怀疑输卵管癌。

4. 卵巢功能失调

卵巢功能失调导致女性激素分泌异常，表现为雌激素分泌增加，引起白带增多。患者主要表现为月经间期白带增多，呈无色透明，伴有月经周期延长，经量增多。妇科检查多无阳性体征，少数患者 B 型超声可见卵巢形态改变，如卵巢增大等。

5.阴道异物

幼女误放入阴道内的异物或手术遗留在阴道内的纱布或棉球均可刺激阴道黏膜,引起白带增多,呈无色透明,可伴有血丝;若合并感染,则呈脓性白带。质地较硬异物长时间滞留在阴道,可导致阴道黏膜坏死,重者可形成生殖道瘘。妇科检查可见阴道内异物,多量无色透明或脓性白带,若有感染,阴道与宫颈黏膜可充血、水肿;重者可见阴道黏膜脱落、溃疡形成,异物压迫部位可找到瘘孔。幼女可用子宫探针试探阴道内有无异物感,必要时用鼻镜窥视阴道查找。

【治疗原则】

针对病因治疗。阴道恶性肿瘤和原发性输卵管癌应采取手术治疗并辅以放疗和化疗的综合治疗,子宫黏膜下肌瘤以手术为主,卵巢功能失调根据是否有器质性病变而采取药物或手术治疗,阴道异物需及时取出。

【护理措施】

1.围手术期及放疗、化疗患者的护理

护理人员应配合医师掌握手术及放疗、化疗的适应证、禁忌证及合适的治疗时间,向患者及家属介绍治疗方案、目的,可能出现的副反应及应对措施,做好配合治疗的准备工作和护理,参见第9章妇科放疗、化疗及妇产科围手术期患者的护理。

2.预防和控制感染

出现白带增多,应及时就医;若合并感染,应遵医嘱应用抗生素。

3.心理护理

评估患者对疾病及有关诊治过程的认知程度,为原发性输卵管癌和阴道恶性肿瘤患者提供表达情感的机会和环境,鼓励患者、家属参与护理活动,对所提出的疑问,给予耐心解答,争取其主动配合诊治。为患者提供疾病信息,教会患者应用放松技巧,以缓解焦虑和恐惧。

4.健康指导

(1)做好女性保健工作,定期开展妇科检查,有利于肿瘤的早诊断、早治疗。

(2)女童玩耍时应注意看护,避免让其触及较小的玩具或物品。手术结束时应清点纱布、棉球等,避免遗漏在阴道内;若需阴道内留置纱布,应记录并做好交接班,以便及时取出。

(3)输卵管癌治疗后2年之内,每2~3个月复查1次,复发多发生在盆腹腔内,应开展双合诊、B型超声及盆腹腔CT检查等。

第四节　白带异常伴尿液、粪便

白带异常伴尿液或粪便,是由生殖道瘘所引起。生殖道瘘是指生殖道与其邻近器官之间形成异常通道,最常见的是生殖道和泌尿道之间形成的泌尿生殖道瘘,即尿瘘(urinaryfistula),其次为生殖道和肠道之间所形成的粪瘘(fecal fistula),此外,还有尿瘘与粪瘘混合存在的混合瘘及子宫腹壁瘘等。尿液或粪便刺激阴道黏膜,引起白带增多,同时尿液或粪便不自主地自阴道排出。

【疾病特点】

1.尿瘘

根据泌尿生殖道瘘发生的部位分为膀胱阴道瘘、膀胱宫颈瘘、尿道阴道瘘、膀胱尿道阴道瘘、膀胱宫颈阴道瘘及输尿管阴道瘘等,临床上以膀胱阴道瘘最常见。引起尿瘘的原因很多,分娩过程中由于头盆不称或产程过长,胎头先露部长时间压迫阴道前壁、膀胱和尿道,导致局部缺血、坏死脱落而形成尿瘘;阴道助产术或剖宫产术或妇科手术损伤,也可引起尿瘘;此外,生殖道癌症晚期、膀胱结核、生殖器放射治疗后、长期放置子宫托、先天性输尿管口异位畸形等均可引起尿瘘。尿瘘的主要临床表现为白带增多、尿液持续或间歇经阴道不自主流出。漏尿出现的时间与病因关系密切,产伤所致的坏死型尿瘘常在产后 3～7 日开始漏尿;手术直接损伤所致的尿瘘术后即开始漏尿;放射损伤常引起混合性生殖道瘘,且发生较晚。瘘孔位置与瘘孔大小影响尿瘘的临床表现,可出现持续性漏尿、体位性漏尿、压力性尿失禁或膀胱充盈性漏尿等,如瘘孔位置较高的患者直立时不发生漏尿,平卧时出现漏尿。尿液长期浸渍刺激局部皮肤,引起外阴、大腿内侧及臀部皮肤炎症,出现外阴瘙痒、灼痛和行动不便等。若合并阴道和尿路感染,还可出现阴道炎症状及尿频、尿急、尿痛等症状。约 15% 患者因长期患病焦虑导致月经期稀发、甚至闭经。

2.粪瘘

最常见的粪瘘为直肠阴道瘘。引起粪瘘的病因与尿瘘相似。临床主要表现为白带增多,呈稀薄脓性,可自阴道排出粪便;若瘘孔较大,可自阴道排出成形粪便;瘘孔较小,可排出少许粪液或阴道内无粪便污染而仅有肠道气体自阴道排出。妇科检查可见阴道内脓性分泌物,位于阴道后壁有鲜红的肉芽组织,用探针自该处探测,直肠内手指可触及探针。有时直肠指诊也可触及瘘孔。

【治疗原则】

生殖道瘘以经阴道手术修补治疗为主。

【护理措施】

1.术前护理

按阴道手术进行常规准备外,还应做到以下几点。

(1)配合医师掌握手术修补时间:手术损伤所致的生殖道瘘术中立即修补;坏死性生殖道瘘应等待 3～6 个月后再修补;前次修补失败再次手术者,应等待 3 个月后进行;先天性生殖道瘘宜在 15 岁左右月经来潮后手术,避免造成阴道狭窄;手术应在月经干净后 3～7 日内进行。

(2)控制和预防感染:尿路感染者遵医嘱应用抗生素,控制感染后再手术;外阴皮炎者术前 1：5000 高锰酸钾液坐浴 3～5 日,每次 20 分钟,每日 1 次,局部涂氧化锌软膏,痊愈后再行手术。尿瘘者术前 1 日应用抗生素预防感染,粪瘘者术前 3 日口服肠道抗生素抑制细菌。

(3)肠道与阴道准备:粪瘘修补术者术前 2 日进少渣饮食,术前 1 日进流质饮食,术前夜与术晨行清洁灌肠,阴道擦洗;老年妇女或闭经者遵医嘱于术前口服雌激素制剂 2 周,以促进阴道上皮增生,利于伤口愈合。

2.术后护理

(1)一般护理:根据瘘孔的位置帮助患者摆放适当的体位,使瘘孔高于尿液面为宜,减少尿液对修补切口处的浸泡。鼓励尿瘘患者多饮水,增加尿量,达到冲洗膀胱的目的;粪瘘修补术后禁食 2 日后改为少渣饮食,口服药物抑制肠道蠕动,术后第 5 日起口服液状石蜡 30ml,每晚 1 次,共 3 日。勤换内裤,保持外阴干燥清洁。

(2)留置尿管护理:尿瘘修补术后一般留置尿管 10～14 日,注意避免尿管脱落,保持通畅,发现阻塞及时处理,防止膀胱过度充盈而影响伤口愈合。拔管前训练膀胱排尿功能,拔管后协助患者每 1～2 小时排尿 1 次,然后逐步延长排尿时间。

(3)预防感染:术后遵医嘱给予广谱抗生素;每日补液不少于 3000ml,防止尿路感染;保持外阴清洁,每日会阴部冲洗 2 次。

(4)术前服用雌激素药物者,术后遵医嘱继续服用 1 个月。

3.心理护理

护理人员多与患者沟通交流,不因异常气味而疏远患者,对其疾苦表示理解与同情。详细评估患者对疾病的心理承受能力,耐心解释和安慰,使其清楚该病可以通过手术治愈,从而对治疗充满信心,积极配合手术。

4.出院指导

3 个月内禁止性生活及重体力劳动。尽量避免增加腹压,如剧烈咳嗽、便秘及下蹲等。保持外阴清洁、干燥。若发现异常,应及时就医。

5.加强预防

认真观察产程,及时处理难产,避免因产伤造成生殖道瘘;手术操作应规范,忌粗暴,避免手术损伤盆腔脏器或会阴Ⅲ度裂伤;术中一旦发生生殖道瘘,应及时修补或采取相应措施促进愈合,如产伤或手术所致漏孔小的尿瘘患者,应留置尿管,取使瘘孔高于尿液面的卧位,注意观察,偶有自行愈合的可能。再次妊娠者原则上应采取剖宫术结束分娩。

第六章　外阴瘙痒

第一节　概述

外阴瘙痒(vulvar itching)是妇科疾病常见症状之一,多由外阴、阴道疾病所致,也可由全身性疾病及精神心理因素引起。瘙痒常发生在阴蒂、小阴唇,严重者可波及大阴唇、阴道口、会阴部、肛门周围,甚至大腿内侧。外阴皮肤内含丰富的神经末梢,当皮肤受到机械、化学、物理等因素刺激或局部微环境改变(如血管活性物质增加)时,刺激感觉神经末梢,传至中枢神经引起痒感。痒感的阈值存在个体差异,因此,对痒的反应阈因人而异。女性外阴皮肤敏感、多皱襞、不通风,且常受阴道分泌物、月经血、尿液浸渍,容易发生瘙痒。外阴瘙痒时,常搔抓皮肤止痒,与搔抓能消除较大神经纤维因刺激而产生的痒感及改变神经冲动向中枢神经传导的特性和节律,使痒感得到暂时缓解有关。但搔抓的止痒作用是暂时的,搔抓能够引起皮肤损伤,释放更多的血管活性物质,增加神经末梢的敏感性,更引起痒感,导致愈抓愈痒,愈痒愈抓,形成恶性循环。

瘙痒严重时可使患者坐卧不安,影响正常工作、学习和睡眠。妇产科护理人员应该掌握外阴瘙痒的临床知识,正确做出护理诊断,结合患者的实际情况,为其提供科学有效的护理措施,以减轻其痛苦。

【护理评估】

(一)病因

1.外阴局部受刺激

(1)有刺激的阴道分泌物:最常见于外阴阴道假丝酵母菌病,其次为滴虫阴道炎、细菌性阴道病等。

(2)尿液或粪便刺激:生殖道瘘患者的尿液或粪液浸渍外阴而引起外阴瘙痒。

(3)其他局部刺激:大小阴唇皱褶积存污垢、寄生虫(如蛲虫)、化学品(如药物、肥皂、香水、除臭剂或阴茎套润滑剂等)、化纤或毛织内裤等,均可引起外阴瘙痒。

2.外阴局部原发病

多见于外阴上皮内非瘤样病变(如硬化性苔藓、鳞状上皮增生等),也可见于外阴上皮内瘤变和外阴浸润癌。

3.全身系统性疾病

(1)全身慢性疾病:糖尿病、尿毒症、黄疸性疾病、维生素 B2 缺乏、白血病、白癜风等,均可引起外阴瘙痒。

(2)内分泌失调:常见于体内雌激素缺乏的绝经后期妇女。

4.精神因素

精神紧张或情绪激动可诱发或加剧外阴痒感。

(二)健康史

询问患者的既往病史和日常生活习惯,详细了解可能的诱发因素,起病缓急,瘙痒部位、程度及有无疼痛、白带增多等伴随症状。此外,还应询问治疗经过、用药情况及治疗效果等。

(三)体格检查

黄疸患者可见皮肤、巩膜黄染,白血病患者可见贫血貌。妇科检查时观察阴蒂、大小阴唇、阴道口、会阴部、肛门周围及大腿内侧,可见抓痕、红肿、出血、皮损、溃破等,也可见相应疾病的局部表现,如外阴硬化性苔藓患者可见外阴萎缩、皮肤颜色变白;外阴鳞状上皮增生患者皮肤增厚似皮革、色素增加、皮肤纹理更明显等;外阴炎时可见外阴局部充血、肿胀、糜烂;由白带异常引起的外阴瘙痒者,参见第十八章白带异常。

(四)辅助检查

1.阴道分泌物检查

有无阴道毛滴虫、假丝酵母菌芽生孢子及假菌丝、淋病奈瑟菌等感染。

2.血常规、尿常规及血生化检查

有助于糖尿病、肝胆疾病及贫血的诊断,嗜酸粒细胞增多有助于寄生虫感染的诊断。

3.便常规

了解有无蛲虫虫卵。

4.探针检查

有助于发现生殖道瘘。

5.细胞学检查

有外阴糜烂、溃疡或色素沉着者,做外阴病变部位细胞学涂片或印片检查,以排除外阴癌。

6.阴道镜检查

有助于外阴尖锐湿疣的诊断,尤其有利于发现宫颈人乳头瘤病毒亚临床感染。

7.病理组织学检查

在外阴可疑部位行多点活检,以明确外阴上皮内非瘤样病变及外阴尖锐湿疣的诊断。

(五)心理及社会因素

外阴瘙痒患者常因发病部位处于隐私处而不愿就诊,特别是未婚妇女及老年妇女更感觉害羞或怕遭人耻笑,往往不能及时就医而任其发展或滥用偏方自治,导致错失治疗良机,甚至加重病情,给治疗及护理带来很大困难。部分妇女因外阴瘙痒严重而影响正常的工作和生活,容易产生焦虑、抑郁情绪;也可因担心全身性疾病、外阴皮肤病或肿瘤对生命的影响而加重思想负担。

妇女个人卫生条件或家庭生活条件差、不良的生活习惯及家属对外阴疾病的重视不够等,都是引起外阴瘙痒或患病后不及时就医的社会因素。

【护理诊断/问题】

组织完整性受损:与搔抓引起皮肤黏膜破损有关。

睡眠形态紊乱(disturbed sleep pattem):与局部瘙痒不适、疼痛等有关。

焦虑:与病程长、治疗效果不理想有关。

疼痛:与搔抓引起皮肤黏膜破损、皮肤病变形成溃疡及继发感染有关。

知识缺乏:缺乏卫生知识和疾病预防知识。

【护理要点】

1.减轻刺激,促进舒适

少食辛辣等刺激性食物,保持外阴清洁。

2.诊疗配合

解释各种诊疗的目的、作用、方法、副反应及注意事项,指导患者合理用药。

3.心理护理

解除患者的焦虑情绪。

4.健康教育

加强卫生宣教,普及防病知识。

第二节　外阴瘙痒伴皮肤色素减退

皮肤颜色取决于表皮内黑素细胞的数量及细胞内黑素颗粒的含量。皮肤颜色依部位而异,如人体面部皮肤颜色较浅而大阴唇皮肤颜色较深。若各种因素使外阴表皮内黑素细胞减少或消失,导致外阴局部皮肤颜色变浅,甚至呈白色,常伴有表皮萎缩或过度角化,称外阴皮肤色素减退。

外阴瘙痒伴皮肤色素减退,常见于外阴硬化性苔藓及外阴鳞状上皮增生,也称外阴白色病变。1987年国际外阴疾病研究协会与国际妇科病理学家协会共同制定的新的外阴皮肤疾病分类法,将外阴硬化性苔藓和外阴鳞状上皮增生两种疾病,列为外阴上皮内非瘤样病变,临床症状主要是外阴瘙痒。

【疾病特点】

1.硬化性苔藓(lichen sclerosus)

病因不清,可能与基因遗传、自身免疫性疾病、睾酮水平低下有关。好发于少女及绝经后期妇女。主要症状为外阴瘙痒,瘙痒程度明显轻于外阴鳞状上皮增生,甚至个别患者无瘙痒不适;典型特征为外阴与肛周皮肤萎缩变薄。妇科检查发现病变早期皮肤红肿,出现粉红、象牙白色或有光泽的小丘疹,中心有角质栓,融合后成紫癜状;病变多呈对称性;进一步发展可见大小阴唇萎缩,小阴唇与大阴唇内侧融合以至完全消失,阴蒂萎缩与包皮粘连,皮肤和黏膜变白、变薄、弹性消失,易皲裂;晚期皮肤菲薄、皱缩似卷烟纸或羊皮纸,阴道口挛缩狭窄,导致性交困难。病理检查可确诊。

2.外阴鳞状上皮增生(squamous cell hyperplasia)

病因不明,与外阴潮湿、阴道分泌物长期刺激引起外阴瘙痒而反复搔抓和摩擦可能有关。好发于中年妇女及绝经后期妇女。主要症状为外阴奇痒难忍,患者搔抓使瘙痒得到暂时缓解,但导致皮肤损伤,引发新的搔抓反应。外阴病变范围不一,主要累及大阴唇、阴蒂包皮及阴唇后联合等处,常呈对称性。妇科检查发现早期病变皮肤颜色呈暗红或粉红色,角化过度部位呈白色;长期搔抓和摩擦,皮肤增厚似皮革,皮肤纹理突出,严重者可因搔抓引起表皮破损及溃疡。病理检查可确诊。

【治疗原则】

积极治疗原发病,缓解瘙痒症状。以药物治疗为主,病情严重或药物治疗无效或疑有恶变可采用手术治疗。外阴硬化性苔藓的主要药物有丙酸睾酮,外阴鳞状上皮增生常用氟轻松软膏等糖皮质激素药物局部治疗。

【护理措施】

1.外阴护理

缓解瘙痒症状,促进舒适。每日用温开水清洁外阴及肛周或温水坐浴 2 次,每次 10 分钟,坐浴时禁止用毛巾擦患处,以免机械性摩擦而加重病情,忌用肥皂或其他刺激性的药物擦洗外阴。指导患者局部用药,外阴硬化性苔藓患者选用 2%丙酸睾酮油膏局部涂擦,每日 2 次,3 周后改为每日 1 次,连续治疗 3～6 个月;若出现男性化影响或疗效欠佳,可用 0.3%黄体酮油膏局部涂擦,每日 3 次。外阴鳞状上皮细胞增生患者可用 0.025%氟轻松软膏局部涂擦,每日 3～4 次。一般在局部涂药前可先行温水坐浴,能够暂时缓解瘙痒症状、软化皮肤,也有利于药物的吸收。

2.心理护理

由于用药时间较长,患者常难以坚持,往往用药一段时间后见症状改善而自行终止用药,症状反复后,又误认为药物治疗失败而灰心。护理人员应向其解释这种现象说明药物治疗是有效的,应该坚持疗程,只有足量、规范用药,才能治愈疾病。

3.健康指导

指导妇女平时加强个人卫生,保持外阴清洁干燥;选择穿透气的棉织品内裤并及时更换。摄入富含维生素 B 类的饮食,不食辛辣或过敏食物。出现外阴瘙痒,尽量避免搔抓。对已明确诊断的全身性疾病应积极治疗。告知患者用药期间出现毛发增多或阴蒂增大时,应及时停药并就医。

第三节　外阴瘙痒伴赘生物

引起外阴瘙痒伴赘生物的常见疾病有外阴尖锐湿疣(condyloma acuminate,CA)。

【疾病特点】

外阴尖锐湿疣是由人乳头瘤病毒感染引起的鳞状上皮疣状增生的性传播疾病。经性交直接传播为主,好发于外阴,也可累及阴道与宫颈。人乳头瘤病毒 6 型、11 型与生殖道尖锐湿疣的发生有关,潜伏期 3 周～8 个月。初发时患者常无自觉症状,仅有针头大小的红色丘疹,随病变进展,赘生物增大,患者表现为外阴瘙痒、烧灼痛或性交后出血。妇科检查可见舟状窝、大小阴唇、肛门周围、阴道前庭、尿道口、阴道及宫颈等处单个或多个淡红色微小的乳头状突起,顶端尖锐。若病灶增大、增多,互相融合可呈菜花状、鸡冠状或桑葚状,表面凹凸不平,柔软,可有角化或破溃,皮肤可见搔抓痕迹。10%～30%患者的病变可自行消退。涂3%醋酸后病变区变白。

【治疗原则】

去除尖锐湿疣病灶,改善症状,干扰素抗病毒治疗和局部物理、药物与手术治疗相结合。

【护理措施】

1.一般护理

指导患者用中药熏洗会阴,缓解瘙痒症状,勤换消毒内裤,保持会阴部清洁干燥。嘱患者注意休息,进食营养丰富的食物,以增强机体抵抗力。采取严格的床边隔离,对患者的衣物及接触的生活用品及时消毒灭菌,护理人员接触患者或污染的物品后,应用消毒液浸泡双手,以防止交叉感染。

2.心理护理,情感支持

患者外阴生长赘生物后常感到焦虑,特别得知是性传播疾病时更易感到自责、愧疚,往往因害羞而难以启齿或掩盖病情,导致延误治疗。护理人员应主动与患者及家属沟通,减轻其思想负担,积极主动配合诊治。对于因治疗效果不理想而焦虑的患者,护理人员要为其耐心讲解疾病的知识,提供已治愈的同种疾病患者的信息,积极促进患者之间的沟通与交流,以增强其坚持治疗的信心,缓解焦虑情绪。

3.孕产妇护理

妊娠期间,若外阴病灶小,可配合医师采用50%三氯醋酸局部用药;若外阴病灶大,采用激光、微波、冷冻治疗;分娩期应嘱患者提前到医院待产,若病灶大阻塞产道或阴道分娩可能导致大出血者,行剖宫产。

4.健康教育

告知患者性传播疾病的途径,推荐使用阴茎套,以减少性传播疾病感染者。外阴瘙痒时勿搔抓,避免皮肤损伤而继发感染。经常保持外阴清洁卫生,污染的衣裤、生活用具及时煮沸消毒5～10分钟。治疗期间禁止性生活。尖锐湿疣性伴侣亦应接受检查及治疗。治疗后复发者,应及时就医。

第四节 外阴瘙痒伴白带异常

外阴瘙痒伴白带异常多由外阴炎症(vulvitis)和阴道炎症所引起,瘙痒常为异常白带刺激外阴皮肤所致。本节重点讨论非特异性外阴炎、外阴擦烂及婴幼儿外阴阴道炎。根据女性生殖系统解剖特点,外阴皮肤及黏膜有阻止微生物侵入机体的功能,但由于外阴部皮肤较薄且暴露于外,与阴道、尿道及肛门毗邻,局部比较潮湿,易受污染;外阴是分娩及宫腔操作的必经之道,易受损伤;此外,穿紧身化纤内裤、经期使用透气性差的卫生巾、尿液与阴道分泌物的浸渍等,均易引起外阴炎症。

【疾病特点】

1.非特异性外阴炎(non-specificvulvitis)

多由混合感染所引起。好发于育龄期妇女,搔抓所致大小阴唇皮损时,更易发生细菌侵入引起炎症而致瘙痒,外阴不洁、局部潮湿、透气性差也是炎症的诱发因素。主要表现为大小阴唇、乃至整个外阴部剧烈瘙痒,伴有白带增多呈脓性、灼热及疼痛,于性交、排尿、排便及活动时加重;妇科检查可见外阴急性炎症,充血、肿胀、糜烂及抓痕,可有毛囊炎、疖肿形成,重者可见湿疹、溃疡或脓肿,患者行走不便。外阴慢性炎症可见外阴皮肤或黏膜增厚、粗糙、皲裂,甚至苔藓样变。

2.外阴擦烂(vulvarintertrigo)

由于外阴经常摩擦而发生外阴擦烂。好发于肥胖及婴儿,夏季多发。主要表现为外阴瘙痒、伴有白带增多、疼痛及灼热感。妇科检查可见外阴潮湿、充血、水肿,有搔抓痕迹,大小阴唇之间有潮湿鲜红或暗红斑,边界清楚,重者可见破溃糜烂,表面有浆液渗出。

3.婴幼儿外阴阴道炎(infantilevaginitis)

新生儿及幼女外阴发育较差,抗感染的能力不强,加上护理不当,易发生炎症,常见于5岁以下幼女。主要表现为患儿用手搔抓外阴、哭闹不安,伴有多量的脓性白带,检查可见外阴、阴蒂、阴道口及尿道口黏膜充血、水肿,有时有脓性分泌物自阴道口流出,重者可见外阴溃疡,小阴唇粘连,遮盖尿道口与阴道口,粘连的上、下方各有一裂隙,尿液自裂隙排出。

【治疗原则】

消除诱因,针对病因进行治疗,局部药物治疗与物理治疗相结合。

【护理措施】

1.减轻瘙痒,促进舒适

嘱患者卧床休息,减少摩擦。及时更换内衣裤、床单,保持外阴清洁。教会患者坐浴的方法,包括液体的配制、温度、坐浴的时间及注意事项等。将高锰酸钾结晶加温开水配制成1∶5000溶液,不宜过浓,以免灼伤皮肤,肉眼观为淡玫瑰红色即可,溶液温度为40℃左右,每次坐浴15～30分钟,每日2次,5～10日为1个疗程。坐浴后局部涂抹抗生素软膏,婴幼儿外阴阴道炎患者可涂抹0.1%雌激素软膏,以松解小阴唇粘连。

2.治疗配合

非特异性外阴炎患者可采用物理治疗控制炎症,如超短波及微波治疗,治疗时,护理人员需帮助患者摆放好体位。

3.健康教育

(1)指导患者去除诱因,积极治疗糖尿病和蛲虫病。

(2)外阴急性炎症应避免性生活。指导患者注意个人卫生,经常保持外阴清洁、干燥。不用刺激性药物或肥皂擦洗外阴,使用柔软无菌的会阴垫。不饮酒,少进辛辣等刺激性食物。

(3)加强婴幼儿护理,浴盆、浴巾、内裤、尿布等要经常消毒,为婴幼儿更换内衣、洗澡前,看护人员应洗净双手,防止污染外阴。

第五节　外阴瘙痒伴寄生虫感染

　　外阴具有局部皱褶较多、阴毛较密集、温暖潮湿、与肛门毗邻易受污染等特点,适宜寄生虫的生长,也容易受其侵袭。外阴感染寄生虫后的主要症状是外阴剧烈瘙痒。常见的寄生虫有疥螨、阴虱和蛲虫,分别引起疥疮、阴虱和蛲虫病,患者多因外阴瘙痒而就医。

　　【疾病特点】

　　1.疥疮

　　疥螨是引起疥疮的病原体,可通过直接或间接接触传播。好发于腹股沟、会阴部及股内侧。主要症状为外阴剧烈瘙痒,搔抓后引起皮肤破损或继发感染而产生疼痛。妇科检查可见位于腹股沟、会阴部及股内侧有灰白色小丘疹,可有血痂形成,此为干性疥疮;若出现水疱、湿疹、脓疱及糜烂时,为湿性疥疮。若继发细菌感染,病变呈脓疱病样,因其掩盖疥疮的典型病变特征而容易误诊。显微镜下找到疥螨即可确诊,方法为:将1～2滴40%乳酸液滴到病变皮肤上,5分钟后取少许松软表皮,深度应达到有小出血点,将取材放置于玻片上,再加少许40%乳酸液,镜下查找到疥螨即可确诊。

　　2.阴虱

　　病原体为灰黄色、短而宽、扁平状的阴虱,主要通过性接触传播,也可通过寝具间接传播。阴虱寄生于阴毛,常附着于毛干根部或贴附于皮肤表面,不活动。主要症状为外阴皮肤叮咬处剧烈瘙痒,妇科检查可见外阴皮肤因搔抓而引起的表皮脱落、血痂,可呈湿疹样变,阴虱叮咬处可有豆粒大的青斑,压之不褪色,无炎症反应。在阴毛根部找到阴虱即可确诊。

　　3.蛲虫病

　　蛲虫是肠道寄生虫,可引起局部与全身症状。最常见的症状是肛门周围和会阴部剧烈瘙痒,引起睡眠障碍,与雌虫产卵活动有关;部分患者出现恶心、呕吐、腹痛、腹泻、食欲缺乏等症状;少数患者可有不安、情绪激动等精神症状;若蛲虫进入阴道或尿道,还可出现阴道分泌物增多或尿频、尿急等症状。检查时可见会阴及肛周皮肤红肿、抓痕明显,可有血痂形成。夜间在肛门周围找到白线头样的蛲虫或粘取到虫卵即可确诊。

　　【治疗原则】

　　消灭寄生虫,保持外阴卫生,对症治疗。

　　【护理措施】

　　1.诊疗配合

　　协助医师查找病原体或虫卵,检查时提供足够的照明条件,及时收集并送检标本。对于阴虱患者,应剃除阴毛。指导患者按医嘱及时、足量、规范用药。

　　2.预防和控制感染

　　避免搔抓,每日用1∶5000高锰酸钾溶液坐浴1～2次,每次20分钟,坐浴后用清洁毛巾轻轻擦干。已有感染者,应遵医嘱应用抗生素。

3.健康教育

加强卫生宣教,注意预防。避免与高危人群直接或间接接触,保持外阴清洁干燥,便后或会阴擦洗时应遵循由前向后的原则,经常更换内衣。治疗期间禁止去公共浴池、游泳池,禁止性生活,患者所用的浴巾、内裤等物品应及时煮沸消毒。避免外阴局部刺激,忌用刺激性药物擦洗及盲目乱治。

第七章　急性下腹痛

第一节　概述

1986年国际疼痛研究学会(InternationalAssociation for the Study of Pain，IASP)将疼痛定义为：由实际的或潜在的组织损伤引起的一种不愉快的感觉和情感经历。疼痛的测量包括视觉模拟评分法、数字疼痛评分法和口述分级评分法等，口述分级评分法将疼痛分为无痛、轻微疼痛、中度疼痛和剧烈疼痛4级，简便易行，临床上多采用口述分级评分法。疼痛的性质可分为钝痛、酸痛、胀痛、闷痛、锐痛、刺痛、切割痛、烧灼痛、绞痛。疼痛根据病程划分为短暂性疼痛、急性疼痛和慢性疼痛。短暂性疼痛往往呈一过性发作，疼痛持续时间短暂；急性疼痛发病急骤，疼痛持续时间短，也可呈持续状态，常有较明显的损伤存在；慢性疼痛发病缓慢或由急性疼痛转化而来，疼痛持续时间长，亦可呈间断性发作。

急性下腹痛是妇科疾病常见的症状，多由于盆腔内的女性生殖器官疾病所引起，也可以是内、外科疾病的临床表现；既可以是盆腔内脏器患病所致，也可以是由盆腔外脏器或全身性疾病所引起。急性下腹痛的性质因病因不同而有差异，如盆腹腔脏器破裂、穿孔、感染以及盆腔内积血或积脓多引起刺痛和锐痛，盆腔脏器平滑肌或横纹肌收缩多引起绞痛。急性下腹痛可在病灶部位或其附近，也可与病灶部位完全不相符合，甚至随病情发展，腹痛的部位也可以有改变。

急性下腹痛起病急、病情重、进展迅速，需要尽快做出诊断和处理意见，甚至配合医师紧急抢救。护理人员应在最短时间内全面评估患者，防止发生疏漏，与医师共同寻找病因，同时，要抓住重点，优先解决危及患者生命的"首优问题"，如治疗休克，若需手术治疗，要认真、快速地做好术前准备，为抢救赢得时间。

【护理评估】

(一)病因

急性下腹痛病因包括与妇科疾病有关和与妇科疾病无关的病因。

1.与妇科疾病有关的病因

(1)腹腔内出血：见于输卵管妊娠流产或破裂、卵巢黄体破裂、卵巢子宫内膜异位囊肿破裂、放置或取出宫内节育器及人工流产术时子宫穿孔等。

(2)扭转：见于卵巢肿瘤蒂扭转、子宫浆膜下肌瘤蒂扭转及卵巢黄素囊肿扭转等。

(3)肿瘤破裂、变性：见于卵巢囊肿破裂、子宫肌壁间肌瘤红色样变、侵蚀性葡萄胎及绒毛膜癌病灶穿破子宫等。

(4)内生殖器急性感染：见于急性子宫内膜炎、急性输卵管炎、输卵管积脓、输卵管卵巢脓肿、盆腔脓肿等。

（5）强烈子宫收缩：见于子宫黏膜下肌瘤通过宫颈管时等。

（6）经血排出受阻：见于处女膜闭锁、先天性无阴道而子宫发育异常、宫颈管粘连等。

（7）其他：见于痛经、子宫腺肌病、子宫内膜异位症等。

2.与妇科疾病无关的病因

多见于急性阑尾炎、急性肠系膜淋巴结炎及输尿管中下段结石等。

(二)健康史

询问病史时注意患者年龄、发病前有无诱因、发病时间、疼痛部位（居于下腹正中、一侧或双侧）、性质（阵发性绞痛、撕裂样锐痛或下腹坠胀痛）、放射部位（肩部、腰骶部或腹股沟及大腿内侧）、与月经关系、有无伴随症状、诊治经过及治疗方案等。首先，注意急性下腹痛与患者年龄、性生活状况及月经周期的关系，若经期出现急性下腹痛，青春期患者应首先考虑原发性痛经，育龄期患者应考虑子宫内膜异位症或子宫腺肌病；育龄期性生活活跃者出现急性下腹痛应考虑病理性妊娠，老年妇女下腹胀痛应考虑炎症或子宫内膜癌所致的宫腔积脓。其次，要注意急性下腹痛的部位，下腹正中疼痛多由子宫病变所引起，一侧或双侧下腹痛多为子宫附件病变。第三，注意疼痛的性质，持续性钝痛多由炎症或腹腔内积液所引起，阵发性绞痛多由子宫或输卵管等空腔脏器痉挛所致，撕裂样锐痛多由输卵管或卵巢肿痛破裂引起，下腹坠痛应考虑宫腔内积血或积液。第四，注意急性下腹痛有无放射痛，疼痛放射至肩部多考虑腹腔内出血，放射至腰骶部多考虑子宫与宫颈病变，放射至腹股沟及大腿内侧多考虑子宫附件病变。第五，注意下腹痛有无伴随症状，若下腹痛伴有发热，多与炎症有关；若伴有盆腔肿块，多与盆腔肿瘤、盆腔脓肿及尿潴留有关；若伴有阴道流血，多与卵巢黄体破裂或卵巢黄体囊肿破裂、子宫全切除术后并发症、异位妊娠等有关；若出现休克，多与腹腔内出血有关。此外，还应了解既往病史，如炎症、肿瘤、手术史等。

(三)体格检查

1.一般状况

急性下腹痛患者呈急性病容，痛苦表情，被动体位。休克患者可出现生命体征改变，如面色苍白、血压下降、脉搏细数、意识不清等，急性盆腔炎性疾病患者体温升高。

2.腹部检查

检查腹部可见腹部凹陷（腹膜炎腹肌紧张可致腹部凹陷）或腹部膨隆（巨大卵巢瘤可致腹部膨隆）。触诊可发现腹肌紧张的范围与强度，基本上与腹膜受累的范围与程度相一致；患者全腹可有压痛，病灶局限时，往往压痛部位即为病灶所在，严重者腹部拒按，部分患者可有反跳痛；触诊还可发现下腹部肿块，若肿块与周围组织无粘连，则活动度较好。叩诊发现移动性浊音阳性，结合临床休克体征，应怀疑腹腔内出血。听诊可闻及肠鸣音减弱。

3.妇科检查

可发现先天生殖道畸形（无孔处女膜或阴道横隔）。异位妊娠可见阴道与宫颈黏膜着色、质地变软。急性盆腔炎性疾病可见宫口有脓性分泌物流出。若盆腔有积血或积液，双合诊检查发现阴道后穹隆饱满、有触痛，宫颈有举痛；子宫可正常大小或稍大。若为卵巢肿瘤或异位妊娠，一侧子宫附件区可触及有触痛的肿块，肿块的大小、形状、质地和活动性因疾病而异。

(四)辅助检查

1.血常规

白细胞计数增高提示有炎症,红细胞、血红蛋白降低提示有腹腔内出血。

2.尿妊娠试验

为诊断与妊娠有关的疾病提供参考。

3.腹腔穿刺

可经阴道后穹隆或经腹壁穿刺,是诊断腹腔内出血的简便方法。若抽出暗红色不凝血,有助于腹腔内出血的诊断;若抽出咖啡色浑浊液体,应考虑子宫内膜异位症囊肿破裂;若穿刺液为脓性液体,则提示盆腔感染,应进一步将穿刺液行细菌培养及药物敏感性试验,为治疗提供帮助。

4.B 型超声检查

有助于盆腔病变的诊断。

5.腹腔镜检查

腹腔镜可在直视下检查,明确诊断,也可对卵巢瘤和异位妊娠等疾病开展治疗。

(五)心理及社会因素

患者常因突发的腹痛、未知的诊断及治疗,特别是需要手术治疗而感到紧张和恐惧,若其配偶或主要家属不在身边,多感到无助和绝望。面对严重的病情、配偶与家属的紧张、医护人员的忙碌也会进一步加重患者的紧张心理。未婚女性可能担心疾病对婚姻、性生活及生育的影响,已婚尚无子女的患者及配偶担心影响正常生育。

【护理诊断/问题】

急性疼痛:与腹腔内脏器炎症、扭转、破裂、出血、损伤和手术有关。

体液不足(deficient fiuid volume):与急性腹腔内出血有关。

体温过高(hyperthermia):与急性内生殖器炎症有关。

活动无耐力:与疼痛、术后卧床及身体虚弱有关。

恐惧(fear):与未曾经历过此类腹痛有关。

【护理要点】

1.诊疗配合

配合医师寻找病因。保守治疗者,应严密观察病情,遵医嘱给药;手术治疗者,应做好术前准备及术后护理。

2.防治休克

快速建立静脉通路,保证足够液体量;配好血型,必要时遵医嘱输血;观察并记录生命体征。

3.心理护理

紧张而有条理的工作,稳定患者情绪,实事求是地向患者及其家属交代病情,缓解其压力。

4.出院指导

做好妇女保健工作,预防内生殖器感染。

第二节　急性下腹痛伴发热

引起急性下腹痛伴发热的疾病主要有两类：一类是由炎症引起，如盆腔炎性疾病及急性阑尾炎；另一类是由非炎症引起，如盆腹腔恶性肿瘤、手术创伤、外伤等。

【疾病特点】

好发于有月经来潮及性活跃期妇女。

1.盆腔炎性疾病(pelvic inflammatory disease,PID)

盆腔炎性疾病是指女性上生殖道的一组感染性疾病，主要包括子宫内膜炎、输卵管炎、输卵管卵巢脓肿、盆腔腹膜炎。当病原体数量多、毒力强、患者机体抵抗力弱时，常发生败血症、脓毒血症，引起感染性休克，危及患者生命；若淋病奈瑟菌或衣原体感染，也可引起肝周围炎。炎症可局限于一个部位，也可同时累及多个部位。引起盆腔炎性疾病的病原体有内源性和外源性两类，内源性病原体以需氧菌和厌氧菌混合感染为主；外源性病原体主要为性传播疾病的病原体，如沙眼衣原体、淋病耐瑟菌。病原体的感染途径包括：沿生殖道黏膜上行蔓延、经淋巴系统蔓延、经血循环传播和直接蔓延。临床表现因炎症轻重及范围大小而不同，主要症状为急性下腹痛、发热及阴道分泌物增多。腹痛呈持续性，重者可出现寒战、高热、食欲缺乏；若有腹膜炎，可有恶心、呕吐、腹胀、腹泻等症状；若形成脓肿，可有局部压迫刺激症状，脓肿位于子宫前方可出现尿频、排尿困难等膀胱压迫刺激症状，若脓肿位于子宫后方，可有里急后重感和排便困难等直肠刺激症状；若有肝周围炎，还可出现右上腹痛。若经期发病，可出现经期延长、经量增多。查体发现患者呈急性病容，体温升高多超过38.3℃(口表)，脉搏增快，重者血压下降，下腹部压痛、反跳痛、腹肌紧张，肠鸣音减弱或消失，妇科检查可见阴道与宫颈黏膜充血、水肿，阴道内有大量脓性分泌物，并可见有脓性分泌物自宫颈口流出；穹隆有触痛，若有盆腔脓肿，穹隆饱满且有波动感；宫颈有举痛，宫体稍增大，有压痛，活动受限；一侧附件或双侧宫旁组织增厚，若有输卵管积脓或输卵管卵巢脓肿，宫旁可触及边界不清、活动受限、有压痛的包块。

2.子宫肌瘤红色样变(red degeneration)

好发于妊娠期或产褥期，是肌瘤的一种特殊类型的坏死。患者主要表现为急性下腹痛，伴发热、恶心和呕吐，妇科检查子宫肌瘤明显增大，有压痛。肌瘤剖面为暗红色，如半熟的牛肉，有腥臭味，质软，漩涡状结构消失。

3.急性阑尾炎(acuteappendicitis)

临床上妇科患者出现急性下腹痛，特别是出现急性右下腹痛，常需与急性阑尾炎相鉴别。急性阑尾炎的典型临床表现为急性转移性右下腹痛，腹痛开始于脐周或上腹部，数小时后转移并局限于右下腹，常伴有发热、恶心、呕吐等，重者可出现寒战、高热等症状。查体发现体温升高，右下腹压痛，麦氏点压痛明显，可有反跳痛与肌紧张等腹膜刺激征，腰大肌试验也称psoas征(患者左侧卧位，右大腿后伸，引起右下腹疼痛)和闭孔内肌试验也称obturator征(患者仰卧位，使右髋和右下肢屈曲，然后被动向内旋转，引起右下腹疼痛)为阳性，有助于诊断。

【治疗原则】

急性盆腔炎性疾病应用抗生素治疗为主,清除病原体,改善症状与体征,减少后遗症。子宫肌瘤红色样变行保守治疗多奏效。急性阑尾炎可根据病情,先行保守治疗,若有手术指征,则需手术治疗。

【护理措施】

1.症状护理

(1)减轻疼痛,改善呼吸:患者应绝对卧床休息,取半卧位,以利于盆腔内的炎性渗出物积聚在直肠子宫陷凹内而使炎症局限化及宫腔内脓性分泌物的排出。同时,半卧位时腹肌放松、膈肌下降,有助于改善呼吸。恶心、呕吐患者应将头偏向一侧,防止呕吐物进入气管而引起窒息或吸入性肺炎。诊断不明确的患者禁用止痛药,以防掩盖病情,延误治疗;为缓解腹痛,护理人员可陪伴在患者身边,教会其一些腹肌放松的技巧。

(2)降低体温,促进舒适:高热患者给予物理降温,必要时遵医嘱使用解热药。

(3)防治休克:给予富含热量、蛋白质和维生素的流食或半流食;建立静脉通道,遵医嘱补充足量液体,根据尿量和病情,调节输液速度,以维持血容量及电解质平衡。

2.病情观察

密切观察患者腹痛的部位、性质、程度、伴随症状及其生命体征。每4小时测一次体温、血压、心率及呼吸,重症患者应使用床旁多功能监护,每15~30分钟测量并记录一次。观察阴道分泌物的量、性状及气味。及时向医师反馈实验室检查项目结果。若脓液积聚在直肠子宫陷凹,行阴道后穹隆切开引流或腹腔引流的患者,注意观察引流管是否通畅、引流液的数量、性质及气味等,并做好记录。

3.合理用药

根据细菌培养及药物敏感性试验结果选用抗生素,遵医嘱及时、准确给予抗生素治疗,保证用药时间、给药途径及药量准确,合理安排药物输入的先后顺序。

4.围手术期护理

考虑急诊手术的患者应禁食水。护理参见第9章妇科放疗、化疗及妇产科围手术期患者的护理。

5.心理护理

患者因起病急、症状重或需要手术而感到紧张、恐惧,护理人员应态度和蔼、简洁易懂地向患者讲解急性下腹痛的可能原因,协助患者做各项检查,取得患者的信任,缓解其紧张心情、恐惧感。

6.健康宣教

重点应加强预防。积极治疗下生殖道炎症,定期开展妇科检查,做好经期及产褥期保健,养成良好的卫生习惯,加强营养和身体锻炼。

第三节　急性下腹痛伴盆腔肿块

引起急性下腹痛伴盆腔肿块的疾病,有内生殖器肿瘤(及瘤样病变)伴并发症、盆腔脓肿及急性尿潴留等。

【疾病特点】

囊肿有卵泡囊肿、黄体囊肿和黄素化囊肿、卵巢囊腺瘤等。

1.卵巢肿瘤(囊肿)蒂扭转

约有 10%的卵巢肿瘤(包括较大的卵泡囊肿、黄体囊肿、黄素化囊肿以及卵巢囊腺瘤、卵巢畸胎瘤等)发生蒂扭转。最常发生蒂扭转的是卵巢畸胎瘤,中等大小、瘤蒂长、活动性好、重心偏于一侧,容易发生蒂扭转。突然变换体位、妊娠或产褥期子宫大小和位置改变等因素是其诱因。主要表现为患者突感一侧下腹剧烈疼痛,伴恶心、呕吐,甚至休克,下腹疼痛的程度与卵巢肿瘤或囊肿蒂扭转程度有关,轻度扭转腹痛较轻,若扭转自然复位,疼痛随之缓解;重者出现下腹部持续性绞痛。妇科检查可于子宫前方、侧方或后方触及有压痛的肿块。

2.卵巢肿瘤(囊肿)破裂

约有 3%的卵巢肿瘤发生破裂。壁薄而紧张的卵巢肿瘤极易破裂,破裂有外伤性和自发性两种。卵巢肿瘤或卵巢囊肿破裂分自发性破裂和外伤性破裂,自发性破裂主要由于瘤体内压力增高过快,囊壁菲薄受力不均破裂或被肿瘤浸润而穿破所致;外伤性破裂常因腹部受外力冲击、肿瘤或囊肿受外力挤压及穿刺等引起。肿瘤或囊肿破裂后,囊内容物即可流入盆腹腔。主要临床表现为急性下腹痛,伴恶心、呕吐,疼痛程度与流入盆腹腔内的囊液性质、数量有关,若单纯浆液性囊腺瘤破裂且破裂口较小,流入盆腔的囊内容物较少,则患者腹痛较轻;若大囊肿或畸胎瘤破裂且破裂口较大,流入腹腔的囊内容物液体较多或囊内容物刺激性较强,则患者腹痛剧烈,甚至发生腹腔内出血、腹膜炎及休克,出现头晕、心悸、出汗等症状,查体可见患者急性病容,重者可有面色苍白、四肢厥冷、心动过速、脉搏细数及血压下降等休克表现,全腹有压痛和腹肌紧张,移动性浊音阳性,妇科检查发现宫颈举痛,后穹隆触痛明显,原有的附件区包块缩小或消失,子宫及所触及肿物有漂浮感,若在直肠子宫陷凹及宫骶韧带处有触痛结节,多为卵巢子宫内膜异位囊肿破裂。

3.子宫肌瘤并发症

当浆膜下子宫肌瘤蒂扭转或子宫肌瘤引起子宫重心偏移而发生子宫扭转时,均可引起急性下腹痛,伴恶心、呕吐及腹胀,前者妇科检查发现子宫旁有触痛的实质性包块,疼痛以包块与子宫连接处尤为明显;后者可有全腹压痛、反跳痛及腹肌紧张,宫颈位置升高达耻骨联合,阴道穹隆有螺旋状纹,重者阴道上端因扭转而形成一盲端。

4.盆腔脓肿

见于输卵管积脓、输卵管卵巢脓肿、直肠子宫陷凹脓肿及阔韧带脓肿等。临床主要表现为下腹疼痛,伴高热、白带增多,可有尿频、尿急、里急后重感等膀胱和(或)直肠压迫刺激症状;查体发现体温升高超过 38.3℃(口表),心率增快,下腹拒按,压痛明显,妇科检查可见脓性分泌物自宫颈口流出,宫颈有举痛;子宫及双侧附件区触痛明显,若为输卵管积脓或输卵管卵巢脓肿,可于附件区触及边界不清、活动受限、有压痛的肿块。若为位置较低的盆腔脓肿,后穹隆饱满、有触痛且有波动感。若盆腔脓肿向直肠或膀胱或阴道破溃,患者出现大量的脓血便或脓尿或脓性白带,腹痛减轻,妇科检查盆腔包块缩小或触及不明显;若脓肿向腹腔破溃,患者可出现全腹剧痛,伴有寒战、高热、恶心、呕吐、出冷汗等症状,查体发现面色苍白、脉搏细数、血压下降、晕厥等休克征象,腹式呼吸消失,全腹肌紧张、压痛、反跳痛,肠鸣音减弱或消失。

5.急性尿潴留

急性尿潴留是指各种因素所引起的患者突然发生不能排尿而导致膀胱充盈膨胀,在妇产科较为多见。引起急性尿潴留的病因很多,其中盆腔肿瘤、增大的妊娠子宫、尿道损伤等因素,引起机械性梗阻可导致急性尿潴留;麻醉、手术及分娩等因素可引起动力性梗阻而导致急性尿潴留。临床主要表现为急性下腹胀痛、尿闭,查体发现耻骨联合上方可触及表面光滑的圆形囊性包块,不活动,挤压包块患者有尿意感。

【治疗原则】

卵巢肿瘤(囊肿)蒂扭转或卵巢肿瘤(囊肿)破裂或浆膜下子宫肌瘤蒂扭转或子宫扭转,应立即行剖腹探查术。盆腔脓肿药物治疗48～72小时后体温持续升高、临床症状不缓解、白细胞显著升高,为防止脓肿破裂应行手术;一旦怀疑脓肿破裂,应立即行剖腹探查术,并给予大剂量抗生素控制感染。急性尿潴留患者应去除病因,恢复排尿。

【护理措施】

1.严密观察病情

观察并记录患者腹痛程度、范围是否有改变,是否排脓血便或脓尿或大量脓性白带并伴腹痛减轻,尿潴留持续的时间等,每15～30分钟测量并记录血压、心率、呼吸等生命体征,若患者腹痛加剧或怀疑盆腔包块破裂,应立即通知医师,并做好抢救准备。

2.诊疗配合

(1)急腹症患者应取半卧位,禁食水;腹胀明显者行胃肠减压;验血型备血、备皮、药物敏感性试验等术前准备。

(2)遵医嘱用药及输液,记录液体出入量,如有休克发生,应配合医师迅速开展抢救。

(3)围手术期护理参见第9章妇科放疗、化疗及妇产科围手术期患者的护理。

(4)急性尿潴留患者膀胱高度膨胀时应立即导尿,以免膀胱极度膨胀后成为无张力膀胱或膀胱破裂。导尿时应使尿液缓慢流出,防止膀胱内压迅速降低而引起膀胱内出血。导尿应遵守无菌操作,避免引起泌尿系统感染。

(5)腰麻术后引起的急性尿潴留,可采用针灸治疗,常用穴位有中极、曲骨、阴陵泉、三阴交等。亦可穴位注射新斯的明0.25mg。

3.心理护理

患者多因下腹部剧烈疼痛感到恐惧、无助,急诊入院后对医护人员及周围环境陌生而感到孤独,若需行剖腹探查术,护理人员应耐心、简明地讲解手术的目的和必要性,消除其紧张及顾虑。未婚、未育的患者担心疾病及手术对今后生育的影响,护理人员需向患者介绍手术过程、可能出现的问题及有效的应对措施,鼓励患者树立战胜疾病的信心。

4.出院指导

告知患者增加营养,加强身体锻炼,避免从事过强的体力劳动或剧烈运动。定期作妇科检查。术后1个月复查。

第四节　急性下腹痛伴阴道流血

急性下腹痛伴阴道流血多由生殖器炎症、肿瘤、妊娠相关疾病、妇科手术后并发症、损伤、异物等引起,妊娠相关疾病详见第二篇第28章妊娠期阴道流血,本节重点讨论卵巢黄体或黄体囊肿破裂、全子宫切除术后阴道断端出血及宫内节育器异位。

【疾病特点】

1.卵巢黄体破裂或卵巢黄体囊肿破裂

成熟卵泡破裂后形成黄体,正常成熟黄体直径为1~2cm,若黄体持续增长或黄体早期腔内积血过多,形成直径超过3cm的血肿,血液被吸收形成淡黄色浆液性液体潴留,称卵巢黄体囊肿。一些因素,如卵巢自身因素引起囊内压升高、外伤、受直接或间接外力作用等,可引起卵巢黄体或黄体囊肿破裂。育龄期妇女多见。患者一般于月经周期第20~27日,少数在月经中期,突然出现下腹疼痛,伴少量阴道流血、恶心、呕吐、肛门坠胀感等症状,腹痛常先发生于一侧下腹部,随即转为下腹持续性坠痛,若出血量多,可为全腹痛,患者可出现头晕、出冷汗、心悸、晕厥等休克症状。查体可见贫血貌,脉搏细数,血压下降,下腹或全腹压痛、反跳痛及腹肌紧张,移动性浊音阳性,妇科检查发现少量阴道流血,宫颈举痛,后穹隆饱满,患侧附件区压痛明显,偶可触及界限不清包块。尿妊娠试验阴性、阴道后穹隆穿刺抽出暗红色不凝血以及腹腔镜下见卵巢破裂有活动性出血,均有助于诊断。

2.全子宫切除术后阴道断端出血

全子宫切除术是妇科的常见手术,术后数小时阴道断端少量出血,同时出现急性下腹痛及腹膜刺激征,多为动脉出血。晚期阴道断端出血多发生在术后2~3周,此时因感染或组织水肿消退后缝线松脱,患者常有发热、急性下腹痛、少量阴道流血等。

3.宫内节育器(intrauterine device,IUD)异位

宫内节育器异位是指宫内节育器部分或全部嵌入子宫肌层或穿出子宫至盆腹腔、阔韧带及肠管等脏器,是放置宫内节育器的并发症之一。引起宫内节育器异位的原因主要有:放置宫内节育器时操作不当引起子宫穿孔,宫内节育器被放置于子宫外;宫内节育器大小与宫腔不匹配,如宫内节育器过大引起子宫收缩增强,使其逐渐嵌入子宫肌层,甚至异位至子宫外;子宫畸形、绝经后子宫萎缩可导致宫内节育器变形,宫内节育器损伤子宫内膜及肌层,发生异位。患者多出现急性下腹痛,可伴不规则阴道流血、恶心、呕吐等,盆腹腔脏器损伤可出现腹膜刺激征。查体发现下腹部压痛明显,若有腹膜刺激征,表现为全腹压痛、反跳痛及腹肌紧张,肠鸣音减弱或消失,妇科检查宫颈口不见宫内节育器尾丝,子宫压痛明显,部分患者一侧宫旁可触及界限不清的包块。宫腔镜检查可见宫内节育器不在宫腔内,B型超声检查可协助确定宫内节育器位置。

【治疗原则】

卵巢黄体或黄体囊肿破裂出血量少可保守治疗,出血量多应手术治疗。全子宫切除术后出血视出血原因而定,若有腹腔内出血,应立即行腹腔镜或剖腹探查止血;若阴道断端少量出血可采用纱布压迫止血,局部使用消炎止血类药物。宫内节育器异位患者应及时取出宫内节育器,并预防感染。

【护理措施】

1.密切观察生命体征

发生急性下腹痛伴阴道流血考虑有腹腔内出血时,必须严密观察患者面色、血压、心率、尿量、体温及腹痛的变化,发现异常,及时报告医师。

2.积极做好抢救及术前准备

快速建立静脉通路,根据医嘱用药,静脉输液的同时,积极做好血常规、交叉配血、阴道准备、手术术野皮肤准备。

3.心理护理

腹痛、手术可使患者焦虑及恐惧,出现烦躁等不良情绪,护理人员应为其安排安静舒适的病房,主动与其交流,认真听取主诉,给予心理安慰,使患者安静,缓解和消除其焦虑和恐惧。

4.术后护理

注意观察并记录患者每日液体出入量。预防生殖道上行感染,全子宫切除术后患者每日2次会阴擦洗,保持外阴清洁。嘱患者避免突然变换体位及增加腹压动作,若有腹痛及内出血症状,立即报告医师。

5.出院指导

制定合理的饮食计划,多摄入高蛋白及富含铁剂食物,纠正贫血。卵巢黄体破裂可以反复发生,尽量避免卵巢直接或间接受外力作用。全子宫切除术后阴道断端出血患者,禁止性生活及盆浴3个月,术后依据原发病开展定期复查。宫内节育器异位患者治疗后采用其他方法避孕。

第八章 慢性下腹痛

第一节 概述

慢性下腹痛是指各种原因引起的下腹部及其周围组织长期(数周、数月或数年)的间歇性或持续性但不是周期性疼痛,是妇科常见症状之一。慢性下腹痛起病缓慢,多由急性下腹痛转化而来,疼痛持续时间长,疼痛部位可固定于下腹部一侧、双侧或正中,也可以范围弥散,波及整个下腹部。绝大多数慢性下腹痛是由器质性病变所致,也有少数是由心理和精神因素引起,如心理性盆腔疼痛。引起慢性下腹痛的器质性病变多为妇科疾病,一些肠道疾病也可引起慢性下腹痛。女性盆腔内生殖器与其邻近器官感觉的传导为共同的通路,患者常难以清楚说明疼痛部位,给临床诊断带来一定难度。慢性下腹痛常有伴随症状,如发热、腰骶部疼痛、阴道流血及白带增多等。下腹痛多在劳累后、长久站立、性交后及月经期加重。患者往往因疼痛反复发作或持续存在产生焦虑心理,严重者影响正常生活和工作,护理人员应协助医师尽快查明病因,积极配合诊疗,有计划地开展慢性病防治的健康教育工作。

【护理评估】

(一)病因

1.妇科因素

多见于盆腔炎性疾病后遗症、生殖器结核、生殖器恶性肿瘤、盆腔静脉淤血综合征、陈旧性宫外孕、子宫位置异常、子宫内膜异位症、子宫脱垂、盆腔手术、放疗并发症等。

2.内、外科因素

多见于慢性阑尾炎、溃疡性结肠炎、结肠憩室炎、腹股沟疝等。

3.精神心理因素

无器质性病变,多与精神心理有关,可能是压抑情绪转变为躯体症状而表现为盆腔疼痛,如心理性盆腔疼痛。

(二)健康史

详细了解发病时间、下腹痛具体部位及程度,有无发热、腰骶部疼痛、阴道流血及白带增多等伴随症状。慢性下腹痛与内生殖器、消化道、泌尿道等疾病及精神心理压抑有关。护理人员在病史采集时,应注意询问患者饮食、二便、性生活、睡眠、情绪等。收集既往病史对诊断慢性下腹痛的病因十分重要,应了解是否曾患盆腔炎性疾病或急性泌尿系统感染或急性阑尾炎等病史、治疗过程及效果等;是否患有生殖器肿瘤、是否接受过盆腔手术及放疗等。了解患者月经史及孕产史,注意了解下腹痛与月经周期的关系、分娩方式、产褥期有无发热等。对存在精神及心理疾病患者,应协助专科医师进行心理咨询。

(三)体格检查

1.一般状况

慢性下腹痛患者多无生命体征的改变,盆腔炎性疾病后遗症和生殖器结核患者可有体温升高。

2.腹部检查

多数患者触诊时有限局性压痛,其部位往往与病灶所在部位一致;盆腔腹膜结核患者腹部触诊有柔韧感,可触及边界不清、活动受限的囊性肿块,叩诊移动性浊音阳性;泌尿系统炎症患者可有肾区叩痛。

3.妇科检查

部分患者检查可见少量阴道流血及阴道分泌物增多;盆腔炎性疾病后遗症和盆腔结核患者可发现子宫活动受限或粘连固定,子宫旁组织可呈片状增厚、有压痛,可触及形状不规则、有压痛的肿块;盆腔静脉淤血综合征及部分子宫位置异常患者可触及严重后屈后倾的子宫,试图改变宫体为前倾位时,患者疼痛明显;生殖器恶性肿瘤患者检查可见相应疾病改变;子宫脱垂患者可见阴道黏膜增厚、角化,宫颈肥大并延长,严重时宫颈与宫体全部脱出阴道口外。

(四)辅助检查

1.血常规及红细胞沉降率

有助于感染的判断。

2.尿常规及细菌培养

有助于揭示慢性膀胱炎和其他泌尿系统疾病。

3.便常规

观察有无隐血,有助于结肠炎诊断。

4.B型超声检查

可采用腹部或阴道B型超声检查。阴道B型超声检查对辨别盆腔肿块囊性或实性及探查肿瘤血流特点,具有较高的诊断价值。

5.盆腹腔X线摄片

有助于泌尿系统结石病的诊断及宫内节育器定位。

6.CT与磁共振成像

有助于盆腹腔肿瘤的诊断。

7.诊断性刮宫

有助于子宫内膜癌、宫内膜结核的诊断。

8.内镜检查

包括腹腔镜、膀胱镜、结肠镜和宫腔镜检查。腹腔镜检查是诊断子宫内膜异位症的最佳方法,应用膀胱镜可确诊膀胱结石,结肠镜检查有助于诊断溃疡性结肠炎,宫腔镜检查有助于子宫内膜结核及子宫内膜癌的诊断。

9.病理组织学检查

内镜检查及诊断性刮宫时,取出的活组织进行病理检查,以明确诊断。

（五）心理及社会因素

护理人员应认真评估患者及其家属的情绪和心理状况，便于制定有效的应对措施。慢性下腹痛影响患者的学习、工作及生活，给患者及其家属的心理带来沉重负担。患者及家属常因病程长且病情反复发作、治疗效果不理想及费用高而产生焦虑；由于腹痛多于劳累和性交后加重，因此患者无法从事正常体力劳动，增加配偶或其家属更多的生活负担，同时影响夫妻间的性生活；引起慢性下腹痛的疾病多见于生殖器炎症、肿瘤等，常导致部分育龄患者不孕，患者及家属因而出现紧张、焦虑，甚至抑郁情绪。此外，社区的康复机构及设施尚不够完善、健康保健信息渠道还不便捷，在一定程度上影响患者的康复。

【护理诊断/问题】

慢性疼痛：与炎症、创伤等因素引起的慢性下腹痛有关。

焦虑：与病程长、治疗效果不明显或不孕有关。

无效性性生活形态：与慢性下腹痛引起的性交痛有关。

睡眠形态紊乱：与疼痛和焦虑有关。

知识缺乏：缺乏有关慢性下腹痛的知识及信息。

【护理要点】

（1）缓解疼痛，增进舒适。

（2）诊疗配合，去除病因。

（3）心理疏导，指导患者有效应对。

第二节　慢性下腹痛伴发热

引起慢性下腹痛伴发热的常见疾病，有盆腔炎性疾病后遗症、生殖器结核及晚期生殖器恶性肿瘤等。

【疾病特点】

1.盆腔炎性疾病后遗症（sequelae of pelvic inflammatory disease）

盆腔炎性疾病后遗症是由于盆腔炎性疾病未及时治疗，或治疗不彻底，或患者体质较弱，致使病程迁延，以内生殖器（子宫、输卵管、卵巢）及其周围结缔组织、盆腔腹膜等慢性炎症为主的一组症候群，主要病理改变为组织破坏、广泛粘连、增生与瘢痕形成，因患者盆腔局部防御功能减退，容易再次感染而导致炎症急性发作，是妇科常见病之一。炎症形成粘连、瘢痕及盆腔充血，引起患者下腹部持续性隐痛或钝痛或坠胀痛，于劳累后、性交后及月经前后加重，可伴有低热、不孕、腰骶部酸痛、白带增多、乏力、失眠等症状。不孕主要是输卵管粘连堵塞所致，发生不孕的风险率随盆腔炎症发作次数而升高。有资料盆腔炎症发作 3 次，发生不孕的风险率达 $40\%\sim60\%$。临床体征为体温升高。妇科检查在子宫一侧或双侧触及条索状增粗、有压痛的输卵管，多为慢性输卵管炎；在盆腔一侧或双侧触及活动受限的囊性肿物，多为输卵管积水或输卵管卵巢囊肿；触及子宫稍增大、有触痛，多为子宫内膜炎；触及子宫后倾后屈位，活动受限或粘连固定，子宫旁一侧或双侧组织片状增厚、有压痛，宫骶韧带增粗、变硬、有触痛，多为盆腔结缔组织病变。

2.生殖器结核(genitaltuberculosis)

由结核分枝杆菌引起的女性生殖器炎症。好发于 20～40 岁育龄妇女。生殖器结核是全身结核的局部表现,绝大多数为继发其他部位结核。输卵管结核占女性生殖器结核 90％～100％,最常见,依次为子宫内膜结核、卵巢结核和宫颈结核,盆腔腹膜结核多合并输卵管结核,近年生殖器结核发病率有上升趋势。生殖器结核主要传播途径为血行传播,结核杆菌先侵犯输卵管,后扩散至子宫内膜、卵巢,侵犯宫颈、阴道及外阴较少受侵犯。临床表现依病变程度、范围、病程及患者身体状况而不同,部分患者临床并无自觉症状,有症状患者主要表现为不同程度下腹坠痛,经期加重,伴有发热、盗汗、乏力、食欲缺乏、体重下降、不孕、月经失调等。发热多出现在午后或经期;月经失调可表现为月经稀发,甚至闭经。查体测量体温升高,若有盆腔腹膜结核,腹部触诊有柔韧感,可触及边界不清、活动受限的囊性肿块,叩诊移动性浊音阳性,妇科检查子宫因粘连而活动受限,于子宫两侧可触及增粗、变硬的条索状输卵管或大小不等、形状不规则、质地较硬、表面凸凹不平的肿块。

【治疗原则】

针对病因,开展治疗。盆腔炎性疾病后遗症采用综合治疗,必要时行手术治疗。生殖器结核以抗结核药物治疗为主。

【护理措施】

1.一般护理

提供高蛋白、易消化饮食,保持病房清洁、安静,保证足够睡眠。

2.减轻不适

盆腔炎性疾病后遗症引起的慢性下腹痛,可采用物理治疗,如热敷、超短波、微波治疗等,促进盆腔局部血液循环及炎症吸收,缓解疼痛;但经期、高热或有活动性结核禁用物理治疗。慢性下腹痛患者常伴有白带增多,应保持外阴清洁,及时更换内裤、床单等。

3.指导用药

向患者说明治疗方案、所用药物、药物治疗目的、使用方法及副反应等。抗结核药物治疗,应执行世界卫生组织推荐的直接面视下短程化学疗法的结核病控制技术策略,即抗结核药物均在医务人员面视下应用,若患者未用药,医务人员须及时采取补治措施,保证患者获得最高治愈率,阻断结核病传染,防止多种耐药病例发生。盆腔炎性疾病后遗症所引起的下腹痛也可采用中药治疗,治疗前需排除子宫内膜异位症等引起盆腔疼痛的疾病。注意把握服药时间、剂量,服用中药期间,应避免进食刺激性食物。注意观察药物治疗的副反应,发现情况及时停药并报告医师。

4.围手术期护理

慢性下腹痛患者行手术治疗的依据有:①输卵管积水或输卵管卵巢囊肿。②存在感染灶,反复引起炎症急性发作或伴有严重盆腔疼痛,经综合治疗无效。③盆腔结核性肿块经治疗缩小,但不能完全消退。④盆腔结核肿块治疗无效或治疗后反复发作。⑤较大的包裹性积液。⑥子宫内膜结核内膜广泛破坏且药物治疗无效。护理人员应配合医师掌握手术指征,护理措施参见第 9 章妇科放疗、化疗及妇产科围手术期患者的护理。

5.心理护理

护士应耐心倾听患者诉说,使其充分表达自己内心的焦虑与无助感,释放压力,尽可能详细地向患者讲解引起慢性下腹痛的疾病知识,解除患者思想顾虑,增强治疗信心。对慢性下腹痛伴不孕患者,应使其了解不孕的原因、正确治疗后有妊娠的可能,有时需要辅助生育技术协助受孕。鼓励患者积极主动配合诊治。沟通时注意安慰,消除患者内心的烦躁,使其安静、安心接受治疗。

6.健康宣教

(1)加强宣传教育,注重预防:由于耐药结核、艾滋病增加及对结核病控制的松懈,导致近年生殖器结核发病率升高,因此要重视结核病的诊治与结核病传染源的控制,将结核病的防治纳入初级卫生保健工作,做好卡介苗预防接种;同时要重视防治艾滋病,普及防治艾滋病知识。与高危人群密切接触者应指导做好医学防护。指导患者保持良好的个人卫生习惯,特别是经期卫生和性卫生,预防生殖系统感染。

(2)提高机体抵抗力:慢性下腹痛症状轻者可适当锻炼身体,注意劳逸结合。慢性下腹痛症状较重者,应卧床休息。睡眠前可用热水泡脚或按摩,保证睡眠,指导患者制定合理的饮食计划,增加营养,增强机体抵抗力。

(3)坚持按医嘱治疗:慢性下腹痛患者治疗疗程较长,容易发生漏服药物、中断治疗等现象,护理人员应在患者治疗期间经常随访,叮嘱其坚持按医嘱服药,按时、足量、足疗程治疗,也可告知家属监督患者服药。

(4)按时随访:根据医生要求,按时到医院(或治疗中心)随访,治疗期间出现药物副反应或身体异常情况,嘱及时就医。

第三节 慢性下腹痛伴白带增多

慢性下腹痛伴白带增多,常见于盆腔静脉淤血综合征及生殖器恶性肿瘤等。白带可为透明黏液性白带、脓性或血性白带,白带可呈间歇性或持续性排出。

【疾病特点】

1.盆腔静脉淤血综合征

盆腔静脉流出盆腔不畅或受阻所致盆腔静脉淤血,可引起一系列临床症状,称盆腔静脉淤血综合征,是较常见的妇科疾病之一。多见于25~40岁妇女,临床主要表现为下腹坠痛、腰骶部疼痛及性交痛,多伴有月经异常及白带增多,疼痛往往在月经前数日加重,月经来潮后减轻;疼痛还与体位有关,站立较长时间后及跑、跳或突然坐下时加重,平卧或抬高臀部时症状减轻或消失。妇科检查阳性体征较少,与患者自觉症状较多不相称。检查时无腹肌紧张及反跳痛,可见阴道呈紫蓝色,部分患者有静脉曲张,宫颈肥大呈紫蓝色,宫体略增大且后倾于骶骨凹内,触动宫颈或触抵阴道后穹隆会引起剧烈的盆腔及腰骶部疼痛,用手使宫体变为前倾位时,患者疼痛难忍,可触及宫旁及附件区增厚、有压痛。盆腔静脉造影有助于诊断。

2.生殖器恶性肿瘤

宫颈癌、子宫内膜癌及输卵管癌患者多数有下腹痛伴白带增多,随病情进展,肿瘤侵犯或压迫神经而引起顽固性下腹部和腰骶部疼痛,白带呈血性或出现不规则阴道流血,若肿瘤合并感染,可出现脓血性白带,有臭味,晚期肿瘤患者可出现发热、消瘦、体重下降等恶病质征象,妇科检查可见相应疾病改变,参见第十八章阴道流血。

【治疗原则】

盆腔静脉淤血综合征应去除诱因,改善症状。生殖器恶性肿瘤根据肿瘤临床及患者实际情况,采取根治或姑息治疗。

【护理措施】

1.缓解症状,促进舒适

(1)缓解疼痛:指导盆腔静脉淤血综合征患者采取侧俯卧位疗法;也可采取膝胸卧位疗法,每日中午和晚上坚持做15分钟胸膝卧位,再取侧俯卧位休息,以减轻盆腔疼痛症状。根据中医"通则不痛"的原理,可采用活血祛瘀治疗及推拿疗法,促进静脉回流以缓解疼痛症状。生殖器恶性肿瘤引起的下腹痛可行手术治疗;晚期肿瘤侵犯神经引起顽固性疼痛,可采取局部按摩减轻疼痛,必要时遵医嘱给予止痛药物。

(2)保持外阴清洁:勤换会阴垫及内裤,每日用1∶5000高锰酸钾液坐浴,保持外阴干燥、清洁。

2.心理护理

向患者及其家属详细讲解病因及护理方案,使其树立战胜疾病的信心,主动配合医护人员开展治疗。

3.积极采取预防措施,避免或减少盆腔静脉淤血综合征发生

(1)加强计划生育宣传:防止早婚、早育、性交过频及生育过密,宣传科学避孕法,预防产后便秘及尿潴留,推广产后保健操,促进盆腔静脉回流及生殖器官与盆底组织恢复。

(2)重视体育锻炼:增强体质,改善健康情况。

(3)养成良好生活与工作习惯:注意劳逸结合,避免过度疲劳,对长期从事站立或坐位工作者,应开展工间操及适当活动。提倡两侧交替侧卧位,有利于预防子宫后倾屈。

第四节　慢性下腹痛伴阴道流血

引起慢性下腹痛伴阴道流血的常见疾病,有陈旧性宫外孕、宫内节育器副作用及生殖系统肿瘤等,生殖系统肿瘤参见本章第三节慢性下腹痛伴白带增多,本节略。

【疾病特点】

1.陈旧性宫外孕

输卵管妊娠流产或破裂后,出血逐渐停止,胚胎死亡,血块将其包裹形成盆腔血肿,时间长久,血肿机化变硬与周围组织粘连,临床称陈旧性宫外孕。患者多有6~8周停经史和剧烈下腹痛史,随后为下腹部持续性疼痛及不规则阴道流血,常伴有肛门坠胀感,血块吸收可有低热,

阴道流血量通常少于月经量,色暗,经药物或刮宫治疗止血无效。妇科检查发现子宫正常大,子宫一侧或其后方可触及形态不规则、边界欠清、活动度不好、有压痛的肿块。

2.宫内节育器副反应

放置节育器的最初 3 个月,由于节育器机械压迫子宫内膜可引起出血,尤其是支撑力较高或与子宫内膜接触面较大的节育器更容易引起出血。若宫内节育器与宫腔大小及形态不相符合,能够引起子宫频繁收缩,出现下腹部坠痛、腰骶部疼痛及性交痛;若因无菌操作不严格或细菌沿节育器尾丝上行感染,引起子宫内膜水肿、出血及坏死,表现为经量过多、经期延长或经间点滴出血。妇科检查多无异常体征,部分患者可有子宫轻压痛。

【治疗原则】

应根据病情,采取保守治疗或手术治疗。出现节育器副反应的患者经药物治疗无效,应取出,或更换节育器,或改用其他避孕方法。

【护理措施】

1.病情观察

密切观察下腹痛发生的时间及部位,阴道流血出现的时间、量、颜色以及阴道流血与下腹痛的关系等。放置节育器者应注意观察体温,若发现体温升高伴阴道分泌物增多、有异味,应考虑合并感染,及时报告医师。

2.诊疗配合

指导患者配合医师开展各项检查与治疗,流血时间较久的患者应注意保持外阴清洁,预防逆行感染,遵医嘱应用抗生素。

3.健康指导

需取出宫内节育器时,应向其夫妇双方介绍其他避孕方式,指导采取适当措施,有效避孕。陈旧性宫外孕术后患者应注意加强营养,适当体育锻炼,术后 1 个月到医院复查。

第五节 慢性下腹痛伴腰骶部疼痛

慢性下腹痛患者的盆腔器质性病变,可以压迫骶神经丛或造成盆腔充血导致腰骶部疼痛,引起慢性下腹痛伴腰骶部疼痛的常见疾病有子宫位置异常及盆腔肿瘤等,此外,泌尿系统疾病及腰肌劳损也是常见病因,本节略。盆腔肿瘤参见本章第三节慢性下腹痛伴白带增多。

【疾病特点】

1.子宫位置异常

严重后屈后倾的子宫可以压迫骶神经丛或引起盆腔血流不畅导致盆腔淤血,患者出现下腹部及腰骶部疼痛;子宫脱垂患者韧带松弛,下垂的子宫牵拉韧带、腹膜以及骶神经丛,导致下腹部及腰骶部疼痛,常于劳累后、长期站立后加重,卧床休息症状减轻,严重者脱出的肿物经手不能还纳,暴露在外的宫颈长期摩擦出现溃疡出血。妇科检查发现子宫极度后屈后倾,改变子宫位置可引起疼痛;子宫脱垂患者可见阴道黏膜增厚、角化,宫颈肥大并延长,严重时宫颈与宫体全部脱出阴道口外。子宫脱垂常见于经产妇或有巨大儿、阴道难产史或伴有长期腹压增高

（如慢性咳嗽、便秘等）妇女，也可见于绝经后期妇女及肌肉松弛的妇女。

2.心理性盆腔痛

反复发作的慢性下腹部疼痛伴腰骶部疼痛，临床检查找不出器质性病变。病因不明，少数患者曾有过性行为方面的精神创伤，对性产生恐惧，出现性交痛，久而久之发展为盆腔痛；也有少数患者盆腔手术后因心理负担过大而产生盆腔幻痛；部分学者认为患者将某种被压抑的情绪转变为躯体症状，以缓解心理障碍，外在表现为心理性盆腔痛。妇科检查无阳性体征为其特点。

【治疗原则】

子宫位置异常可采用非手术疗法或手术治疗，心理性盆腔痛应采用心理疗法。

【护理措施】

1.缓解疼痛

子宫严重后屈后倾可采用膝胸卧位疗法，每日早晚坚持做 15 分钟胸膝卧位，再取侧俯卧位休息，以减轻疼痛症状；轻型子宫脱垂患者应适当卧床休息或放置子宫托以缓解症状。

2.预防感染

子宫脱垂患者应注意保持外阴清洁，及时还纳脱出物，避免脱出物与内裤反复摩擦。子宫托应日间使用，睡前取出洗净备用。

3.心理护理

应为心理性盆腔痛患者能够提供情绪宣泄、情感表达的机会，给予同情和安慰，并耐心帮助分析症状产生的原因，症状轻者可得到一定的缓解；重者应协调心理医师开展咨询与诊治。

4.加强预防

嘱患者避免长时间站立、过度劳累及重体力劳动，积极治疗习惯性便秘和慢性呼吸道疾病，以免因长期增加腹压而引起盆底组织松弛，导致子宫位置异常。加强孕产期保健，预防难产，坚持做产后保健操，促进机体康复；也可以通过盆底肌肉锻炼和物理疗法增加肌肉张力，嘱患者做收缩肛门动作，然后放松，每次 10～15 分钟，每日 3 次。

第九章　周期性下腹痛

第一节　概述

周期性下腹痛是指随月经周期变化出现规律性下腹部疼痛,多由女性生殖器官疾病所致,为妇科常见的临床症状。周期性下腹痛疼痛发生时间与月经来潮关系密切,往往随月经来潮开始,月经结束消失,疼痛性质可为隐痛、坠胀痛,常呈进行性加重,多伴有月经异常,如经量增多、经期延长等,或伴肛门及阴道胀痛、恶心、呕吐及盆腔包块等。周期性下腹痛好发于青春期及育龄妇女,青春期少女多因原发性痛经、处女膜闭锁、阴道闭锁、阴道横隔等所致,育龄妇女中经产妇多见于子宫腺肌病,少育及晚育妇女多见于子宫内膜异位症。

【护理评估】

(一)病因

1.生殖道梗阻

青春期月经来潮时经血排出受阻,积聚在阴道内,甚至倒流至腹腔而引起周期性下腹痛。多见于处女膜闭锁、阴道闭锁及完全性阴道横隔。

2.子宫内膜异位

异位的子宫内膜生长在盆腔或子宫肌层中,随着卵巢激素的变化而发生周期性出血,导致周期性下腹痛。见于子宫内膜异位症和子宫腺肌病。

3.生殖内分泌异常

患者无生殖器官器质性病变,与体内前列腺素增高有关,前列腺素增高是导致原发性痛经的主要因素。多见于原发性痛经。

(二)健康史

护理人员应重点询问下腹痛与月经周期的关系,如下腹痛出现时间(月经前后或月经期)、疼痛性质与部位、是否呈进行性加重、是否有伴随症状(月经失调、腰骶部疼痛、恶心、呕吐及盆腔包块)等。注意询问月经史、婚育史、手术史及家族史。月经史包括有无月经来潮、初潮年龄、月经周期、经期、经量等;婚育史包括结婚年龄、夫妻性生活(是否有经期性交及经前性交痛)、初产年龄、足月产、早产及流产次数等;手术史包括有无子宫手术、人工流产术等,周期性下腹痛的发生发展与手术的关系;家族史包括家族内有无生殖器官发育异常、患子宫内膜异位症或子宫腺肌病患者等。

(三)体格检查

(1)周期性下腹痛患者的体征因病因而不同。原发性痛经无明显阳性体征;部分外生殖器发育异常伴有泌尿器官发育异常,检查时应注意同时检查泌尿器官。若有较大的卵巢子宫内膜异位囊肿,腹部触诊时可触及有压痛的囊性肿块;生殖道梗阻致阴道积血较多时引起宫腔积血,于耻骨联合上方可触及肿块。

(2)妇科检查发现阴道闭锁患者无阴道开口,闭锁处黏膜色泽正常、无膨出;完全性阴道横隔患者阴道横隔位置较低近阴道口处,向外膨出呈紫蓝色;无孔处女膜患者的处女膜向外膨出呈紫蓝色;生殖道梗阻患者肛门指诊可触及突向直肠的条索形囊性肿块,有触痛,子宫增大,双侧附件区有压痛性肿块。子宫内膜异位症患者子宫大小正常、多后倾固定,宫骶韧带及后穹隆处可触及有痛性结节,一侧或双侧附件区扪及囊性肿块,活动性差;子宫腺肌病患者子宫呈均匀性增大或有局限性结节隆起。

(四)辅助检查

1.B 型超声检查

阴道和腹部 B 型超声检查,有助于明确卵巢子宫内膜异位囊肿的位置、大小、形状及其与周围脏器的关系,也有助于子宫腺肌病的诊断。

2.抗子宫内膜抗体测定

60%以上的子宫内膜异位症患者的血清抗子宫内膜抗体呈阳性,有报道其特异性为 90%~100%,有助于子宫内膜异位症的诊断与疗效观察。

3.癌抗原(CA125)测定

研究发现子宫内膜异位症患者体液 CA125 浓度轻度增高,虽有较高的特异性,但敏感性低,不能单独用于子宫内膜异位症的诊断。临床上 CA125 测定常用于监测治疗后残留子宫内膜异位病灶的活性。

4.腹腔镜检查

是目前诊断子宫内膜异位症的最佳方法。下列情况应首选腹腔镜检查确诊:①轻、中度子宫内膜异位症;②怀疑子宫内膜异位症引起的不孕;③宫骶韧带或后穹隆触及有痛性结节而 B 型超声又无阳性发现;④怀疑子宫内膜异位症引起的慢性盆腔痛;⑤有临床症状且体液癌抗原浓度轻度升高。

5.活组织病理学检查

用于明确内膜异位病灶的诊断。

(五)心理及社会因素

周期性下腹痛给患者带来很大的精神心理压力。一方面来自对疼痛的恐惧,常常在月经期来临前几日即开始感到害怕,恐惧月经来潮,导致失眠、食欲缺乏、注意力不集中等;另一方面来自对不孕的困扰,在治疗不孕症过程中反复经历身体和心理的"折磨",同时还要承受沉重的经济负担,患者常感身心疲惫,严重影响日常工作、学习和家庭生活。此外,家庭成员、同事及邻里乡亲等对患者不孕的不理解与负面议论,进一步加重患者的心理压力。

【护理诊断/问题】

急性疼痛:与异位内膜周期性出血、子宫平滑肌过强收缩及生殖道梗阻导致经血潴留有关。

恐惧:与害怕下一次月经来潮引起下腹部疼痛、肛门及阴道胀痛有关。

焦虑:与病程长、治疗效果不明显或不孕有关。

无效性性生活形态：与性交痛有关。

知识缺乏：缺乏有关慢性下腹痛的知识、信息及应对措施。

【护理要点】

1.诊疗配合

配合医师开展诊断性检查，尽快明确诊断，及时开展治疗，尽早缓解下腹痛症状。保守治疗的患者应配合医师，指导其正确服药；需手术治疗的患者，应做好围手术期护理。

2.心理护理

护理人员应让患者了解有关周期性下腹痛的知识及其应对措施，使其积极配合医师治疗，增强战胜疾病的信心。

3.出院指导

做好术后的定期复查。适当锻炼身体，增强体质。做好经期卫生保健。

第二节　周期性下腹痛伴月经异常

【疾病特点】

1.子宫内膜异位症（endometriosis）

具有活性的子宫内膜组织（腺体和间质）出现在子宫内膜以外部位时，称子宫内膜异位症。绝大多数发生在盆腔内。异位种植的内膜随卵巢激素变化发生周期性出血，导致周期性下腹痛。异位子宫内膜的来源主要有 3 种学说。①种植学说：是目前公认最为重要的学说。经血逆流至腹腔，种植于卵巢与盆腔腹膜，形成子宫内膜异位病灶。子宫手术引起医源性种植，多发生于腹壁切口及会阴切口。②体腔上皮化生学说：Meyer 提出异位内膜细胞来源于盆腔腹膜的体腔上皮化生。③诱导学说：认为异位内膜释放某种物质诱导未分化的间质形成子宫内膜异位组织。

流行病学研究认为，育龄期是子宫内膜异位症的高发年龄段，生育少、生育晚的妇女发病率明显高于多生育者。近年子宫内膜异位症的发病率呈上升趋势，发病率 10％～15％，是常见妇科疾病之一。

25％患者的临床表现不明显，典型的临床症状为继发性痛经和下腹痛，痛经多于月经来潮前 1～2 日开始，经期第 1 日最重，逐渐减轻至月经干净，疼痛多位于下腹深部及腰骶部，可放射至会阴部、肛门及大腿，多数患者腹痛时间与月经同步，疼痛严重程度与病灶大小不一定成正比。周期性下腹痛常伴有月经失调、不孕、性交痛、恶心、呕吐、腹泻等，15％～30％患者有经量增多或经期延长，少数出现经前点滴出血；下次月经来潮时前述症状再现。子宫内膜异位症患者不孕率高达 40％，80％不孕症患者有子宫内膜异位症；30％患者有深部性交痛，月经来潮前尤为明显。较大的卵巢子宫内膜异位囊肿在腹部触诊时，可触及有压痛的囊性肿块。

2.子宫腺肌病（adenomyosis）

具有活性的子宫内膜腺体和间质侵入子宫肌层时，称子宫腺肌病。多发生于 40 岁左右经产妇，约半数合并子宫肌瘤，15％患者合并子宫内膜异位症。病因不清，可能与子宫内膜基底层损伤、高雌激素血症有关。

约35%患者无临床症状,临床症状与病变范围有关,主要症状为继发性痛经呈进行性加重,痛经多于月经来潮前1～2日开始,经期第1日最重,逐渐减轻至月经干净,疼痛多位于下腹深部及腰骶部,患者多伴有月经失调、性欲减退等症状,50%患者经量增多或经期延长,部分患者出现月经间期阴道流血;下次月经时前述症状复现。

【治疗原则】

根据患者年龄、临床表现及对生育要求等给予不同的治疗。

(1)子宫内膜异位症症状轻者采取期待治疗;有生育要求的轻症患者先行药物治疗,重者行保留生育功能手术;年轻无生育要求的重症患者行保留卵巢功能手术;年长无生育要求的重症患者可行根治性手术。

(2)子宫腺肌病症状轻者采用药物保守治疗;有生育要求、近绝经期及症状较轻患者先试用孕三烯酮、GnRH-a治疗;症状严重、无生育要求或药物治疗无效者,可行全子宫切除术,根据卵巢有无病变和患者年龄确定是否保留卵巢。

【护理措施】

1.对症护理

(1)缓解疼痛:经期嘱患者卧床休息,鼓励其通过听音乐、看电视、谈话等方式,分散注意力以缓解腹痛,也可给予腰骶部及下腹部轻柔按摩缓解症状,疼痛严重时可按医嘱给予止痛药。

(2)增进舒适:经量增多患者应及时更换会阴垫,保持外阴清洁干燥。

2.指导用药

(1)根据医嘱指导患者应用非甾体类消炎药物(吲哚美辛或布洛芬等),治疗病变引起的下腹痛和痛经,并对患者定期随访。

(2)根据医嘱指导应用性激素制剂,告知患者激素抑制治疗的原理是使体内形成低雌激素环境,患者出现假孕或假绝经或药物性卵巢切除状态,导致异位种植的内膜萎缩、退化和坏死,既可缓解痛经,又可减少经量。由于用药时间较长,应嘱患者坚持用药,并动员患者家属配合,保证治疗疗程。

(3)指导患者注意观察药物副作用:①避孕药副作用较多,但症状轻微,常见的症状有恶心、血栓形成、痤疮、脱发、乳房缩小及声音变粗等。②孕激素类药物的副作用有恶心、乳房胀痛、体重增加、血清脂蛋白值异常等。③促性腺激素释放激素类似物(GnRH-a)药物有亮丙瑞林、戈舍瑞林,主要副作用为潮热、阴道干燥、性欲减退和骨质丢失等绝经症状。

3.预防感染

长期月经失调、经期延长的患者,容易引起生殖道感染,应注意观察与感染有关的征象,如体温、脉搏、白带量及性状和气味等,发现异常,及时就医。必要时遵医嘱应用抗生素。

4.围手术期护理

行腹腔镜检查与治疗的护理请参见第十三章第八节腹腔镜检查的护理及配合。腹部手术的护理请参见第9章妇科放疗、化疗及妇产科围手术期患者的护理。

5.心理护理

护理人员应耐心倾听患者的主诉,使其充分表达内心的感受,详细讲解引起痛经、月经失调、不孕及性交痛的原因,告知其治疗方案,缓解其心理压力。

6.加强预防

(1)指导患者掌握进行各种手术操作的时间,避免医源性子宫内膜异位种植:生殖道梗阻患者如处女膜闭锁、阴道横隔、阴道闭锁等,应及时手术治疗,防止经血倒流至盆腔;月经来潮前避免宫腔操作手术;经期避免妇科检查;宫颈及阴道手术应在月经干净后3～7日内进行。

(2)做好术中配合:经腹进入宫腔的手术,应用纱布垫保护好子宫切口周围术野,以防内膜组织留存于子宫和腹壁切口;关腹前,用0.9%氯化钠注射液冲洗腹壁切口。行人工流产负压吸宫术时,应缓慢拔出吸管,避免宫腔内外压差过大而导致宫腔内血液及蜕膜进入腹腔。

(3)加强性生活保健指导:经期禁性交。

第三节　周期性下腹痛伴阴道胀痛

【疾病特点】

1.处女膜闭锁(imperforate hymen)

女性外生殖器官在形成和分化过程中泌尿生殖窦上皮未能贯穿前庭部,导致处女膜闭锁,又称无孔处女膜。青春期月经初潮前可无任何症状,初潮后由于处女膜闭锁使阴道和外界隔绝,阴道分泌物及经血排出受阻,积聚在阴道内,多次月经来潮后,阴道内经血积聚增多,进而发展为子宫腔积血,甚至经输卵管倒流至腹腔,若输卵管伞端因积血粘连而闭锁,可形成输卵管积血。患者至青春期常表现为进行性加重的周期性下腹痛,但无月经来潮,伴阴道及肛门胀痛、尿频、尿潴留及便秘等症状。腹部检查于耻骨联合上方可触及压痛性包块,为积血的子宫;妇科检查时见处女膜呈紫蓝色向外膨隆,无处女膜开口,肛诊时可触及阴道内有条形囊性肿块突向直肠,有触痛,子宫增大,双侧附件区可触及有压痛性肿块。盆腔B型超声检查可见子宫及阴道内有积液。

2.阴道闭锁(atresia of vagina)

闭锁位于阴道下段,长2～3cm,其上多为正常阴道。临床症状与处女膜闭锁相似,妇科检查可见无阴道开口,闭锁处黏膜色泽正常、无膨出;肛门指诊检查可触及突向直肠的条形囊性肿块,位置较高,有触痛,若有宫腔和输卵管积血,可触及子宫增大,双侧附件区有压痛性肿块。

3.完全性阴道横隔

完全性阴道横隔多位于阴道下部,厚度约为1.0cm,临床症状同处女膜闭锁,妇科检查可见横隔近阴道口处,向外膨出呈紫蓝色;肛门指诊检查结果与处女膜闭锁患者相似。

【治疗原则】

粗针穿刺抽出积血,再行切开或切除术,预防阴道挛缩及感染。处女膜闭锁行"X"形切开及处女膜修剪术,阴道闭锁需手术切除闭锁组织并修补阴道,完全阴道横隔行横隔切除术,后两者术后应预防阴道挛缩。

【护理措施】

1.术前准备

术前 2 日进少渣易消化饮食,术晨禁食水,外阴常规消毒。备好穿刺针、阴道模型及会阴切开包等物品。

2.术后护理

(1)一般护理:术后应常规检查宫颈有无异常。一般采取半卧位,以利于积血排出。注意保持外阴清洁,每日用 0.02％碘附溶液擦洗外阴 2 次至积血排净,及时更换消毒会阴垫,排便后应及时擦洗外阴。协助医生定期更换阴道模型,扩张阴道,防止挛缩。

(2)病情观察:注意观察伤口有无渗血、分泌物及其性质及伤口愈合情况,发现异常及时报告医生。术后留置导尿管 1 日,应注意观察是否通畅、有无脱落及打结。

(3)预防感染:嘱患者多饮水,遵医嘱按时、足量应用抗生素。

3.心理护理

外生殖器发育异常患者易产生自卑感和焦虑情绪,对自己和义母产生抱怨,担心将来影响家庭生活和生育,护理人员应以和蔼可亲的态度与患者及家属沟通,使其信任医护人员,有针对性地开展解释工作,使其积极配合治疗,消除自卑感,缓解紧张情绪。

4.出院指导

嘱患者保持外阴部清洁干燥;遵医嘱坚持扩张阴道,防止挛缩;注意月经来潮时是否有下腹部胀痛,如症状持续存在,应及时就诊,定期到门诊复查阴道是否挛缩。

第四节　周期性下腹痛伴腰骶部酸痛

【疾病特点】

痛经(dysmenorrhea)为月经期疼痛,是指月经前后或经期出现下腹痛,伴有腰骶部酸痛或其他不适,影响生活和工作。1980 年我国抽样调查结果显示,痛经发生率 33.19％。年龄是痛经发生的重要因素,其中 16～18 岁痛经发生率最高。痛经分为原发性痛经(primary dysmenorrhea)与继发性痛经(secondary dysmenorrhea)两种,继发性痛经由盆腔器质性疾病所致,如子宫内膜异位症、子宫肌腺病、处女膜闭锁等,已在本章第二、三节中叙述,本节仅叙述原发性痛经。

原发性痛经是指无生殖器官器质性病变的痛经,其病因及发病机制不清,可能与月经时子宫内膜前列腺素含量增高、白细胞介素合成与释放过度等因素有关,前列腺素影响子宫收缩,PGF_2。增高引起子宫收缩的节律性增强、张力升高,黄体酮可促进子宫内膜合成前列腺素。因此,原发性痛经仅发生在有排卵的月经周期。此外,精神、神经、遗传、免疫及个体痛阈等因素,也对原发性痛经产生影响。原发性痛经的主要症状为月经来潮前数小时出现下腹部坠痛,逐渐呈痉挛性并进行性加重,可放射至大腿内侧,伴腰骶部酸痛、头痛、乏力、恶心、呕吐等,疼痛可持续数小时至 2～3 日,严重者出现心悸、面色发白、出冷汗等休克征象,妇科检查无阳性体征。

【治疗原则】

缓解疼痛及其伴随症状。

【护理措施】

1.缓解症状

(1)一般护理:嘱患者卧床休息,可用热水袋下腹部热敷,指导家属按摩患者下腹部及腰骶部,以缓解疼痛。

(2)用药指导:疼痛严重时按医嘱给予非特异性止痛药,如水杨酸类。向患者及其家属讲解给予口服避孕药或前列腺素合成酶抑制药或钙拮抗药的目的和作用,告知药物的不良反应,如布洛芬等前列腺素合成酶抑制药的主要副反应为胃肠道症状及过敏反应。一旦发生过敏反应,应及时就医。

(3)中医护理:配合医师采用针灸疗法和推拿疗法,达到止痛效果。

2.心理护理

鼓励患者于月经来潮前适当参加社会活动,分散注意力,多与朋友及同事交流和沟通,做有兴趣的事情,以缓解内心焦虑。向患者讲述女性基础生理知识,帮助其消除顾虑。

3.健康教育

向患者讲解有关原发性痛经的生理知识,提供有效的治疗信息;注意经期卫生,保持情绪稳定,心情舒畅,经期禁止性生活;鼓励患者加强体育锻炼,避免过度劳累,适当休息与放松,保证充足的睡眠。

第十章 外阴肿块

第一节 概述

外阴肿块是由各种原因所致外阴组织肿胀、增生形成突出于表面的异常肿块。外阴肿块按质地分为囊性肿块和实性肿块。囊性肿块多由外阴损伤及炎症所致,如外阴血肿、前庭大腺囊肿及脓肿等,多伴有外阴疼痛、坠胀感;也有无症状的外阴囊性肿块,为胚源性或汗腺管阻塞所引起,如外阴中肾管囊肿、外阴汗腺管囊肿。实性肿块根据病理组织学分为良性肿块、外阴上皮内瘤变及恶性肿块。外阴良性实性肿块主要见于外阴乳头瘤、外阴纤维瘤及外阴尖锐湿疣,血管瘤及淋巴管瘤极少见,多数患者无明显自觉症状;外阴恶性实性肿块多见于外阴鳞状细胞癌、恶性黑色素瘤,患者常有外阴瘙痒,可伴溃疡、疼痛等。外阴上皮内瘤变包括外阴鳞状上皮内瘤变和外阴非鳞状上皮内瘤变。

【护理评估】

(一)病因

1.损伤

外阴损伤导致血管破裂、出血,形成外阴血肿。

2.炎症

病原体感染前庭大腺腺管,引起前庭大腺导管炎。细长的腺管阻塞使脓液不能外流,导致前庭大腺脓肿形成。低危型人乳头瘤状病毒可引起外阴尖锐湿疣。

3.肿瘤

见于各种外阴良性肿瘤、恶性肿瘤。

4.胚源性组织残留

见于外阴中肾管囊肿等。

5.腺管阻塞

见于外阴汗腺管囊肿、前庭大腺囊肿。

(二)健康史

重点询问患者肿块初起部位、时间,有无明显诱因,有无外阴瘙痒、疼痛、色素沉着范围扩大等,了解患者的性生活状态,包括是否有多个性伴侣、性伴侣是否患有性传播疾病、是否就医、诊疗经过及治疗效果等,还要了解患者的孕产史、分娩史及手术史等。

(三)症状与体征

1.症状

外阴血肿患者常有局部明显的坠胀感、剧痛,可伴有尿痛及排尿困难等症状;前庭大腺脓肿患者可有发热、患侧外阴胀痛及灼热,行走不便;小的前庭大腺囊肿可无自觉症状,囊肿增大时,患者可有坠胀感或性交不适;外阴尖锐湿疣患者可有外阴瘙痒、灼痛或性交后疼痛等,多数外阴良性肿瘤无明显症状;恶性肿瘤大多伴有外阴瘙痒,破溃后,可伴疼痛、分泌物增多、出血等,若肿瘤侵犯尿道、膀胱、直肠时,可出现尿频、尿痛、排尿困难、血尿、便血、便秘等症状。

2.体征

妇科检查可见外阴皮肤肿胀、发亮呈暗紫色,肿块张力大、触痛明显,若皮肤或黏膜有裂伤,可见出血,提示外阴血肿。前庭大腺脓肿患侧皮肤变薄、红肿、发热、触痛明显,可触及波动感,常出现体温升高,腹股沟淋巴结肿大;前庭大腺囊肿大小不一,多呈椭圆形,有波动感。外阴乳头瘤多见于大阴唇及阴阜,瘤体较小,表面有指状突起;外阴纤维瘤好发于大阴唇,质地硬,多有蒂。外阴尖锐湿疣早期于舟状窝附近、大小阴唇、肛门周围、阴道前庭等性交易损伤部位,可见淡红色小丘疹,单发或多发,随病变进展,病灶逐渐增大增多,可呈菜花状或鸡冠状,疣体常呈白色、粉红色或污灰色,质脆,触之易出血,半数以上患者可发现阴道尖锐湿疣,参见第二十四章第三节阴道实性肿块。外阴鳞状细胞癌多见于大阴唇,病灶可呈结节状、菜花状或溃疡状,触诊肿块基底及周围坚硬,可扪及单侧或双侧腹股沟淋巴结肿大、质硬、固定。外阴恶性黑色素瘤多见于大阴唇、阴蒂及小阴唇,病灶隆起呈平坦状或结节状,表面色素沉着呈蓝黑色或棕褐色,可扪及单侧或双侧腹股沟淋巴结肿大。

(四)辅助检查

1.血常规及尿常规

有助于贫血及感染的诊断。

2.病理组织学检查

对可疑外阴肿块做活组织检查,确定病变性质。为提高活检阳性率,在可疑部位先用1‰甲苯胺蓝涂抹,干燥后用1‰醋酸液擦洗脱色,取蓝染部位活组织检查。

3.细胞学检查

外阴糜烂、溃疡或色素沉着部位做细胞学涂片或印片,有助于疾病的诊断。

4.细菌培养及药物敏感性试验

筛查病原体及敏感药物。

5.阴道镜检查

借用阴道镜观察确定可疑病灶,提高活组织检查阳性率。

6.核酸检查

有助于外阴人乳头瘤状病毒感染的诊断。

(五)心理及社会因素

一方面,患者自我保健意识不强、不愿意暴露隐私部位或担心泄露性生活隐私而导致延误病情。伴有疼痛、坠胀感、行走不便的女性,因影响性生活和工作而担忧;需手术和放疗的外阴恶性肿瘤患者,常担心疾病对生命的影响及对治疗过程、结果、预后的不确定性而感到忧虑;对极其重视生殖器官完整性的女性可有自我身体意象紊乱,甚至有产生自杀的倾向。另一方面,患者家庭与社会支持系统不完善,不仅导致延误诊治,而且影响患者的治疗和预后。

【护理诊断/问题】

皮肤完整性受损：与外伤、肿块破溃、搔抓所致皮肤黏膜受损有关。

急性疼痛：与感染、外伤、外阴皮下及黏膜下组织出血、手术有关。

身体意象紊乱：与外阴广泛切除术引起生殖器官不完整及夫妻性生活不适有关。

性功能障碍：与疾病和治疗使性生活受限有关。

有感染的危险：与外阴皮肤组织完整性受损、恶性肿瘤患者机体抵抗力下降有关。

【护理要点】

(1)减轻疼痛，缓解外阴瘙痒。

(2)做好围手术期及放疗、化疗患者的护理。

(3)观察病情，预防感染。

(4)加强心理护理，调整患者对自身认识，减轻思想负担。

(5)普及肿瘤防治知识，定期开展妇女保健。

第二节 外阴囊性肿块

【疾病特点】

1.外阴血肿

产伤、跌伤、撞伤及暴力性交均可导致外阴皮下及黏膜下、组织间出血而形成外阴血肿，外阴骤然撞击到有棱角的硬物时除可引起外阴血肿外，也可引起阴道、膀胱或直肠损伤。大阴唇血肿最常见，阴蒂部血肿出血较多，若处理不当，可向上扩展，形成巨大盆腔血肿。出血量大者可出现头晕、出冷汗等休克症状，患者多有外阴明显的坠胀感、剧痛，可伴有尿痛及排尿困难等症状。妇科检查可见外阴皮肤肿胀、发亮呈暗紫色，肿块张力大、触痛明显，若皮肤或黏膜有裂伤，可见出血；休克患者可出现面色苍白、血压下降等失血性休克征象。若合并阴道、直肠及膀胱损伤，可见相应体征。

2.前庭大腺脓肿(abscess of Bartholin gland)

好发于育龄女性，常因性交、分娩等原因导致外阴部受污染，病原体侵入前庭大腺引起前庭大腺炎(Bartholinitis)，由于腺管炎症，腺管口因肿胀或渗出物凝聚而阻塞，脓液不能外流而形成的脓肿，称前庭大腺脓肿。常见的病原体有葡萄球菌、大肠埃希菌、淋病奈瑟菌或沙眼衣原体。前庭大腺脓肿多为一侧，患者可有发热、患侧外阴胀痛、灼热，行走不便；体格检查发现体温升高，患侧腹股沟淋巴结肿大，妇科检查可见患侧皮肤变薄、红肿、发热、触痛明显，可触及波动感。脓肿内压力增大可导致脓肿破溃，有脓性分泌物流出，取脓性分泌物作细菌培养及药物敏感性试验，可确定病原体及敏感抗生素类别。

3.前庭大腺囊肿(Bartholin cyst)

前庭大腺脓肿消退后，腺管口阻塞，脓液被吸收由黏液分泌物所替代而形成的囊肿，或各种原因导致前庭大腺管开口部阻塞，分泌物排出不畅、积聚腺腔而形成的囊肿，称前庭大腺囊肿,好发于育龄期妇女。囊肿小时,患者无自觉症状,囊肿大时,患者可有坠胀感或性交不适。妇科检查:外阴囊肿呈椭圆形,大小不等,多为单侧,扣之有波动感。囊肿可继发感染形成前庭大腺脓肿并反复发作。

4.外阴中肾管囊肿

在胚胎发育过程中,中肾管上皮团残留在女性生殖器官附近,以后分裂繁殖,发展为外阴中肾管囊肿。绝大多数囊肿较小,多无症状,偶见囊肿较大者,可出现外阴坠胀感,妇科检查于处女膜、前庭、小阴唇及阴蒂周围见直径不超过 2cm 肿物,触之囊性、无痛。

5.外阴汗腺管囊肿

外阴皮肤毛囊角质栓塞,阻塞大汗腺管孔而产生的潴留囊肿,称外阴汗腺管囊肿。多见于育龄妇女,患者常有外阴瘙痒症状。妇科检查多于大阴唇及会阴部见到高出皮肤表面的丘疹样改变,触之无痛。

【治疗原则】

外阴小血肿应加压止血,大血肿应切开、取出血块、缝合止血,同时预防感染。前庭大腺脓肿应行造口术并放入引流条、抗感染治疗。前庭大腺囊肿采用激光或微波行囊肿造口术。外阴中肾管囊肿及汗腺管囊肿小且无临床症状者,可观察随诊。

【护理措施】

1.一般护理

嘱外阴血肿及前庭大腺脓肿患者卧床休息,观察患者体温,体温升高者可给予物理降温或遵医嘱用药。注意及时测量外阴血肿患者的生命体征,如血压、脉搏、呼吸、尿量,观察其神志、血肿大小的变化,做好记录。若发现异常,及时报告医师。

2.控制及预防感染

(1)及时更换引流条:前庭大腺脓肿或囊肿及外阴血肿切开术后,每日应及时更换引流条,观察引流物性状和数量、伤口周围组织颜色等。

(2)保持外阴清洁:用 1:5000 氯己定液棉球擦拭外阴,每日 2 次。保持外阴部清洁、干燥,嘱患者穿柔软的棉质内裤,避免局部摩擦。

(3)遵医嘱给予抗生素:有贯通伤者,应遵医嘱肌内注射精制破伤风抗毒素节 1500U。

3.增进舒适

帮助手术后患者取外展屈膝体位,在胸窝处垫软垫。若外阴血肿直径小于 4cm 且无进行性出血,24 小时内给予冰袋冷敷,增进患者舒适,24 小时后可局部热敷或应用超短波、红外线等,以促进血肿吸收。外阴局部水肿严重引起排尿困难者,可留置导尿管。若疼痛剧烈,可遵医嘱给予镇静、止痛药物。

4.健康教育

告知患者养成良好的卫生习惯,保持外阴清洁,如穿棉质内裤并勤更换、便后擦拭应从前向后、性生活忌粗暴等。治疗期间禁止性生活。切开引流及造口痊愈后,指导患者用 1:8000 呋喃西林溶液坐浴 1 周,每日 2 次;也可采用蒲公英、紫花地丁、金银花、连翘等中药煎汤局部熏蒸或坐浴。

第三节　外阴实性肿块

【疾病特点】

1.外阴乳头瘤(vulvar papilloma)

是以上皮增生为主的病变。好发于老年妇女,病变生长缓慢,多无临床症状。妇科检查发现于大阴唇及阴阜等部位单发或多发的突起肿块,瘤体较小,表面有指状突起。

2.外阴纤维瘤(vulvar fibroma)

来源于外阴结缔组织。好发于育龄妇女,多发生于大阴唇。肿瘤小者无症状,若肿瘤大,可出现下坠及疼痛,可伴有性交困难。妇科检查可见大阴唇有单个的圆形或卵圆形、带蒂肿物,表面光滑,触之较硬。

3.外阴尖锐湿疣(vulvar condyloma acuminata)

是由 HPV 感染引起外阴鳞状上皮疣状增生病变的性传播疾病,主要与低危型 HPV6 型、11 型有关。性传播为主要传播途径,患者性伴侣中约 60% 发生 HPV 感染。好发于性活跃的年轻妇女,临床症状不明显,患者可有外阴瘙痒、灼痛或性交后疼痛等。妇科检查早期于舟状窝附近、大小阴唇、肛周、阴道前庭等性交易损伤部位可见淡红色小丘疹,可单发或多发,随病变进展,病灶逐渐增大增多,可呈菜花状或鸡冠状,疣体长呈白色、粉红色或污灰色,质脆,触之易出血,半数以上患者可发现阴道及宫颈尖锐湿疣。

4.外阴鳞状上皮内瘤变(squamous vulvar intraepithelial neoplasia,VIN)

是指外阴上皮层内细胞成熟不良、核异常及核分裂相增加。多见于 30~60 岁妇女,年轻患者常自然消退,60 岁以上或有免疫抑制的年轻患者可能发展为浸润癌。病因不清,约 80% VIN 合并 HPV16 型感染,患性传播疾病、应用免疫抑制药及吸烟等也是危险因素。根据细胞不典型增生的程度,将外阴鳞状上皮内瘤变可分 3 级:VIN Ⅰ级(轻度不典型增生)、VINⅡ级(中度不典型增生)、VINⅢ级(重度不典型增生,包括原位癌)。VIN 患者无特异性症状,部分患者可有轻度外阴瘙痒,伴烧灼感等。妇科检查于大、小阴唇处可见单发或多发病灶呈斑块状或乳头状,融合或分散,表面颜色多样化,可呈灰白色、粉红色、暗红色或黑色素沉着,少数病灶弥漫覆盖整个外阴。

5.外阴鳞状细胞癌(vulvar squamous cell carcinoma)

是最常见的外阴癌.多见于绝经后期妇女。病因尚不清楚,与性传播疾病、病毒感染、外阴慢性皮肤病变、免疫功能抑制及吸烟有关,以直接浸润和淋巴转移为主。主要临床表现为久治不愈的外阴瘙痒,夜间加重,若病灶在阴道前庭处,可有排尿困难,因尿液刺激而出现烧灼感,晚期患者可出现外阴疼痛、出血等症状。妇科检查多于大阴唇,其次是小阴唇、阴蒂、会阴、尿道口及肛周可见单个或多个病灶,早期呈小丘疹、结节或溃疡状,晚期可见结节状、菜花状或溃疡型不规则肿块,外阴多有色素增加,病灶周围常合并外阴营养不良疾病,尚可触及增大、质硬、固定的腹股沟淋巴结。目前外阴鳞状细胞癌的临床分期多采用国际妇产科联盟分期法。①0 期:原位癌,表皮内肿瘤;②Ⅰ期:肿瘤局限于外阴和(或)会阴,肿物直径≤2cm;③Ⅱ期:肿瘤局限于外阴和(或)会阴,肿物直径>2cm;④Ⅲ期:肿瘤浸润尿道下段或阴道,或肛门;⑤ⅣA期:肿瘤浸润膀胱黏膜,或直肠黏膜,或尿道上段黏膜,或固定于骨盆;⑥ⅣB期:任何远处转移,包括盆腔淋巴结转移。

6.外阴恶性黑色素瘤(vulvar malignant melanoma)

占外阴恶性肿瘤2%~3%,居外阴恶性肿瘤第二位,多由外阴黑痣恶变而来,可发生于任何年龄,高发年龄为60~70岁。主要症状为外阴瘙痒伴出血。妇科检查病灶多见于阴蒂及小阴唇,可单发或多发,病灶隆起呈平坦状或结节状,表面色素沉着呈蓝黑色或棕褐色,病灶可坏死、脱落形成溃疡,触之易出血。晚期患者可扪及患侧或双侧腹股沟淋巴结肿大。

【治疗原则】

外阴乳头状瘤及纤维瘤可采取手术切除,切除组织病理学检查。外阴尖锐湿疣以去除疣体为主。外阴鳞状上皮内瘤变应做多点取材活组织检查,根据病变范围采取药物、激光或手术治疗。外阴鳞状细胞癌以手术为主,分化差及中晚期患者辅以放疗和化疗。外阴恶性黑色素瘤以手术治疗为主,辅以化疗及免疫治疗。

【护理措施】

1.术前护理

做好外阴手术的术前准备。对需皮瓣移植的患者,遵医嘱做好皮瓣区的备皮,消毒巾包扎。因手术创面大、皮瓣供区和受区组织张力高,术后需卧床2~3周。术前应指导患者练习床上排尿、排便、咳嗽和身体活动的方法。每日2次用聚维酮碘液行外阴擦洗、冲洗或坐浴,保持外阴干燥、清洁。术前3日提供无渣半流饮食,术前1日提供流质饮食,术日晨行清洁灌肠。

2.术后护理

(1)体位:患者平卧,双下肢呈屈膝外展位,膝下垫软垫,有利于减轻切口张力,缓解疼痛。术后遵医嘱静脉输液,补充营养。

(2)密切观察皮瓣及下肢血供:注意观察皮肤温度、颜色,双下肢有无肿胀及血栓形成,了解绷带是否过紧,一旦发现血供障碍,应立即报告医师,及时处理。

(3)保持负压引流通畅:注意观察引流管是否通畅、引流物的性质与数量。在严格无菌技术操作下更换引流外接管及引流瓶,停止负压吸引或更换引流外接管时,要防止引流物流入组织内发生逆行感染。

(4)预防与控制感染:及时更换臀下的无菌巾或会阴垫,保持会阴区清洁、干燥,每日用聚维酮碘液外阴擦洗1次,排便后要用聚维酮碘液擦洗。每日2次测量并记录体温,遵医嘱应用抗生素。

(5)促进舒适:术后遵医嘱给予止痛药,缓解疼痛。每2~4小时协助患者活动四肢关节,指导患者家属按摩患者的远端肢体,术后2~3日帮助患者床上翻身活动,根据愈合情况,术后2~3周可下床活动。

3.放疗与化疗

患者的护理参见第九章妇科放疗、化疗及妇产科围手术期患者的护理。

4.心理护理

护理人员应和蔼可亲地对待外阴癌患者,尽可能安排小病房,倾听患者及家属述说内心里的真实想法。详细介绍手术、放疗及化疗的相关知识,使患者了解治疗的目的、方法及预后,缓解精神及心理紧张。对可能产生身体意象紊乱患者,应为其耐心讲解外阴重建术的目的和意义,使其懂得术后外阴解剖外观及功能可部分恢复,减轻其心理压力,帮助患者寻找可利用的支持系统,鼓励其家属尽量多陪伴患者,增强其坚持治疗的信心,使其接受现实,积极配合治疗。

5.健康教育及出院指导

(1)增强体质:卧床休息与加强锻炼相结合,防止皮瓣挛缩。摄入高蛋白、高热量、高维生素、高纤维素饮食,保证每日排软便1次,防止便秘。

(2)促进重建器官功能恢复:教会患者坐浴方法,每日坐浴1次,促进局部血供和软化瘢痕。在医生指导下恢复性生活。

(3)定期复查:告知患者术后3个月到院复查。外阴恶性肿瘤患者需长期随访,随访时间为前半年每个月1次,后半年每2个月1次;第2~3年,每3个月1次;第4~5年,每6个月1次;第6年后,每年1次。随访时要注意评价肿瘤有无复发、治疗效果和副反应。

第十一章　阴道肿块

第一节　概述

阴道由黏膜、肌层和纤维组织膜组成。阴道黏膜有许多横纹皱襞，是富有伸展性的管状器官。因各种原因引起的阴道组织肿胀、增生、肿瘤而形成突出于黏膜表面的异常肿块，称阴道肿块。

阴道肿块形态各异，大小差异显著，按质地分为囊性肿块和实性肿块。阴道囊性肿块多由阴道外伤、炎症、内膜异位及盆底功能障碍性疾病、阴道前壁膨出所致，如阴道血肿、阴道脓肿、阴道子宫内膜异位症等，多伴有阴道疼痛、阴道分泌物增多等，也有无症状的阴道囊性肿块，多为胚源性，如阴道中肾管囊肿、阴道副中肾管囊肿、阴道包涵囊肿。阴道实性肿块按病理组织学检查结果，分为良性肿块和恶性肿块，良性的阴道实性肿块种类较多，有平滑肌瘤、脂肪瘤、纤维瘤及阴道尖锐湿疣等，但少见；阴道上皮内瘤变（vaginal intraepithelial neoplasia，VAIN）可能是阴道鳞状细胞癌的癌前病变；恶性的阴道实性肿块，主要有原发性阴道恶性肿瘤、阴道恶性黑色素瘤等。原发性阴道恶性肿瘤临床并不多见，仅占妇科恶性肿瘤的 2%，以鳞状细胞癌居多。阴道实性肿块较小时，临床症状不明显或无临床症状，随着肿块增大，可出现白带增多、阴道坠胀、阴道异物感，性交困难等，若肿块破溃、坏死及合并感染，可出现异常阴道分泌物、不规则阴道流血等，恶性肿瘤晚期还可出现消瘦、贫血、乏力等恶病质征象。

阴道肿块较小时，因症状不明显易被忽略，阴道血液循环丰富且有较大伸展性，阴道血肿常不易被及时发现，致使病情延误，因此应重视阴道检查。阴道检查作为妇科检查的一部分，护理人员在检查过程中应仔细观察阴道黏膜色泽，触诊有无肿块、肿块大小、形状、质地、张力，有无压痛及波动感等，部分病变肉眼可见，一些可疑或阴道上皮内瘤变随阴道镜检查的普遍开展，也能及时发现，做到早期诊断、早期治疗。

【护理评估】

（一）病因

1.损伤

经阴道分娩造成阴道裂伤未及时修补，或缝合止血不彻底，或外伤等原因，导致阴道血肿。

2.炎症

各种阴道感染性疾病均可形成阴道脓肿，人乳头瘤状病毒 6 型、11 型可引起阴道尖锐湿疣。

3.肿瘤

见于阴道各种良性肿瘤和恶性肿瘤。

4.子宫内膜异位症

继发性子宫内膜异位症较原发性多见。

5.盆底功能障碍性疾病

见于阴道前壁膨出及阴道后壁膨出。

6.胚源性组织残留

在胚胎发育过程中,副中肾管上皮小岛残留在阴道壁内,以后发展为阴道中肾管囊肿、阴道副中肾管囊肿。

(二)健康史

重点询问患者本次就医的原因、发病时间、主要症状等,有无异常阴道分泌物、疼痛、性交困难、排尿异常或排便异常等伴随症状,咳嗽时是否有尿液溢出,向下用力屏气时是否感到有块物自阴道脱出或脱出加重;详细了解有无会阴或阴道外伤史及感染史、孕产史、手术助产史、分娩过程及产褥期恢复情况;有无长期增加腹压的疾病,如慢性咳嗽、习惯性便秘等,工作是否需长时间站立、超负荷负重等情况。

(三)症状及体征

1.症状

病因不同,阴道肿块所引起的临床症状也不尽相同。阴道肿块较小时多无临床症状;阴道血肿和阴道脓肿患者可有发热、心悸、阴道疼痛及阴道分泌物增多,常伴有尿频、尿急、排尿或排便困难等症状,阴道血肿很大者可出现头晕、心悸、出冷汗等休克症状;阴道恶性肿瘤早期可有不规则阴道流血或性交后出血,阴道子宫内膜异位症患者可有周期性阴道疼痛,随肿块增大,患者可出现阴道分泌物增多、坠胀、尿频、尿急、排尿或排便异常、性交困难和阴道内异物感等,严重者可感到有肿块脱出于阴道外口,长时间站立或增加腹压后更明显。若肿块合并感染及破溃,可出现脓性或脓血性阴道分泌物或不规则阴道流血。

2.体征

绝大多数阴道肿块患者的全身症状并不明显,阴道血肿和阴道脓肿患者常有体温升高,脉搏增快,阴道出血量大时可出现面色苍白、血压下降等失血性休克征象。妇科检查发现会阴松弛,阴道口前方见半圆形囊性肿块,应考虑阴道前壁膨出;若见阴道后壁呈半球形膨出,向下用力屏气时肿物增大,应考虑阴道后壁膨出。阴道窥器检查发现阴道肿块表面红肿、发热、有明显压痛及波动感,提示阴道脓肿;若肿块表面呈紫蓝色、有明显触痛及波动感、张力大,结合阴道分娩时阴道裂伤或手术助产等诱因,提示阴道血肿;若触及痛性暗红色或紫蓝色小结节,经期略增大,应考虑阴道子宫内膜异位症;良性的阴道实性肿块好发于阴道前壁,多为单个突向阴道的肿块,触之实性、质硬、边界清楚、表面可破溃、坏死;阴道恶性肿瘤早期病灶局限,仅表现为溃疡,随病变进展,常表现为乳头状或菜花样,质脆,触之易出血,表面可破溃、坏死。若合并感染,可见脓血性分泌物,有臭味,晚期可出现全阴道浸润,阴道壁变硬、溃疡、出血,也可形成直肠阴道瘘或尿道阴道瘘,探针可探及瘘孔和瘘管。

(四)辅助检查

1.血常规检查

有助于感染及贫血的诊断。

2.细菌培养及药物敏感性试验

阴道脓肿穿刺液细菌培养及药物敏感性试验,以确定致病菌和选用敏感的抗生素。

3.阴道活组织检查

对可疑组织进行病理检查。

4.阴道细胞学检查

可作为阴道上皮内瘤变的筛选,并可确定异常细胞的来源。

5.阴道镜检查

阴道镜检查与碘试验定位取材,可提高病理组织学检查的阳性率。

6.诊断性刮宫

了解宫颈管黏膜和子宫内膜是否有癌灶波及。

7.尿道镜、膀胱镜检查

检查尿道、膀胱是否受侵犯。女婴、幼女和少女发生阴道血肿,应用尿道镜检查。

8.直肠镜检查

检查直肠是否受侵犯。

9.压力试验(stress test)、指压试验、棉签试验

检查是否有压力性尿失禁(stress urinary incontinence,SUI)。压力试验是将300ml液体注入膀胱后,嘱患者站立,用力咳嗽8~10次,若有尿液流出为阳性;指压试验是医护人员将示指与中指放在阴道前壁的尿道两侧,向前上抬高膀胱颈,再行诱发压力试验,若压力性尿失禁现象消失为阳性;棉签试验是患者取仰卧位,检查者将涂有利多卡因凝胶棉签放入阴道,使棉签头处于尿道与膀胱交界处,分别测量患者在静息时和做紧闭声门屏气动作(Valsalva动作)时棉签棒与地面所成角度,若所测得的两个角度之差小于15°,表明盆底组织支持良好,若两个角度之差大于30°,表明盆底组织支持薄弱。

10.穿刺检查

确定阴道囊性肿块,特别是阴道脓肿和阴道血肿内容物的性质。

(五)心理及社会因素

患者缺乏阴道肿块的相关知识,无症状或症状较轻时,往往忽视病情或因患处比较隐蔽而羞于就医,导致病情延误;症状较重时,因阴道分泌物增多并有异味、夫妻性生活受影响、压力性尿失禁以及死亡的威胁等原因而产生焦虑,容易出现悲观情绪和对疾病的恐惧心理而影响治疗。家庭成员理解和支持力度、家庭经济状况、社区支持系统等,也会对患者的心理产生影响。

【护理诊断/问题】

急性疼痛:与阴道组织损伤、出血、感染有关。

性功能障碍:与阴道内肿块引起性交困难有关。

排尿障碍:与盆底支持组织导致膀胱或尿道膨出有关。

便秘(constipation):与盆底支持组织受损导致直肠膨出有关。

有感染的危险:与长期阴道流血、阴道膨出组织破溃有关。

焦虑:与夫妻性生活受影响、压力性尿失禁以及死亡的威胁等有关。

【护理要点】

1.诊疗配合

协助医师明确病因,早期诊断,早期治疗。

2.缓解症状

帮助患者缓解疼痛、排尿困难或排便困难。

3.预防感染

保持外阴清洁,遵医嘱用药。

4.健康教育

增强保健意识,积极开展围生期保健,定期开展妇科检查。

第二节　阴道囊性肿块

阴道囊性肿块可发生于阴道任何部位。阴道有痛性囊性肿块常见的有阴道脓肿、阴道血肿、阴道子宫内膜异位症,阴道无症状囊性肿块常见的有阴道中肾管囊肿、阴道副中肾管囊肿。

【疾病特点】

1.阴道脓肿(vaginal abscess)

各种阴道感染性疾病均可导致阴道脓肿。患者可出现阴道胀痛,伴发热、阴道分泌物增多呈脓性,阴道前壁大血肿常有尿频、尿急、排尿困难等症状,阴道后壁大血肿常有肛门坠胀和里急后重。体格检查发现体温升高,脉搏加快;妇科检查发现阴道分泌物增多呈脓性,有臭味,阴道肿块表面发红肿胀、发热、有明显压痛及波动感,穿刺可抽出脓液。

2.阴道血肿(vaginal hematoma)

外伤(车祸、坠楼或骑跨伤等)、分娩及手术助产均可造成阴道裂伤形成阴道血肿,会阴切开缝合术止血不彻底也容易引起阴道血肿。血肿较小,症状不明显;血肿较大,患者感到阴道胀痛,可伴发热、尿频、尿急、排尿或排便困难,出血量多可引起头晕、出冷汗等休克症状。体格检查发现患者体温升高,脉搏增快,阴道出血量大时可出现面色苍白、血压下降等失血性休克征象。妇科检查可见紫蓝色阴道肿块、有明显触痛及波动感、张力大,穿刺可抽出不凝血液。

3.阴道子宫内膜异位症(vaginal endometriosis)

子宫内膜组织(腺体和间质)侵入直肠子宫陷凹和直肠阴道隔延伸至阴道壁,可形成继发性阴道子宫内膜异位症,好发于阴道后穹隆;血行或淋巴播散及医源性种植等原因可引起原发性阴道子宫内膜异位症。继发性居多,原发性少见。主要临床症状为周期性阴道疼痛或流血,伴性交痛及性交后出血,经前期性交痛更明显。妇科检查可见阴道后穹隆数个暗红色或紫蓝色半球形小结节,触痛明显,经期略增大,月经结束后稍缩小。

4.阴道中肾管囊肿(vaginal mesonephric duct cyst)

阴道中肾管囊肿又称 Gartner 囊肿、阴道卵巢冠纵管囊肿。在女性胚胎发育过程中,中肾管退化,但中肾管部分残留并不少见。阴道中肾管囊肿均在阴道上段前侧壁长出,突向阴道腔,囊肿呈单个或多个,单个呈球形,多个呈串似香肠,质软,壁薄,内含清亮液体。多见于育龄妇女,囊肿约 2cm 大,大囊肿可影响性生活,甚至阻碍分娩。

5.阴道副中肾管囊肿(vaginal paramesonephric duct cyst)

阴道副中肾管囊肿约占阴道囊肿的近半数。在女性胚胎发育过程中,副中肾管上皮小岛残留在阴道壁内,以后发展为阴道副中肾管囊肿,可发生在阴道壁任何部位,以前壁和侧壁居多,单发或多发,若囊肿较小,无临床症状,囊肿较大者可出现阴道分泌物增多、性交痛和排尿困难等。妇科检查可见阴道前壁或侧壁单个或多个凸向阴道的肿块,质软。

【治疗原则】

阴道血肿应立即切开止血缝合。阴道脓肿应切开引流,根据细菌培养及药物敏感性试验结果应用抗生素治疗。阴道子宫内膜异位症轻者随诊观察,严重者采用激光等物理治疗。阴道中肾管囊肿及阴道副中肾管囊肿较大者可手术切除。阴道前壁膨出轻者随诊观察,重者行手术修补术。

【护理措施】

1.排尿异常的护理

指导排尿困难的患者按摩下腹部、温水冲洗外阴促进排尿;帮助阴道前壁膨出患者配合医师做压力性尿失禁测试及测量残余尿;嘱压力性尿失禁患者多卧床休息,减少站立时间。对留置导尿管者,应注意保持导尿管通畅,每日擦洗外阴 2 次,保持外阴清洁,防止泌尿系统感染,拔出导尿管前,每隔 2～3 小时放尿 1 次,训练膀胱恢复收缩功能;排尿恢复正常后应鼓励患者多饮水,增加尿量,预防感染。

2.围手术期护理

参见第九章第三节妇产科围手术期患者的护理。

3.预防及控制感染

阴道血肿切开、留置导尿管及阴道手术后患者,应每日用 0.1% 聚维酮碘涂擦外阴 2 次,遵医嘱应用抗生素预防感染。阴道脓肿患者术后每日阴道及外阴清洗 2 次,并根据细菌培养及药物敏感性试验,采用抗生素控制感染。

4.心理护理

针对患者出现的焦虑,护理人员应告知其压力性尿失禁、性交痛与性交困难产生的原因,症状经过治疗能够有效改善,使其树立信心,并教会患者应对排泄异常的措施。

5.加强预防

宣传计划生育基本国策,做好围生期保健;正确处理难产,严格按照手术规程操作,会阴裂伤及会阴切开缝合术后认真观察,防止阴道血肿的发生;产褥期充分休息,尽早做产后保健操,促进腹肌及盆底组织功能的恢复;积极治疗各种阴道感染,防止阴道脓肿的发生;积极治疗慢性咳嗽、习惯性便秘、腹腔巨大肿瘤等增加腹压的原发疾病。

6.健康教育

(1)养成良好的生活习惯:注意锻炼身体,多摄入水果、蔬菜及易消化的食物,每日定时排便,多饮水,每 2～3 小时排尿 1 次。注意经期卫生。

(2)加强盆底肌肉锻炼:①缩肛运动。每日 3～4 次,每次收缩 5 秒,然后放松,反复进行10～15 分钟,坚持锻炼 3 个月以上。②间歇排尿。每次排尿时有意主动中断排尿 1～2 次,以锻炼尿道口括约肌功能。

(3)定期随访:阴道囊性肿块手术后,禁止性生活、盆浴2个月,术后1个月到医院复查。

第三节 阴道实性肿块

阴道实性肿块主要见于阴道肿瘤及人乳头瘤病毒引起的阴道尖锐湿疣。根据病理组织学特点将阴道肿瘤分为阴道良性肿瘤、阴道上皮内瘤变及阴道恶性肿瘤。较常见的阴道良性肿瘤有阴道平滑肌瘤、阴道纤维瘤和阴道脂肪瘤,可生长于阴道任何部位,多为单发,大小不等,边界多完整,表面光滑,若肿瘤表面破溃坏死或继发感染,容易误诊为恶性肿瘤。阴道恶性肿瘤多见于老年妇女,其中鳞状细胞癌最多见,占85%,少见的有腺癌、肉瘤、恶性黑色素瘤和生殖细胞瘤等,肿瘤生长迅速,质脆,易破溃、出血,晚期瘤体较大,形状不规则,多呈菜花状或乳头状,表面易破溃,感染后可形成溃疡,边界不清。

【疾病特点】

1.阴道平滑肌瘤(vaginal leiomyoma)

阴道平滑肌瘤主要来源于阴道平滑肌,常混有纤维组织,也称阴道纤维平滑肌瘤,好发于阴道前壁。肌瘤较小时无症状,肌瘤较大时患者自觉阴道下坠及异物感,伴尿频、尿急、性交困难等,若合并感染,可出现阴道分泌物增多呈脓性或脓血性,有臭味。妇科检查发现阴道前壁有单个球形肿块,表面光滑,触之橡皮样硬度、基底较宽或带蒂、边界清楚、无触痛。

2.阴道纤维瘤

阴道纤维瘤来源于阴道壁结缔组织,好发于阴道前壁或前侧壁。纤维瘤体较小时无症状,瘤体较大时症状与阴道平滑肌瘤相似。妇科检查于阴道前壁或前侧壁单个类圆形肿物,多有蒂,表面光滑,触之质硬如石,若发生变性或感染,瘤体质地变软。

3.阴道脂肪瘤(vaginal lipoma)

可发生于阴道任何部位。瘤体较小时无症状,瘤体较大时可有性交不适或性交困难。妇科检查可见阴道壁单个息肉样肿物,多无蒂,基底比较宽大,质软,边界比较清楚。

4.阴道尖锐湿疣(vaginal condyloma acuminata)

阴道尖锐湿疣是由人乳头瘤病毒感染引起的鳞状上皮增生性疣状病变,其中主要与低危型HPV6型、11型有关。过早性生活、多个性伴侣、免疫力低下、高性激素水平、吸烟等是HPV感染的危险因素,性传播为主要传播途径,潜伏期平均3个月。好发于性活跃的年轻妇女,常合并外阴尖锐湿疣。临床症状多不明显,部分患者有外阴瘙痒、阴道分泌物增多、性交后出血等。妇科检查发现早期尖锐湿疣多为淡红色小丘疹,可单发或多发,以性交易损伤部位多见,如舟状窝附近、大小阴唇、肛门周围、阴道前庭,随着病变进展,病灶逐渐增大增多,可呈菜花状或鸡冠状,阴道壁可见细小疣状物,融合成片,形成宽蒂的菜花状肿物,质脆,触之易出血,肿物表面破溃、坏死、脱落而形成溃疡,若合并妊娠,肿物生长迅速,常合并多量的阴道流血。

5.阴道上皮内瘤变

多见于60岁以上妇女,无论是否治疗,约5%的VAIN最后发展为浸润癌,可能是阴道鳞状细胞癌的癌前病变。多数 VAIN 患者曾患宫颈上皮内瘤变,约 3% 的 VAIN 与 CIN 并存,提示 VAIN 与 CIN 的关系密切。病因不清,可能与人乳头瘤病毒感染、阴道上皮损伤后鳞状上皮化生、长期应用免疫抑制药及接受放射治疗有关。根据病理组织学将阴道上皮内瘤变分为 3 级,Ⅰ级为轻度不典型增生,Ⅱ级为中度不典型增生,Ⅲ级为重度不典型增生,包括原位癌。阴道上皮内瘤变无明显临床症状,部分患者因 HPV 感染而出现阴道分泌物增多或性交后出血。妇科检查发现单个或多个、分散或融合、红色或白色的病灶,多位于阴道上段,单个病灶多呈卵圆形,表面有刺状细突。

6.阴道鳞状细胞癌(squamous carcimona of the vagina)

阴道鳞状细胞癌是最常见的原发性阴道恶性肿瘤,发病年龄多在 60～70 岁,病因不清,可能与人类乳头状病毒感染、盆腔放射治疗史、慢性刺激等有关。以直接蔓延和淋巴转移为主,晚期可有血行转移。主要症状为阴道流血和阴道分泌物异常,早期为无痛性、不规则阴道流血及分泌物增多,晚期可出现大量阴道流血,由于肿瘤发生坏死、感染,阴道分泌物呈血性或米汤样,部分患者因肿瘤侵犯及压迫周围器官而出现尿频或里急后重感。妇科检查早期可见阴道壁肿物呈结节状、扁平状或浅表溃疡状,好发于阴道后壁上 1/3 段和阴道前壁下 1/3 段,病灶较局限,随着疾病的发展,肿物多呈菜花状或乳头状,少数患者表现为溃疡型、扁平状黏膜下型或阴道旁浸润型,阴道壁变硬,若肿瘤侵犯膀胱、尿道或直肠,可出现生殖道瘘,腹股沟可触及肿大的淋巴结。

【治疗原则】

阴道良性肿瘤可手术切除。阴道尖锐湿疣以去除疣体为主。阴道上皮内瘤变应根据病变的范围、部位及患者的具体情况采取个体化治疗。非手术治疗主要针对 50 岁以下并希望保留性功能患者,采用 5% 氟尿嘧啶软膏或 CO_2 激光治疗;50 岁以上,尤其是 VAINⅢ级患者行阴道上皮病灶切除或全阴道切除术。阴道鳞状细胞癌以放射治疗和手术为主,辅以化学药物治疗。

【护理措施】

1.一般护理

为患者创造一个安静、清洁的治疗与休息环境。提供足够热量的易消化食物及富含维生素的新鲜蔬菜和水果,忌食刺激性食物。记录每日液体出入量,保证足够的液体。保持外阴清洁,每日擦洗外阴 2 次。

2.阴道手术的准备及护理

参见第九章第三节妇产科围手术期患者的护理。

3.用药指导

告知阴道上皮内瘤变患者 5% 氟尿嘧啶软膏的作用是促使病变上皮脱落。每日定时给患者阴道局部涂抹 5% 氟尿嘧啶软膏,用药后在阴道和外阴皮肤涂抹凡士林软膏以保护局部组织,连续应用 1 个月。

4.放射治疗的护理

护理人员应向患者解释放射治疗是阴道鳞状细胞癌的最常用的治疗手段,原发癌灶的治疗可采用阴道腔内和组织内插植放射治疗,远处转移的继发灶可采用体外放射治疗,同时还应对髂、盆腔区淋巴结及腹股沟淋巴结行体外放疗。接受放疗前应排空膀胱,行清洁灌肠。告知患者及家属注意观察放疗的并发症,如阴道狭窄、阴道黏膜溃疡、生殖道瘘等,一旦发现,应及时就医。

5.阴道尖锐湿疣孕产妇的护理

参见第十五章第三节外阴瘙痒伴赘生物。

6.心理护理

阴道恶性肿瘤及阴道尖锐湿疣患者多有焦虑、甚至恐惧心理,影响饮食、日常生活和家庭关系等,护理人员应详细讲解相关知识,耐心开导并安慰患者,减轻其心理压力及不良情绪,鼓励患者面对现实、树立信心,同时积极与患者家属,特别是配偶沟通,使患者获得家庭主要成员的理解和关心,积极配合治疗。

7.健康教育

(1)增强自我保健意识,定期开展妇科检查,使阴道肿块能够早发现、早诊断、早治疗。

(2)开展性行为的健康教育,避免混乱的性关系,阴道尖锐湿疣患者及其配偶应同时接受检查及治疗,污染的衣裤要及时消毒处理。

(3)非手术治疗的阴道上皮内瘤变患者,应在2个月后行宫颈刮片及阴道脱落细胞学检查,治疗期间禁止性生活。手术治疗的阴道上皮内瘤变患者,也应在术后2个月到医院复查,视复查结果确定恢复性生活的时间,避免增加腹压的动作。若发现排尿异常或排便异常及阴道分泌物增多,应嘱及时就医。

(4)阴道恶性肿瘤多在治疗后2年内复发,因此要遵医嘱坚持定期随访。治疗出院半年内每个月1次,半年后至2年内每2个月1次,第3年每3个月1次,第4年每6个月1次,此后,每年1次。

第十二章　两性畸形

第一节　概述

男女性别通常是依据性染色体、性腺结构、外生殖器形态和第二性征加以区分和确定。若生殖器官同时具有男性和女性的两性特征，称两性畸形（hermaphroditism）。两性畸形为先天性生殖器官发育畸形的一种特殊类型，必须尽早诊断和恰当处理。

胎儿性分化与生殖器官发育的过程非常复杂。卵子受精时就已经决定了胎儿性别。在胚胎期，两性的生殖系统才开始分化。性分化之前，胚胎的原始性腺以及生殖器官的始基已经初步形成，随后的分化、发育则取决于性染色体。

【女性生殖器官的发育】

女性生殖器官的发育可以分为两个阶段，即性未分化阶段和性分化阶段。

1.性未分化阶段

男女胚胎在胚胎第 6 周之前的原始性腺、内生殖器与外生殖器均是相同的，此时期称性未分化阶段。

2.性分化阶段

性分化取决于睾丸决定因子（testicular determining factor，TDF）和雄激素。性分化阶段包括性腺分化、内生殖器衍变和外生殖器发育。直至胎儿第 12 周，临床上才能够通过外生殖器区分出男女性别。

（1）性腺分化：胚胎第 6 周之后，原始性腺开始分化。若胚胎细胞含有 Y 染色体，Y 染色体短臂上有一个 Y 基因性决定区（sex determining region Y gene.SRY），Y 基因是性决定区编码的一种蛋白质，可能就是睾丸决定因子，通过其相应的受体，导致性腺皮质退化，并能促使性素细胞转化为曲细精管的支持细胞；同时能够使间胚叶细胞衍变为间质细胞。此时，睾丸形成。若胚胎细胞不含有 Y 染色体，约在胎儿第 12 周，原始性腺发育。原始生殖细胞分化为初级卵母细胞（primary oocyte），性素皮质的扁平细胞（以后发展为颗粒细胞）围绕卵母细胞，构成原始卵泡（primitive follicle）。此时，卵巢形成。

（2）内生殖器衍变：约在胚胎第 8 周，睾丸支持细胞分泌副中肾管抑制因子，能够使副中肾管退化。同时副中肾管抑制因子能够启动睾丸间质细胞分泌睾酮，睾酮作用于中肾管，使其分化为输精管、附睾、射精管和精囊。若无副中肾管抑制因子存在，副中肾管不退化，副中肾管逐渐形成输卵管、子宫和阴道。若缺少副中肾管抑制因子，则中肾管退化。

（3）外生殖器发育：若有睾酮的作用，在外阴组织中 5α-还原酶作用下，睾丸间质细胞分泌的雄激素，能够转变为二氢睾酮，与其相应受体结合，使生殖结节分化为阴茎，泌尿生殖褶融合、闭合，使阴唇，阴囊隆突发育为阴囊。若无睾酮的作用，生殖结节缓慢增大，形成阴蒂，泌尿生殖褶形成小阴唇，阴唇—阴囊隆突发育为大阴唇。

必须指出，性染色体是胚胎、胎儿性腺分化的决定因素，在随后的生殖器官分化过程中，卵巢并不起任何作用，而 Y 染色体上的睾丸决定因子、睾丸形成后分泌的睾酮和副中肾管抑制因子以及外阴组织中 5α-还原酶和二氢睾酮受体的存在，才是生殖器官分化的决定因素。女性生殖器官在胚胎期发育形成过程中，若受到某些内在或外来因素干扰，均可导致性腺发育异常。两性畸形分为真两性畸形、女性假两性畸形和男性假两性畸形三大类。两性畸形在诊断及鉴别诊断时，应注意病史和查体、实验室检查和性腺活组织检查。

【护理评估】

(一)病因

1.性染色体异常

性染色体异常可以是数量或结构异常。见于真两性畸形（嵌合型性染色体）、46,XX/46,XY 性腺发育不全等。

2.性腺发育异常

主要见于 XY 单纯型性腺发育不全、真两性畸形（46,XX 或 46,XY）等。

3.性激素与功能异常

主要见于雄激素过多（先天性肾上腺皮质增生、早孕期过多应用外源性雄激素）、完全型和不完全型雄激素不敏感综合征等。

(二)健康史

应重点询问患者母亲在孕早期有无服用高效黄体酮或达那唑类药物治疗史，详细了解妊娠期间是否处于天然辐射或人工辐射环境，如医疗照射或职业照射等、是否接触过化学药物、毒物或抗代谢类药物等、是否曾有病毒感染等，既往是否诊断有自身免疫性疾病，家族有无类似畸形史。

(三)症状与体征

1.症状

两性畸形患者临床症状因病因不同而不同，真两性畸形患者若子宫发育不良，可出现原发性闭经，也有男性按月尿血。XY 单纯型性腺发育不全患者常表现为青春期乳房不发育或原发性闭经。先天性肾上腺皮质增生的婴儿表现为呕吐、头痛、头晕、脱水等症状，成年女性患者可出现原发性闭经及音低、喉结、乳房不发育等男性第二性征表现等。完全型雄激素不敏感综合征常有原发性闭经。

2.体征

查体应注意乳房发育及阴毛、腋毛分布情况、阴蒂大小、尿道口与阴道口位置、有无阴道和子宫，同时检查腹股沟与大阴唇，了解有无异位睾丸。真两性畸形的外生殖器多为混合型，或以女性型为主，或以男性型为主，内生殖器可以有子宫和输卵管，若睾丸功能较好，可有附睾和精索等男性内生殖器。XY 单纯型性腺发育不全患者阴毛、腋毛无或稀少，有阴道和子宫，内外生殖器呈幼稚型。先天性肾上腺皮质增生在婴儿即可出现血压升高、外生殖器模糊不易确定性别、体重下降；成年女性患者可见喉结突出、胡须、毳毛等男性第二性征；完全型雄激素不敏感综合征患者外生殖器呈女性型,小阴唇发育差,阴道短浅,阴道上段为盲端,无子宫,多于腹腔内腹股沟中触及两侧睾丸,正常大小。

(四)辅助检查

1.染色体核型分析

真两性畸形的染色体核型可是 46,XX、46,XY 和 46,XX/46,XY 以及其他嵌合型。混合型性腺发育不全的染色体核型最常见为 46,XX/46,XY;或 45,X/46,XY,其他如 45,X/47,XXY;45,X/46,XY/47,XXY 少见。XY 单纯型性腺发育不全的染色体核型为 46,XY。雄激素不敏感综合征的染色体核型为 46,XY。

2.血雌激素、尿促卵泡素、黄体生成激素及睾酮值测定

雄激素不敏感综合征的血睾酮值在正常男性范围或增高,FSH、尿 17-酮均为正常男性值,LH 较正常男性增高,雌激素略高于正常男性。XY 单纯型性腺发育不全的血雌激素值低,血促性腺激素值高,血睾酮值低,可与雄激素不敏感综合征相区别。11β-羟化酶缺陷患者血睾酮值升高。

3.血钾、血钠值及肾素/醛固酮比值测定

21-羟化酶缺陷患者血钠减少,血钾升高。11β-羟化酶缺陷患者血钠值正常,血钾值可能正常或降低,肾素/醛固酮比值升高。11β-羟化酶缺陷患者血醛固酮和肾素呈低值。

4.尿 17-羟、17-酮值测定

21-羟化酶缺陷的皮质激素测定值可能呈正常低值或更低值,17α-羟黄体酮(为 21-羟化酶作用环节前聚集物质)显著升高,甚至可达正常值的数百倍。尿 17-羟类固醇低值,反映皮质醇值低;17-酮类固醇升高,反映雄激素合成过多,代谢产物也增多,孕三醇高水平,为 17α-羟黄体酮的代谢产物。11β-羟化酶缺陷患者尿液去氧皮质酮和脱氧皮质醇的四氢代谢产物(如 3α-羟基、5β-氢-四氢皮质醇等为主的代谢物)值升高;若进行促肾上腺皮质激素(ACTH)刺激试验,则测定值常高出正常值数百倍;尿 17-酮类固醇值明显升高。

5.性腺活组织检查

对于真两性畸形,需要通过腹腔镜检查或剖腹探查,取出少许性腺组织进行活组织检查,明确同时存在卵巢和睾丸两种组织,方能最终确定诊断。

(五)心理与社会因素

正常个体的染色体性别、性腺性别、内外生殖器性别、性激素性别、社会性别及心理性别等 6 种性别是一致的,而两性畸形患者存在着很大差异。在患者生长发育、治疗处理中需考虑社会性别,特别是对于一个成年人,改变社会性别会对患者及其家属的精神和心理造成严重的影响。患者由于身体发育异常,往往精神痛苦,易产生孤僻、自卑等心理。

【护理诊断/问题】

社交孤立(social isolation):与社会性别不被尊重、担心他人嘲笑、不愿与人交往等有关。

身体意象紊乱:与对社会性别厌恶、对身体发育异常感到羞辱等有关。

长期自尊低下(chronic low self-esteem):与性生活不适、不能生育有关。

有发展迟滞的危险(risk for delayed development):与先天性肾上腺皮质增生引起骨骺过

早愈合造成身材矮小有关。

【护理要点】

1.诊疗配合

根据疾病的不同类型在适宜年龄段开展规范治疗。

2.心理护理

减轻患者心理压力。

第二节　真两性畸形

【疾病特点】

真两性畸形(true hermaphroditism)患者的染色体核型以 46,XX 多见,其次是 46,XX/46,XY 嵌合型,46,XY 少见。只有通过腹腔镜检查或剖腹探查,进行性腺活检,明确同时存在卵巢和睾丸两种组织,才能确诊为真两性畸形。其主要特点为:①患者体内有睾丸和卵巢两种性腺同时存在。真两性畸形在临床上罕见。性腺为卵巢、睾丸或卵睾(卵巢组织和睾丸组织同时存在于一个性腺内,两者间有纤维组织间隔,但卵巢内必须有滤泡,睾丸内必须有曲精小管或有精子生成)。性腺可以有 4 种可能:或是一侧卵巢,一侧睾丸;或是两侧均为卵睾;或是一侧卵巢,另一侧为卵睾;或是一侧睾丸,另一侧为卵睾。内生殖器可以有子宫和输卵管,其发育程度与卵巢功能相关。若睾丸功能较好,可以有附睾和精索等男性内生殖器。②真两性畸形的外生殖器多为混合型,或以女性型为主,或以男性型为主。可以从女性型(阴蒂肥大、阴唇阴囊隆起愈合)直到男性型(男性外生殖器、尿道下裂、阴囊中空等)。青春期按体内性激素状况呈现出不同的第二特征,但多具有能够勃起的阴茎,而乳房几乎均为女性型,若有发育良好的子宫,青春期能来月经,若子宫发育不良,可无月经来潮。除生殖系统外,通常并无其他体格方面的异常。

【治疗原则】

手术治疗。根据社会性别选择,将不需要的生殖腺切除,保留与其性别相适应的性腺。

【护理措施】

1.诊疗配合

(1)检查配合:真两性畸形患者不仅要开展外生殖器和实验室检查(包括染色体检查),而且需要腹腔镜或剖腹探查进行性腺活检,依据病理结果来确定诊断,因此,护理人员应向患者解释检查项目有利于明确病因,有助于选择适当的性别生活,有利于避免或减轻患者和家属的心理痛苦。

(2)围手术期护理:手术涉及保留与社会性别相同的性腺、切除异常位置或发育不正常的睾丸、修补发育不全的子宫以及外生殖器整形等,护理人员应根据手术内容、范围做好外阴部手术及腹部手术的术前与术后护理,参见第九章第三节妇产科围手术期患者的护理。

2.心理护理

向患者及家属认真、详细讲解真两性畸形的相关知识及手术的目的、方式,使其了解治疗后的预期结果,部分患者能够生育,以缓解心理和精神痛苦。帮助患者及其家属处理好社会性别与生理性别的一致性,耐心回答其所提出的问题,原则上除阴茎发育良好者,且睾丸能推入阴囊内者可按男性抚养外,其余患者以按女性抚养为宜。

3.健康教育

(1)出院指导:告知患者术后应定期复查,发现不适,应及时就诊。按照社会性别生活,树立正确的恋爱与婚姻观。

(2)围生期保健:加强优生优育的宣传,通过遗传咨询及医学检查筛查遗传性疾病;孕前与孕期应保持身体健康、戒除烟酒、明确没有对胎儿有影响的微生物感染、避免接触有害的化学制剂、电离辐射等;患病时应遵医嘱用药;定期开展孕期保健。

第三节　女性假两性畸形

女性假两性畸形(female pseudohermaphroditism)患者的性腺为卵巢,染色体核型为46,XX,内生殖器(子宫、宫颈和阴道)均存在,外生殖器出现部分男性化。男性化程度取决于胚胎暴露于高雄激素的时期早晚和雄激素的数量。雄激素高值的原因为先天性肾上腺皮质增生或孕妇于妊娠早期服用含有雄激素作用的药物所致。

【疾病特点】

1.先天性肾上腺皮质增生(congenital adrenal hyperplasia,CAH)

又称肾上腺生殖综合征,为常染色体隐性遗传病,是女性假两性畸形中最常见的类型。其基本病变为胎儿肾上腺合成皮质醇的一些酶缺乏,以21-羟化酶缺乏最常见,不能将17α-羟黄体酮羟化为皮质醇,当皮质醇合成量减少时,对下丘脑和腺垂体的负反馈作用消失,导致腺垂体促肾上腺皮质激素(adrenocorticotropic hormone,ACTH)分泌量增加,刺激肾上腺增生,促使其分泌的皮质醇数量接近正常值,同时也刺激肾上腺网状带产生大量雄激素,导致女性胎儿的外生殖器出现部分男性化。

(1)21-羟化酶缺陷:21-羟化酶缺陷是先天性肾上腺皮质增生中最常见的类型。21-羟化酶缺陷既影响皮质醇合成,也影响醛固酮合成。缺少醛固酮能够降低肾小管回收钠离子的功能而导致血钠降低、血钾升高的一组症候群。21-羟化酶缺陷程度严重的新生儿有呕吐、脱水、休克,甚至在生后2周内死亡,临床上称为失盐性肾上腺皮质增生症。也有些患者早期并无异常表现,而是在儿童生长发育过程中或到青春期时,女孩呈现男性化。还有的患者只是在接受普查时,才发现有轻微皮质醇不足,而卵泡发育呈多囊性改变。

(2)11β-羟化酶缺陷:为常染色体隐性遗传病,其调节基因位于第8对染色体长臂上,不与人白细胞抗原(HLA)联系,这一点与21-羟化酶缺陷是不同的。11β-羟化酶能够使11-去氧皮质酮转化为皮质酮,也能够使11-脱氧皮质醇转化为皮质醇。11β-羟化酶缺陷时,皮质醇不足对腺垂体促肾上腺皮质激素反馈抑制减弱,促肾上腺皮质激素继续增加导致脱氧皮质醇大量聚集,同时 21-羟化酶作用前的黄体酮和 17α-羟黄体酮也过多聚集,这些物质不断转化为雄激素,雄激素水平持续升高,能够使女性型的外阴男性化。

(3)胆固醇裂解酶缺陷:胆固醇裂解酶缺陷能够导致卵巢和肾上腺皮质的全部类固醇激素合成受阻,使胎儿无性发育,新生儿因肾上腺皮质功能极度低下,多在婴幼儿期死亡。

此外,3β-羟类固醇脱氢酶缺陷和 17α-羟化酶缺陷极罕见,不再详述。

2.孕妇于妊娠早期服用含有雄激素作用的药物

例如于妊娠早期服用甲羟黄体酮、达那唑及甲睾酮等药物,这些药物均有不同程度的雄激素作用,若用于妊娠早期保胎或服药过程中同时受孕,均能导致女胎外生殖器男性化,类似先天性肾上腺皮质增生所致的畸形,但程度较轻,且在出生后男性化不再加重,至青春期月经能够来潮,并能有正常的生育能力。血雄激素和 17-酮类固醇值均在正常范围。妊娠 12 周以后,接受甲羟黄体酮、达那唑及甲睾酮等药物治疗,仅能够使阴蒂肥大,阴蒂显著增大似男性阴茎。更严重者伴有阴唇融合,两侧大阴唇肥厚有褶,并有不同程度的融合,类似阴囊。

【治疗原则】

药物治疗与手术治疗相结合。先天性肾上腺皮质增生可采用足量肾上腺皮质激素药物治疗,女性外生殖器畸形采用手术整形治疗。

【护理措施】

1.用药指导

告知先天性肾上腺皮质增生患者一旦明确诊断,应立即开始药物治疗,疗效与治疗开始的时间密切相关。若在 2 岁内开始治疗,可抑制阴蒂增大及其他男性化的发展,也抑制骨骺过早闭合导致的身材矮小。主要药物为肾上腺皮质激素,需要终身服用。因此,嘱患者及家属坚持用药。

2.围手术期护理

参见第九章第三节妇产科围手术期患者的护理。

3.心理护理及健康教育

参见本章第二节真两性畸形。

第四节　男性假两性畸形

男性假两性畸形(male pseudohermaphroditism)患者的性腺为睾丸,染色体核型为 46,XY,无子宫,但具有部分或全部女性表型。因阴茎极小和生精功能异常,通常无生育能力。男性假两性畸形的发病机制与胎儿发育期睾丸未分化、雄激素合成量不足、副中肾管抑制因子缺乏或外生殖器组织代谢异常等有关。临床常见类型有雄激素不敏感综合征、混合型性腺发育不全、XY 单纯型性腺发育不全等。

【疾病特点】

1.雄激素不敏感综合征

本综合征为 X 连锁隐性遗传病,常在同一家族中发生。患者性腺为睾丸。在胚胎早期,睾丸分泌睾酮,但因靶器官细胞内缺乏雄激素受体,对睾酮不发生反应,妨碍外生殖器和男性第二性征的发育。青春期后,睾丸发育酶系有缺陷,由于雌激素合成量较多而呈现女性化,乳房发育,外表似女性。根据外阴组织对雄激素不敏感程度的不同,临床上分为完全型雄激素不敏感综合征和不完全型雄激素不敏感综合征两种。

(1)完全型雄激素不敏感综合征:患儿出生时外生殖器完全为女性,故既往曾将完全型雄激素不敏感综合征称为睾丸女性化综合征(testicular feminization syndrome)。患者体内的睾酮能够通过芳香化酶转化为雌激素,至青春期,身材偏高,臂长,手足巨大,乳房发育丰满,但乳头小,乳晕色淡,阴毛及腋毛稀少或缺如。外生殖器呈女性型,小阴唇发育差,阴道短浅,阴道上段为盲端,无子宫。两侧睾丸正常大小,可能位于腹腔内或位于腹股沟中,偶尔可以在大阴唇内触及。检测血睾酮、促卵泡激素、尿 17-酮值,均为正常男性值,血黄体生成激素值较正常男性值偏高,雌激素值略高于正常男性值。

(2)不完全型雄激素不敏感综合征:较完全型雄激素不敏感综合征少见。患者外生殖器多呈两性畸形,表现为阴蒂肥大或为短小阴茎,阴唇部分融合,阴道极短或仅有浅凹窝。至青春期可以出现阴毛、腋毛增多和阴蒂继续增大等男性改变。

2.混合型性腺发育不全(mixed gonadal dysgenesis)

染色体以 45,X/46,XY 或 46,XX/46,XY 居多。也可以是 45,X/47,XXY;45,X/46,XY/47,XXY。本病特点是患者的两侧性腺发育不对称,一侧为条索状性腺,另一侧为发育不全的睾丸。患儿出生时,外生殖器呈女性型或部分男性化,表现为阴蒂增大,外阴不同程度融合和尿道下裂。内生殖器可以是始基子宫或幼稚子宫,在条索状性腺侧有输卵管,在发育不全的睾丸侧有输精管。多以女婴抚养,但至青春期往往出现男性化,女性化极少,一般无其他体格异常。

3.XY 单纯型性腺发育不全(XY pure gonadal dysgenesis)

又称为 Swyer 综合征。染色体核型为 46,XY,血促性腺激素增高,血睾酮低值,血雌激素低值。此点可以与雄激素不敏感综合征相鉴别。常呈家族性,亦有散发者。依据系谱分析为 X 连锁隐性遗传病,或男性性腺常染色体显性遗传病。XY 单纯型性腺发育不全的患者,由于染色体出现基因突变,胚胎期的睾丸不发育,不分泌睾酮和副中肾管抑制因子,中肾管退化,不再发育为男性生殖器,而副中肾管却发育为女性生殖系统,患者外表为女性,但身材高大,有发育不良的子宫及输卵管,青春期乳房发育差或不发育,阴毛及腋毛稀少,无月经来潮。患者常因原发性闭经就诊。常按女性生活。

【治疗原则】

手术治疗。手术的时机、方式应根据患者的社会性别、AIS 类型、睾丸的部位和外生殖器畸形的程度决定。

【护理措施】

1.围手术期护理

参见第九章第三节妇产科围手术期患者的护理。此外,应告知患者及家属手术目的及意义。完全型雄激素不敏感综合征患者在青春期发育成熟后切除双侧睾丸是为防癌变;混合型性腺发育不全及 XY 单纯型性腺发育不全患者的生殖腺恶变率高,发生恶变年龄早,应尽早切除未分化的生殖腺;有外生殖器男性化畸形的不完全型雄激素不敏感综合征患者应提前行外阴整形术并需切除双侧睾丸,使其按女性生活。

2.心理护理及健康教育

参见本章第二节真两性畸形患者的护理。

第十三章 不孕症

第一节 概述

不孕是指无受孕能力、不能生育下一代,不育是指实际上或临床上未能生育,生育下一代的能力有限。世界卫生组织建议几种生育状态的定义。①原发性不育:一对夫妇暴露于妊娠危险(希望妊娠、未避孕、正常性生活)2年或2年以上而未妊娠。②继发性不育:既往妊娠过,暴露于妊娠危险2年或2年以上,未能再妊娠(哺乳期闭经不计算在内)。③妊娠荒废:一对夫妇能受孕,但不能生育活婴,如复发流产、习惯性流产。④生育状况不明:没有暴露于妊娠危险人群,如两地分居、采取避孕措施或哺乳状态等。

正常夫妇受孕所需时间:暴露时间3个月妊娠率57%;6个月妊娠率72%,12个月妊娠率85%,24个月妊娠率93%。在不育定义中,暴露时间规定为2年。但在临床上为了早诊断、早治疗,世界卫生组织1995年编写的《不育夫妇标准检查与诊断手册》中规定为1年,指有正常性生活,未经避孕1年未妊娠者。本章仍沿用称不孕症(infertility)。

受孕是个复杂的生理过程,必须具备的基本条件有:①卵巢能够排出正常卵子。②精液正常,有数量足够和活力正常的成熟a级精子。③卵子和精子能够在输卵管壶腹部与峡部连接处相遇,并结合形成受精卵。④受精卵能够顺利进入子宫腔且子宫内膜适合受精卵着床。⑤卵巢分泌足够数量的性激素,使着床的受精卵能够顺利生长发育为胚胎。这5项基本条件中有任何一项不正常,均可导致不育。可见不育原因可能在女方或在男方,也可能在男女双方。

夫妇一方有先天或后天解剖生理缺陷,无法纠正而不能妊娠者,称绝对不孕;夫妇一方因某种原因阻碍受孕导致暂时不能妊娠,一旦原因得到纠正仍能妊娠者,称相对不孕。

【护理评估】

(一)病因

女性不孕症从病因角度可以分为排卵障碍性不孕、输卵管性不孕、子宫性不孕、宫颈性不孕、下生殖道性不孕、免疫性不孕和子宫内膜异位症性不孕7类。

1.排卵障碍性不孕

约占25%。排卵障碍主要是由于卵巢功能紊乱导致持续不排卵。导致持续不排卵的病变部位有卵巢、垂体、下丘脑、肾上腺及甲状腺等。卵巢性无排卵主要是卵巢功能低下,分泌雌激素减少,致使垂体分泌促性腺激素增多;垂体性无排卵主要是垂体分泌促性腺激素低下,引起卵巢分泌雌激素明显减少;下丘脑性无排卵主要是下丘脑功能障碍,导致促性腺激素低值,雌激素水平也低;肾上腺及甲状腺功能异常也能影响卵巢功能导致不排卵。

2.输卵管性不孕

约占35%。自然受孕要有功能正常的输卵管,包括输卵管平滑肌的蠕动及其上皮细胞纤毛的摆动,而且输卵管腔必须通畅。输卵管堵塞和输卵管通而不畅日益增加,可能与性传播疾病(如淋病、沙眼衣原体感染、支原体感染等)增多以及子宫内操作(多次行人工流产术等)增加,引起慢性输卵管炎,导致输卵管伞部闭锁或输卵管黏膜破坏有关。生殖器结核所致输卵管性不孕至今仍不少见。

3.子宫性不孕

约占35%。子宫性不孕包括先天性子宫缺如、子宫先天畸形(如单角子宫、双角子宫、纵隔子宫等)、子宫肌瘤、子宫腺肌病、子宫内膜炎、子宫内膜不典型增生等。主要能妨碍精子上行和阻碍受精卵着床及发育,在非闭锁性子宫畸形中,发生流产机会比不孕更多。

4.宫颈性不孕

宫颈是精子进入宫腔和输卵管的必经之路,也是储存精子的部位。宫颈管的解剖结构及其腺上皮分泌功能与生育的关系非常密切,宫颈疾病引起不育约占8%。宫颈异常包括宫颈狭窄、宫颈闭锁、宫颈管黏膜发育不良、无宫颈、双宫颈、子宫Ⅲ度前屈或Ⅲ度后屈、宫颈息肉、宫颈肌瘤、宫颈急性炎症等,均能影响精子存活、上游与储存而造成不孕。

5.下生殖道性不孕

下生殖道(外阴与阴道)因素导致不孕并不多见,仅占不孕症的3%。

(1)外阴发育异常:包括真两性畸形、女性假两性畸形(如先天性肾上腺皮质增生等)、男性假两性畸形(如雄激素不敏感综合征等)、处女膜畸形(如处女膜闭锁、筛孔样处女膜和处女膜坚韧等)。

(2)阴道发育异常:包括无阴道、阴道部分闭锁、阴道完全闭锁、阴道不完全中隔、阴道完全中隔、阴道横隔、阴道斜隔、阴道上段狭窄等。

外阴阴道异常还包括创伤与手术形成的瘢痕狭窄,均能造成性交障碍、精子受纳减少以及精子上行与卵子结合困难而导致不孕。各种阴道炎症时,白细胞增多吞噬精子或影响精子活力,也可导致不孕。

外阴阴道异常还包括创伤与手术形成的瘢痕狭窄,均能造成性交障碍、精子受纳减少以及精子上行与卵子结合困难而导致不孕。各种阴道炎症时,白细胞增多吞噬精子或影响精子活力,也可导致不孕。

6.免疫性不孕

细胞因子通过与下丘脑-垂体激素相互作用而影响生殖内分泌并调节生育过程,妊娠成功依赖于母-胎间的相互作用,既要避免胎儿被母体排斥,又要防止滋养细胞过度侵入。精子与机体免疫系统接触后,作为独特抗原引起自身或同种免疫反应,产生抗精子抗体。研究数据已证实,体内存在抗精子抗体可以导致不孕,约占不孕患者的20%。10%不孕男性血清和(或)精浆中发现抗精子抗体,在不孕妇女血清和(或)宫颈黏液中存在抗精子抗体。因此,抗精子抗体导致的免疫性不孕在临床上已受到广泛关注。

精子对于女性来说属于异己,但只有少数敏感女性产生抗精子抗体。患生殖道感染或患性传播疾病,均可以产生抗精子抗体。引起生殖道黏膜破损的性生活,使精子抗原通过女性生殖道破损黏膜上皮屏障,进入上皮下的 B 淋巴细胞,产生抗精子抗体。某些助孕技术(如人工授精等)能够导致大量精子进入腹腔,被腹腔内的巨噬细胞吞噬后,将精子抗原传递给女性盆腔淋巴内的辅助性 T 淋巴细胞,发生抗精子的免疫反应。抗精子抗体在生殖过程中可以阻止精子穿透宫颈黏液,影响精子酶活力、透明带和放射冠分散作用,干扰精子顶体反应,封闭顶体膜上的抗原位点,影响精子与卵子相融合,起到干扰受精卵发育、影响胚胎发育的作用。抗精子抗体的免疫复合物能够启动补体,与细胞结合促进吞噬,发生抗体依赖性细胞介导的细胞毒作用,导致精细胞受到损伤。

7.子宫内膜异位症性不孕

约 40% 不孕症患者合并子宫内膜异位症,患子宫内膜异位症妇女中不孕症发病率也约为40%。子宫内膜异位症与不孕相关。子宫内膜异位症引起的不孕可能与盆腔粘连、堵塞输卵管以妨碍输卵管运送卵子、干扰卵巢内分泌功能和排卵功能、炎性因子和炎性细胞对卵子毒害作用、妨碍精子与卵子结合、影响胚胎着床等有关。

(二)健康史

应掌握不孕症患者的月经状况,包括初潮年龄、月经周期是否规则、经期、经量及有无痛经等伴随症状。询问夫妇双方的结婚年龄、女方生育史、是否两地分居、性生活是否和谐(包括性交频率、性交持续时间、有无性高潮等)、是否采用过避孕措施、采用的具体避孕方法、避孕年限。了解既往有无结核病史,尤其是有无生殖器结核史。对于继发性不孕者,还需要询问既往分娩及流产史。家族中有无遗传病史、精神病史。此外,还应了解男方的健康状况,掌握男方既往有无腮腺炎、结核病史、有无烟酒嗜好等。

(三)症状与体征

1.症状

不孕症患者最主要的临床表现为不孕,由于引起不孕的病因不同,相应的伴随症状也不相同。无排卵性功能失调性子宫出血患者多有月经周期紊乱、经期长短不一、经量多少不定、阴道大量流血,甚至闭经。生殖器结核的不孕患者多有月经失调,初期表现为经量过多,晚期表现为经量过少,甚或闭经。慢性附件炎的不孕患者多为继发性不孕,常有下腹持续隐痛、腰骶部酸痛、阴道分泌物增多。子宫腺肌病及子宫内膜异位症的不孕患者多有继发性痛经且进行性加重。

2.体征

对不孕患者系统的体格检查能够了解有无全身性疾病,特别要注意第二性征的发育。妇科检查时应着重内、外生殖器的发育、有无畸形、子宫大小及活动度、附件区有无增厚、压痛、肿块等;还应注意直肠子宫陷凹有无触痛结节等。

(四)辅助检查

女方的诊断检查项目通常包括基础体温测定、宫颈黏液检查、阴道细胞周期涂片检查、子宫内膜活组织检查、女性激素测定(促性腺激素释放激素、尿促卵泡素、黄体生成激素、催乳激素、雌激素、孕激素、雄激素)、染色体检查、黄体酮试验、雌激素试验、垂体兴奋试验、氯米芬试验、B 型超声检查、输卵管通畅试验、宫腔镜检查、腹腔镜检查、输卵管镜检查等。

1.排卵障碍性不孕的诊断检查

(1)基础体温:正常月经周期通常为 28 日左右,月经周期的长短主要取决于卵泡期的长短,排卵一般在下次月经来潮前的 14 日,黄体期相对固定,维持 14±2 日。每日经睡眠 6～8 小时于清晨醒后,不讲话,不活动,在静息状态下用体温表放于舌下,测口腔温度 5 分钟。将测得的结果逐日记录于基础体温单上,并连成曲线。通常需连续测量,至少测量 2 个月经周期。若体温连线呈双相型,表示本月经周期有排卵,月经来潮日体温再度下降。若体温连线呈单相型,表示本月经周期无排卵。若体温连线呈双相型,高温相短于 10 日,应考虑为黄体功能不足。

(2)宫颈黏液检查:宫颈黏液的理化性状有周期性变化。月经前和增生期早期黏液量最少;排卵期受雌激素影响黏液拉丝度最长且清亮,含水量最高.有利于精子穿透。排卵后在孕激素作用下,宫颈黏液分泌量减少,变黏稠,拉丝度仅为 2cm。阴道窥器暴露宫颈,擦净宫颈外口,用干燥长弯钳伸入宫颈管内 0.5cm 处取样,将黏液顺一个方向平铺在载玻片上,室温下自然干燥,显微镜下观察。排卵期呈典型的羊齿植物叶状结晶(主干粗、分支密而长),表明受大剂量雌激素的影响;不典型羊齿植物叶状结晶(分支少而短或呈树枝状);排卵后黏液中只见排列成行的椭圆体,表明受孕激素影响。连续监测宫颈黏液,由典型羊齿植物叶状结晶变为排列成行的椭圆体,表明有排卵。临床上常用宫颈黏液评分(表 26-1)预测和判断有无排卵,宫颈 Insler 评分共 4 项,每项 3 分,共 12 分。若宫颈黏液评分≥8 分,提示卵泡接近成熟。

表 26-1 宫颈黏液评分

项目	0 分	1 分	2 分	3 分
黏液量	极少	少	中	多
拉丝	<1cm	>4cm	>8cm	>10cm
结晶	椭圆体	极不典型	不典型	典型
颜色	灰黄	淡黄	半透明	透明
宫颈外口	关闭	关闭	部分开大	开大

(3)唾液检查:唾液涂片干净后显微镜下检查见羊齿植物叶状结晶,提示雌激素影响,尚未排卵,在月经周期后半期见典型结晶为无排卵。见排列成行椭圆体为已排卵。但清晰度不如宫颈黏液检查,但此法方便,患者乐于接受。

(4)子宫内膜活组织检查:子宫内膜在雌激素作用下呈增殖期改变,子宫内膜在孕激素作用下发生分泌反应。月经来潮前及来潮 6 小时内取子宫内膜行组织学检查,应为分泌期晚期子宫内膜,表明受雌、孕激素影响,曾有排卵。子宫内膜必须与胚胎发育同步才能有利于受精卵着床。

(5)阴道脱落细胞涂片检查:阴道上皮细胞受雌、孕激素影响,发生明显的周期性变化。在雌激素影响下,阴道表层细胞增多。在孕激素影响下,阴道底层细胞增多。观察阴道上皮形态,能够了解雌激素水平和有无排卵。一般用成熟指数(MI)表示:底层细胞%/中层细胞%/表层细胞%。底层细胞百分率增大,表明雌激素水平降低;表层细胞百分率增大,表明雌激素水平增高。也可以用致密核细胞指数(KI)表示,计算鳞状上皮细胞中表层致密核细胞的百分率,指数越高,表示上皮越成熟。也可用嗜伊红细胞指数(EI)表示,计算鳞状上皮细胞中红染表层细胞的百分率,出现红染表层细胞表示雌激素水平,指数越高,提示上皮细胞越成熟。雌激素水平还可通过角化指数(CI)来表示,CI是指鳞状上皮细胞中表层(最成熟的细胞层)嗜伊红性致密核细胞的百分率。

(6)女性激素测定:对诊断有无排卵具有非常重要的临床价值。

①促性腺激素释放激素(GnRH):因GnRH半衰期极短且含量甚微,测定有困难,临床主要用GnRH兴奋试验判断下丘脑和垂体功能。

②促性腺激素:FSH和LH受GnRH和性激素的调节。在卵泡期早期血FSH维持在较低水平,随卵泡发育和雌激素水平升高,FSH略下降,至排卵前24小时出现低值,其后迅速升高,维持24小时后又下降。血FSH于排卵前期为1.5～10U/L,于排卵期为8～20U/L,于排卵后期为2～10U/L。在卵泡早期LH处于低水平,以后逐渐上升,至排卵前24小时与FSH同时出现陡直高峰,维持24小时骤降,于黄体后期下降。血LH于排卵前期为2～15U/L,于排卵期为30～100U/L,于排卵后期为4～10U/L。LH陡直高峰是预测排卵的重要指标。

③催乳激素(PRL):PRL受下丘脑催乳激素释放激素和催乳激素抑制激素的双重调节,在睡眠、进食、哺乳、性交、应激等情况时升高。上午10时抽血测定结果比较稳定,血PRL分子结构中只有小分子PRL具有激素活性,约占分泌总量的80%,临床测定的血PRL是各种形态PRL的总和,PRL测定水平与生物学作用并不一定均呈平行关系,例如PRL值正常临床可以有溢乳,而血PRL高值者临床却可以无溢乳。非孕妇女血PRL正常值<1.82nmol/L,若血PRL>251.82nmol/L为高催乳激素血症。不孕伴月经稀少者,应检测血PRL值,以除外高催乳激素血症。垂体瘤患者伴有PRL升高时,应考虑有垂体催乳激素瘤的可能。

④雌激素测定:女性雌激素(estrogen,E)分为雌酮(estrogen,E_1)、雌二醇(E_2)及雌三醇(estrogen,E_3),从血、尿中均可测得,以卵巢产生的雌二醇活性最强。在卵泡期早期雌激素水平最低,以后逐渐上升,至排卵前达到高峰,排卵后达低点,以后又逐渐上升,排卵后8日出现第二高峰,但低于第一高峰,以后迅速降至最低水平。雌激素测定的临床意义:一是诊断无排卵,雌激素无周期性变化,常见于无排卵性功能失调性子宫出血、多囊卵巢综合征。二是判断闭经原因,雌激素有周期性变化,应考虑子宫性闭经;雌激素水平偏低,应考虑卵巢功能低下或下丘脑-垂体功能失调等。三是检测卵泡发育,药物诱导排卵时,血雌二醇测定可作为判断卵泡发育、成熟的指标,用于指导HCG用药及确定取卵时间。

⑤孕激素测定:在卵泡期血黄体酮水平极低,排卵后迅速升高,LH陡直高峰后7～8日达高峰,月经前4日逐渐降至卵泡期水平,黄体酮在肝内代谢,最终形成孕二醇,80%由尿液及粪便排出。孕激素测定的临床意义:一是监测排卵,血黄体酮>15.9nmol/L,提示有排卵;黄体酮符合有排卵又无其他原因不孕者,配合B型超声检查观察卵泡发育及排卵情况;应用促排卵药物时,血黄体酮值可用于促排卵效果的观察。二是判定黄体功能,黄体期血黄体酮值低,提示黄体功能不足,月经来潮4～5日血黄体酮仍偏高,提示黄体萎缩不全。

⑥雄激素测定:女性体内雄激素主要有睾酮和雄烯二酮,睾酮主要由卵巢和肾上腺分泌的雄烯二酮转化而来,雄烯二酮50%来自卵巢,50%来自肾上腺,绝经前睾酮是卵巢雄激素来源

的标志,绝经后雄激素主要由肾上腺产生。雄激素测定的临床意义:一是卵巢男性化肿瘤的判定,短期内雄激素可进行性升高。二是多囊卵巢综合征的疗效评价:患者治疗前雄激素水平高,治疗后应下降,作为疗效评价的指标之一。三是肾上腺皮质增生或肾上腺皮质肿瘤的诊断,患者血雄激素异常升高。四是高催乳激素血症常伴有高雄激素症状和体征。

(7)染色体检测:对诊断有无排卵具有重要临床价值。对原发性闭经的不孕患者,应检测外周血染色体,进行染色体核型分析,确定有无染色体异常。

(8)黄体酮试验:对闭经的不孕患者肌内注射黄体酮注射液,每日 20mg,连用 5 日,停药后有撤药性出血表明体内雌激素已达一定水平,称 I 度闭经;无撤药性出血者,或是 II 度闭经(内源性雌激素水平低落),或是子宫性闭经。

(9)雌、孕激素序贯试验:每日口服雌激素(妊马雌酮 0.625～1.25mg 或戊酸雌二醇 1～2mg),连续服用 21 日,最后 10 日加用醋酸甲羟黄体酮,每日 10mg 口服,停药后有撤药性出血者可以排除子宫性闭经;无撤药性出血者,应再重复上述用药方法,停药后仍无撤药性出血者,可以确定为子宫性闭经。

(10)垂体兴奋试验:静脉注射 LHRH 后,在不同时间抽血检测 LH 值,以了解垂体功能。垂体功能良好,LH 值明显升高;垂体功能减退,LH 值升高或升高幅度极小。在上午 8 时静脉注射戈舍瑞林 3.6mg 溶于 5ml 0.9％氯化钠注射液中,在注射前和注射后的 15、30、60、90 分钟,分别采集静脉血 2ml,测定血 LH 值。结果有以下几种。①正常反应:注入戈舍瑞林后,LH 值升高 2～3 倍,高峰出现在 15～30 分钟。②活跃反应:高峰值升高 5 倍。③延迟反应:高峰出现时间迟于正常反应出现的时间。④无反应或低弱反应:LH 值不升高或稍升高但不足 2 倍。

(11)氯米芬试验:氯米芬是具有弱雌激素作用的非甾体类雌激素拮抗药,在下丘脑与雌、雄激素受体结合,阻断性激素对下丘脑和(或)腺垂体促性腺激素细胞的负反馈作用,引起 Gn-RH 释放,用于评估闭经的不孕患者下丘脑-垂体-卵巢轴功能,鉴别下丘脑和垂体病变。月经周期第 5 日开始,口服氯米芬,每日 50～100mg,连服 5 日,服药后 LH 增加 85％,FSH 增加 50％。停药后,LH、FSH 随即下降。若以后再出现 LH 上升达到排卵期水平,诱发排卵为排卵型反应,排卵一般出现在停药后的第 5～9 日。若停药后 20 日不再出现 LH 上升为无反应。在服药第 1、3、5 日测定 LH、FSH,第 3 周或经期前检测血黄体酮值。下丘脑病变时,对垂体兴奋试验有反应而对氯米芬试验无反应;还可通过垂体兴奋试验判断青春期延迟是否为下丘脑、垂体病变所致。

(12)B 型超声检查:用于妇产科的 B 型超声检查有腹部 B 型超声和阴道 B 型超声两种,腹部 B 型超声需要患者充盈膀胱,阴道 B 型超声探头接近盆腔器官,不需充盈膀胱,有助于了解卵巢形态、结构和储备功能,比较准确地观察卵泡发育、子宫内膜厚度及特点。监测一般开始于月经第 8～10 日,早期优势卵泡直径每日生长 1mm,在排卵前 4 日每日生长 2mm,达 18～20mm 发生排卵,卵泡消失或体积缩小,边界模糊,内部出现光点,盆腔内出现液体,优势卵泡不破裂或突然增大,可能是黄素化未破裂卵泡综合征,如果卵泡逐步缩小即是卵泡闭锁。

(13)腹腔镜检查:腹腔镜可直视卵巢外观,帮助明确不排卵的原因并能估计预后。卵巢活检发现卵泡,预后良好,若不见卵泡,仅有参考价值.由于卵巢活检取材有局限性,不能代表卵巢全貌。活检部位恰当有助于确认卵睾,明确两性畸形病因。腹腔镜下见到排卵小孔或见到血体、黄体,可以排除黄素化未破裂卵泡综合征的可能性。

2.输卵管性和子宫性不孕的诊断检查

(1)输卵管通液:输卵管通液有助于检查输卵管是否通畅,并可分离输卵管轻度管腔粘连,具有诊断与一定的治疗作用。方法参见第十三章第九节输卵管通液术的护理及配合。

(2)子宫输卵管造影:有助于观察子宫及输卵管形态、输卵管弯曲度及通畅性、有无伞端粘连、宫腔有无占位病变等。

(3)B型超声监测下输卵管通液检查:适用于碘液敏感患者,检查输卵管是否通畅。

(4)宫腔镜检查:宫腔镜检查可以直接观察宫内病灶色泽、形状、血管分布、内膜情况,检查输卵管子宫开口及输卵管间质部状况,同时,在宫腔镜下行输卵管通液试验,评估输卵管的通畅度,可找到长期不孕的原因,同时可对这些病变进行有效治疗,在不孕症的诊治中具有重要价值。应选择在月经干净后3～7日内进行。

(5)输卵管镜检查:检查输卵管管腔,了解有无输卵管腔粘连和堵塞,必要时可以进行疏通。值得注意的是:在一个月经周期内,只能做一项介入性检查,不能在诊刮术后做通畅性检查,也不能在进行输卵管通液术后再进行子宫输卵管造影。

(6)腹腔镜检查:腹腔镜直视下行输卵管通液试验(液体采用稀释亚甲蓝液20ml),方法参见第十三章第八节腹腔镜检查的护理及配合,观察输卵管是否通畅,并有助于发现造成输卵管不通或输卵管通而不畅的常见原因,如盆腔结核、子宫内膜异位症以及各种原因引起的盆腔炎症。腹腔镜检查还可以直接观察盆腔解剖结构,有助于子宫缺如、子宫发育不良、子宫畸形的诊断,特别是对于鉴别诊断单角子宫、双角子宫、纵隔子宫、双子宫具有重要的临床实用价值。

3.宫颈性及下生殖道性不孕的诊断检查

(1)激素测定和染色体核型分析:对鉴别真假两性畸形具有重要意义。激素测定包括FSH、LH、催乳激素、E2、黄体酮、睾酮、促肾上腺皮质激素、尿17-酮皮质类固醇及17α-羟黄体酮等。先天性肾上腺皮质增生所致的女性假两性畸形时,促肾上腺皮质激素、尿17-酮皮质类固醇及17α-羟黄体酮增多,染色体核型正常。真两性畸形染色体核型多数为46,XX,其次为46,XX/46,XY嵌合型,体内同时有雌激素和雄激素。

(2)阴道分泌物检查:包括阴道分泌物涂片检查及病原体培养,有助于病原体的诊断。

(3)影像学检查:包括B型超声检查、计算机体层扫描(CT)、磁共振成像、子宫输卵管造影等。其中B型超声检查临床价值较大,可以了解子宫大小、子宫内膜情况、卵巢大小和位置、有无盆腔睾丸、有无子宫和(或)阴道积血等。

4.子宫内膜异位症性不孕

(1)腹腔镜检查:腹腔镜直视下对可疑病变进行活检,可明确诊断及临床分期,是目前诊断子宫内膜异位症的最佳方法,特别是对不孕、慢性盆腔痛和妇科检查触及宫骶韧带增粗或结节,而B型超声检查又无阳性发现的患者,应首选腹腔镜检查。

(2)B型超声检查:有助于诊断卵巢子宫内膜异位囊肿。B型超声图像显示囊肿位于子宫旁,呈椭圆形或圆形,囊壁厚而粗糙,囊内有点状的细小絮状光点,呈云雾状或磨砂玻璃样。因回声图像无特异性,不宜单独用作诊断。

(3)CA125 测定:子宫内膜异位症患者血清 CA125 稍增高,但其变化范围较大,多用于重度内异症和疑有深部异位内膜病灶者。临床治疗有效时,CA125 降低,复发时升高,因此,血清 CA125 测定主要用于监测疗效和复发,较诊断更有临床价值。

(4)抗子宫内膜抗体测定:血清抗子宫内膜抗体是子宫内膜异位症的标志性抗体,血清检测到该抗体,表明体内可能有异位内膜刺激及免疫环境改变。

5.免疫性不孕的诊断检查

临床上不主张对所有不孕症夫妻均检查抗精子抗体,而应在排除排卵、外阴阴道、宫颈、子宫及输卵管异常之后,再进行免疫检查。适合抗精子抗体检测的男性人群,包括精子自发凝集、睾丸损伤、手术或活检史、输精管堵塞、输精管吻合手术史、生殖道感染史;适合抗精子抗体检测的女性人群,包括性交后试验异常、不明原因不孕、生殖道感染。

(1)性交后试验:又称 Sims-Huhner 试验,或称为性交后精子穿透力试验,是唯一的一项在体内检查男女双方某些生殖功能的试验,目的是检查宫颈黏液功能,观察精子在阴道内及宫颈口的数量及活动状况。应选择在排卵前 1~2 日或黄体生成激素(LH)出现陡直高峰时进行,男方行试验之前至少节欲 2~3 日,必要时女方可在试验前去医院行宫颈黏液检查,以决定是否在围排卵期。性交后 2~6 小时内到医院行阴道窥器检查。放置阴道窥器时不沾润滑剂,先取阴道后穹隆精液放在玻片上,在低倍光镜视野观察有无活动精子,见到活动精子证明性交精液确实射至阴道穹隆处。再用长镊伸入宫颈管内取出宫颈黏液涂于玻片上观察活动精子数,在高倍镜下一个视野至少有 5 个以上活动精子。结果分析:观察 5 个视野并计数每个视野活动精子数。5~10 个/高倍视野为阳性,表明夫妇性生活正常,宫颈黏液功能正常,雌激素高值,宫颈黏液反应性正常,精子能够穿过宫颈黏液,该对夫妇有生育能力;<5 个/高倍视野为阴性,属于女性宫颈性不孕。也有学者将活动精子数进行功能分级,分为 3 级:>20 个活动精子/高倍视野为优秀,6~20 个/高倍视野为良好,1~5 个/高倍视野为及格。为确保本试验的准确性,应行两次试验后做出最后判断。

(2)宫颈黏液、精液相合试验:了解宫颈黏液对精子的容受性。选在预测的排卵期进行,多采用玻片法。将一滴精液与一滴排卵前宫颈黏液放在载玻片上,两者相距 2~3mm,轻晃玻片使两滴液体相互接近,在光镜下观察精子的穿透能力。若精子能穿过黏液并继续向前运行,提示精子活动力和宫颈黏液性状均正常,表明宫颈黏液中无抗精子抗体存在。本试验操作简便,但容易出现假阳性,不宜单独用作诊断。

(3)明胶凝集试验:适当稀释的精子悬液与 10% 明胶溶液混合后,加入待测标本于小试管中孵育,2 小时后肉眼观察有无白色絮状物凝集。本试验操作简便、敏感,但标本用量大,且不能观察精子凝集部位是其缺点。

(4)浅盘凝集试验:待测标本及微量精子在特制浅盘中混合,只需检测样本数微升,用倒置显微镜观察精子凝集,≥10% 为阳性,由于所需样本量少,且能同时检测较多样本,较明胶凝集试验敏感,优点为微量、重复性好、还能观察到凝集部位,缺点是不能对免疫球蛋白分类。

(5)试管玻片凝集试验:按要求稀释精子悬液与待测血清混合孵育 2~4 小时,显微镜下观察≥10% 凝集为阳性,此法虽然方法简便,能观察凝集类型,但影响因素较多,如微生物、组织碎片、血雄激素值升高等均可发生非特异性凝集,因此,每次试验均需设对照组。

（6）微量精子制动试验：抗精子抗体与精子抗原结合，启动补体系统，导致细胞膜通透性及完整性损害，若有制动抗体，使精子失去活动能力，制动值≥2 为阳性。待测标本与补体在浅盘上混合，加微量活精子镜下观察精子制动（灭活补体作对照）。本试验具有微量、重复性好、特异性强、但敏感性差、假阳性率较高等特点。

（7）酶联免疫吸附试验：应用完整精子或精子膜抗原包被塑料板，待测标本中抗精子抗体与其培养后可与抗原表面结合，随后酶标第二抗体也可结合其表面，再加入酶标底物，根据底物显色情况判断结果，可用肉眼或酶标仪观察，一般以大于阴性血清光密度值加 2 倍标准差为阳性。完整精子包被易致非特异性吸附，采用可溶性精子膜抗原包被则更敏感、特异、客观、定量，可以确定抗体类型。

（8）放射免疫法：待测血清与放射性标记的猪透明带抗原培养后，分离出抗原抗体复合物，测定其放射活性，本法优点为能够定量，特异性和敏感性均较好，但有放射性是其缺点。

【心理与社会因素】

妇女受传统的"传宗接代"封建意识影响，往往因不孕而产生严重的自卑和愧疚心理，感到对不起丈夫和家庭；社会的冷嘲热讽及家庭主要成员的歧视和不理解，导致患者家庭地位降低，常受到上一代（公公和婆婆）言语上的指责，甚至受到丈夫的虐待，夫妻关系危机，部分家庭出现婚姻破裂；患者巨大的心理压力又引起或加重原有的生殖内分泌疾病，进一步导致不孕，形成恶性循环。此外，由于治疗不孕症的辅助生殖技术所需费用较高，许多家庭难以承受经济压力而放弃治疗；部分患者及家庭因难以接受非丈夫的精子或非妻子的卵子受孕而放弃治疗。

【护理诊断/问题】

知识缺乏：与缺乏受孕及生育知识，特别是缺乏各种不孕因素的相关知识有关。

长期自尊低下：与不能生育有关。

慢性疼痛：与盆腔炎症引起的盆腔充血、子宫内膜异位症引起的盆腔组织粘连有关。

【护理要点】

（1）正确指导患者及配偶实施诊断检查，配合医师开展治疗。

（2）缓解患者及家属心理压力，增强其治疗信心。

（3）提倡生殖健康，宣传并开展妇女保健。

第二节　排卵障碍性不孕

【疾病特点】

导致卵巢持续不排卵的病变部位可能在卵巢、垂体、下丘脑、肾上腺或甲状腺等。卵巢性无排卵主要是卵巢功能低下，分泌雌激素减少，致使垂体分泌促性腺激素增多；垂体性无排卵主要是垂体分泌促性腺激素低下，引起卵巢分泌雌激素明显减少；下丘脑性无排卵主要是下丘脑功能障碍，导致促性腺激素低值，雌激素水平也低；肾上腺及甲状腺功能异常也能影响卵巢功能导致不排卵。主要临床表现为婚后不孕，可伴有闭经、月经稀发、月经周期不规则、第二性征不发育等;多囊卵巢综合征患者还可有痤疮;高催乳激素血症患者出现泌乳;垂体肿瘤患者出现视物模糊等。体格检查发现部分患者乳房不发育或发育较差,多囊卵巢综合征患者的上唇可有细胡须,乳晕周围可有长毛,项背部、腋下、乳房下和腹股沟等处皮肤皱褶处可见对称性灰褐色色素沉着,皮肤增厚,质地柔软;高催乳激素(PRL)血症患者双乳可挤出非血性乳白色或透明液体;垂体肿瘤患者出现低视力。妇科检查发现多囊卵巢综合征患者阴毛浓密呈男性型分布;卵巢功能低下导致患者外阴发育较差,子宫小。此外,长期从事剧烈体育运动及受到强烈精神刺激的妇女也可发生不孕,临床上多无明显阳性体征。

【治疗原则】

针对病因开展治疗,采取药物与手术治疗相结合。

【护理措施】

1.诊疗配合与指导

(1)检查配合:不孕症患者的检查项目繁多,护理人员应熟悉各种检查项目的目的、意义、适应证及检查时间,配合医师准备各项检查所需的设备、物品,按照要求收集标本,及时送检,将检查结果及时反馈给医师。

(2)检查指导:告知患者及配偶不孕原因可能在女方或男方或男女双方,因此,必要时男女双方都要接受检查;同时,进行不孕检查不仅项目多,而且检查的持续时间也很长,需要有耐心,积极配合检查。遵医嘱指导患者及配偶有序地开展各项检查,告知其每个检查项目的目的、内容、时间要求及注意事项,避免因告知不详而延长检查时间或需重复检查,叮嘱需在其他科室检查的患者及时反馈检查结果,使其懂得只有医(护)患相互配合,才能提高检查项目的成功率。

(3)治疗配合:护理人员应协助医师实施各种治疗方案,根据不同的治疗方案,提供必要的帮助,如因患慢性盆腔炎导致输卵管管腔狭窄的不孕患者,应该鼓励患者坚持较长时间的系统治疗;需要诱发排卵的不孕患者,应向夫妇双方讲清各种性激素的使用剂量及用法,防止副反应的发生;需要连续数个周期监测排卵的患者,更需要耐心,万万不可急躁;对于患生殖器肿瘤、生殖道畸形(如阴道横隔等)的不孕患者,需要进行手术治疗时,一定要做好术前和术后的护理工作;对于已确诊为绝对性不孕的患者,帮助他们尽快度过悲伤期,面对现实去接受相应的治疗方案,如选择人工授精、体外受精—胚胎移植等,也可以考虑抱养等。

2.心理护理

(1)提供信息:在详细评估患者的基础上,判断其对不孕症的认知程度,有针对性地通过深入浅出讲解介绍相关知识,使其了解受孕是一个复杂的生理过程,躯体及精神心理因素均可影响受孕,鼓励夫妇双方努力营造健康的身体条件、愉快的精神状态、轻松和谐的家庭环境。护理人员也应让患者及配偶了解多数不孕因素通过恰当的治疗是能够解决的,增强其检查与治疗的信心。

(2)情感支持:不孕妇女受封建意识的长期影响,总要承受来自自身、家庭及社会的巨大精神压力,甚至要承受婚姻破裂的痛苦,往往产生强烈的自卑和自责。护理人员应了解、同情与理解患者的心理问题,取得其信任,鼓励患者及配偶表达内心的真实想法、认识和顾虑,给予其心理疏导和支持。使其能够正确对待夫妻生活,正确对待生育子女。鼓励患者从人生其他方面去体现自身价值,解除消极情绪。对于盼子心切、精神高度紧张的不孕妇女,应告知其精神心理因素可影响受孕,可采用分散注意力、调整生活方式等形式缓解患者及配偶的心理压力。

(3)寻求帮助:护理人员应积极为患者寻求家庭的支持和帮助,特别是配偶及配偶父母的理解和支持。首先使他们了解精神心理压力对受孕的影响,纠正配偶及家庭成员思想中的错误观念,消除家庭成员对患者的歧视;其次,使配偶及家庭其他成员在情感上支持不孕妇女战胜疾病。

3.健康教育

(1)养成良好的生活习惯:护理人员应鼓励夫妇双方养成生活规律的良好习惯。戒除烟酒,营养饮食,适当锻炼,增强体质。避免精神过度紧张等情绪改变,保持健康的心态等。

(2)提供相关知识:介绍女性生殖系统生理和性生活的基本知识,和谐性生活以每周 2～3 次性交为宜,避免性交过频和过少。教会妇女基础体温测定的基本方法,使夫妇双方知道如何预测排卵期,排卵前 2 日内或排卵后 24 小时内进行性交受孕机会较多。

(3)宣传并开展妇女保健:宣传开展妇女保健工作的重要性,提高妇女及家人对生殖健康的重视。积极开展妇女疾病的普查工作,发现疾病,及时治疗。

(4)通过宣传教育,增进社会对不孕症患者及家庭的理解,避免社会歧视。

第三节　输卵管性不孕

【疾病特点】

输卵管性不孕主要由于炎症、结核及子宫内膜异位症等引起输卵管阻塞、粘连和运送功能障碍所致。主要临床表现为婚后不孕,多伴有下腹痛及月经异常。急性输卵管炎症患者出现发热、急性下腹痛、阴道分泌物增多;慢性输卵管炎症患者可有慢性下腹痛、阴道分泌物增多等;输卵管结核患者可有持续低热、咳嗽、夜间盗汗等;子宫内膜异位症患者可有周期性下腹痛、痛经呈进行性加重,伴有性交痛。体格检查发现急性炎症患者体温升高,多超过 38℃,结核患者体温多于午后升高,急性输卵管炎症患者下腹压痛明显,可有反跳痛及腹肌紧张;慢性输卵管炎及输卵管结核症患者有下腹部压痛,部分患者可触及包块。妇科检查可见阴道分泌物增多,可呈脓性,有臭味;若阴道后穹隆、宫骶韧带或子宫后壁下方可触及痛性结节,一侧或双侧附件区触及囊实性包块,应考虑子宫内膜异位症;子宫正常大小,多固定,附件区增厚,可触及包块,有压痛。

【治疗原则】

输卵管炎症及结核的治疗原则应为清除病原体,改善症状和体征,减少后遗症。子宫内膜异位症患者的治疗原则应为缩减和去除病灶、减轻和控制疼痛、促进生育、预防和减少复发。

【护理措施】

参见本章第二节排卵障碍性不孕患者的护理。此外,还应采取以下两方面措施。

1.重视随访

应用抗生素治疗患者应于 72 小时内随诊,明确发热、腹痛症状是否有所缓解、临床体征如体温升高、下腹压痛、反跳痛、子宫压痛、附件区压痛是否减轻。若临床情况无明显改善,应重新评估,并将检查结果及时报告医师。沙眼衣原体及淋病奈瑟菌感染的患者应在治疗 4～6 周后到医院复查病原体。

2.加强预防

注意性生活卫生,减少性传播疾病;禁止经期性交,及时治疗生殖道阻塞性疾病,防止经血逆流;积极治疗下生殖道炎症;医疗操作严格执行无菌操作,预防感染;防止医源性子宫内膜异位种植。

第四节　子宫性不孕

【疾病特点】

引起子宫性不孕的常见疾病有先天性无子宫、子宫发育不良、子宫发育异常(如单角子宫、双角子宫、纵隔子宫等)、子宫肌瘤、子宫腺肌病、子宫内膜炎等。主要临床表现为不孕,伴随症状与疾病密切相关,如先天性无子宫表现为原发性闭经,子宫发育不良患者月经量少,子宫发育异常患者可有流产史,子宫肌瘤患者可出现月经过多、经期延长或流产等,子宫腺肌病患者可有周期性下腹痛并呈进行性加重,子宫内膜炎患者表现为发热、急性下腹痛、阴道分泌物增多等。体格检查发现子宫内膜炎患者体温升高,下腹部压痛明显;大的子宫肌瘤患者可在下腹部触及实质性的不规则包块。妇科检查先天性无子宫患者常合并无阴道,直肠—腹部触诊扪不到子宫;子宫发育不良患者宫体较小,宫颈相对较长;子宫肌瘤患者子宫增大,表面不规则耽搁或多个结节状突起,黏膜下肌瘤脱出宫颈外口时,窥器检查可看到宫颈口处有粉红色肿物,表面光滑。子宫腺肌病患者子宫均匀性增大,质硬有压痛;子宫内膜炎患者宫颈充血、水肿,宫口有脓性分泌物流出,宫颈举痛,宫体稍大、压痛明显。

【治疗原则】

子宫发育不良患者采用小剂量雌、孕激素序贯治疗,促进发育。子宫肌瘤患者可采取肌瘤切除术。子宫腺肌病患者可行病灶挖除术。子宫内膜炎患者以药物治疗为主,清除病原体,改善症状和体征,减少后遗症。

【护理措施】

参见本章第二节排卵障碍性不孕患者的护理。

第十四章　生殖器损伤

第一节　概述

女性生殖器损伤是指受各种致伤因素作用后发生的生殖器组织结构破坏和功能障碍。按照女性生殖器解剖可分为内生殖器损伤和外生殖器损伤;按照损伤部位皮肤完整性可分为闭合性损伤和开放性损伤,按照损伤程度可分为轻度、中度和重度损伤;按照损伤器官可分为外阴损伤、阴道损伤、子宫损伤、输卵管损伤和卵巢损伤。由于卵巢与输卵管位于盆腔深部呈半游离状态,体积小,相对隐蔽,不易受到损伤,且解剖关系相对清楚,术中容易暴露,除自身病变外,术中损伤少见,因此,本章不做介绍。

生殖器损伤轻者可表现为局部症状和体征,重者可出现高热、呕吐、贫血等全身反应,甚至发生休克而危及患者生命。部分生殖器损伤是由医源性因素引起,不仅给患者带来痛苦,而且给家庭带来影响,如过度刮宫所引起的宫腔粘连可导致经量减少、不孕,应予以高度重视。

女性生殖器损伤多与分娩、性交、医疗器械操作、创伤、放疗等因素有关,因此,护理人员在诊疗配合过程中应认真履行职责,及时发现并报告病情,配合医师处理各种异常情况,避免发生生殖器损伤。一旦发生生殖器损伤,应做好病情观察,及时采取有效措施,减少对女性生殖功能的影响。

【护理评估】

(一)病因

1.分娩因素

主要是会阴水肿、会阴过紧并缺乏弹性、子宫收缩力过强、胎儿过大、头盆不称、瘢痕子宫、阴道手术助产等导致外阴、阴道及宫颈裂伤,甚至发生子宫破裂等。产程延长、胎先露长时间压迫下生殖道及周围组织而引起生殖道瘘等。

2.机械因素

高处坠落、外力打击、重力挤压等常导致外阴、阴道血肿。粗暴性交可导致处女膜和阴道裂伤。一些诊疗操作,如诊断性刮宫、人工流产、放(取)宫内节育器时,若医护人员没有遵守操作规程,可发生医疗器械损伤子宫,常见的器械有:探针、刮匙、负压吸管、卵圆钳等。一些较复杂的妇科手术也可损伤输卵管和(或)卵巢。

3.物理因素

高温、低温、电流、放射线、激光等均可造成相应器官的烧伤、冻伤、电击伤、放射伤等。

4.化学因素

强酸、强碱可致化学性烧伤。应用腐蚀性药物治疗宫颈病变时引起阴道和宫颈管黏膜溃疡,造成药物性损伤。

5.生物因素

病原微生物感染也可引起生殖器损伤。

6.其他因素

妊娠滋养细胞肿瘤可侵蚀子宫肌层并穿破浆膜层,导致子宫穿孔。盆底功能障碍性疾病可导致生殖道损伤。

(二)健康史

了解起病诱因、患者年龄、疼痛部位、性质、程度、伴随症状和全身反应等,有无阴道流血、血量多少、有无血块,阴道分泌物量、性状及气味;详细询问分娩过程、分娩方式、胎儿大小、产褥期恢复情况等,有无外伤史、宫腔手术史、妇科手术史和放射治疗史;了解月经史、孕产史及既往所患疾病及诊治经过、所用药物名称、用药方式、治疗效果等,是否有妊娠滋养细胞肿瘤病史,有无家族性肿瘤病史。

(三)症状与体征

1.症状

依据损伤的原因、部位、程度不同和个体差异,临床表现各异。主要症状有以下几个方面。

(1)疼痛:外阴、阴道损伤后疼痛定位明确,疼痛剧烈;子宫、卵巢和输卵管损伤所致的疼痛定位不明确,以下腹部疼痛为主,子宫破裂可出现全腹痛。外阴、阴道、宫颈裂伤患者常伴有阴道流血;化学因素导致的阴道和宫颈损伤常伴有阴道分泌物增多,可呈血性。

(2)阴道流血:阴道流血是生殖器损伤的常见症状之一。根据损伤的部位和程度,阴道流血量多少不等。阴道血肿或内生殖器损伤引起腹腔内出血的患者可能仅有少量阴道流血,但大量血液积聚在组织间或腹腔内,患者出现失血性休克征象。

(3)阴道分泌物增多:物理、化学或病原微生物引起的生殖器损伤患者常出现阴道分泌物增多,可呈脓性或脓血性。

(4)全身反应:损伤严重或损伤后继发感染的患者,可出现发热、食欲缺乏、倦怠和失眠等全身反应;出血量大的患者可出现头晕、心悸、出冷汗、呼吸加快等失血性休克症状。

2.体征

重度生殖器损伤伴大出血患者可出现面色苍白、血压下降、心率加快、尿少等失血性休克征象;出血量多或生殖器炎症患者可有体温升高;子宫损伤患者可有下腹部压痛、反跳痛,甚或全腹部压痛,但肌紧张不明显,腹腔内出血患者可出现移动性浊音阳性。妇科检查:外阴、阴道裂伤或血肿患者可见裂伤或软组织血肿,裂伤处有活动性出血,外阴或阴道血肿张力较大时触痛明显。子宫损伤或破裂患者可见血液自宫颈外口流出。

(四)辅助检查

1.血常规

有助于贫血或感染的诊断。

2.尿常规

有利于判断泌尿系统有无损伤或感染。

3.X 线摄片

判断有无骨盆骨折、腹腔内金属异物存留、游离气体等。肠管损伤时出现隔下游离气体。

4.B 型超声检查

判断有无盆腔脏器损伤或积液。

5.宫腔镜检查

了解宫腔有无粘连,确定粘连部位、程度及范围。

6.腹腔镜检查或剖腹探查

症状严重或疑有脏器损伤患者应行腹腔镜检查或剖腹探查,查清子宫穿孔部位、大小及其他脏器损伤情况。

【心理及社会因素】

生殖器损伤患者及家属往往由于突发或意外事件产生紧张、焦虑或恐惧心理,由于涉及隐私,情感难以向人倾诉,增加内心痛苦。由于缺乏心理和精神准备及相关知识,常感到无法应对,产生无助感。特别是在知道可能影响今后生育时,年轻想生育的妇女及家属容易产生悲观情绪。

【护理诊断/问题】

急性疼痛:与外阴、阴道损伤及腹腔内出血有关。

组织完整性受损:与损伤导致外阴、阴道皮肤黏膜被破坏有关。

恐惧:与突发创伤事件、阴道大出血或剧烈腹痛有关。

潜在并发症:出血性休克。

【护理要点】

1.诊疗配合

对有活动性出血患者,应配合医师及时缝合,有效止血;对较小血能肿(<5cm)患者,给予冷敷,加压包扎;对疑有大出血的患者,尽早建立静脉通道,做好抗休克准备。

2.认真观察病情

注意监测生命体征、疼痛程度及范围变化、阴道流血情况及伤口愈合情况。

3.心理护理

给予患者及家属情感支持。

第二节　外阴、阴道损伤

外阴、阴道损伤主要与创伤、分娩、性交和腐蚀性药物有关。外阴是女性生殖器的外露部分,皮下组织疏松,血管丰富,一旦受到外力作用,容易发生血管破裂而形成血肿;部分妇女会阴过紧、缺乏弹性,分娩时容易发生会阴裂伤。阴道与外阴相毗邻,既是胎儿娩出的通道,又是性交器官。分娩造成的阴道损伤十分常见,且多合并外阴裂伤;性交引起的阴道损伤少见,初次性交时发生处女膜裂伤,但损伤不重,绝大多数能够自愈;暴力性行为或幼女受到性侵犯可导致小阴唇、阴道及阴道穹窿损伤。疾病治疗时,将腐蚀性药物放入阴道可引起阴道药物性损伤。

【疾病特点】

1.处女膜裂伤(laceration of hymen)

处女膜为一层较薄的黏膜皱襞,内含结缔组织、血管及神经末梢,其厚薄存在个体差异,处女膜中央有一孔,其形状与大小也有很大变异。处女膜裂伤多在初次性交时发生,突发性外阴疼痛,伴有少量流血,无须处理,数日后症状消失。妇科检查可见处女膜裂口自膜的游离缘向基底部延伸,裂伤口边缘自行修复愈合,留有清晰裂痕。暴力性行为或异常性交姿势可造成处女膜过度裂伤,伤及小阴唇、阴道及阴道穹窿,引起大量出血。幼女的生殖器官尚未发育成熟,遇到暴力奸污时,可引起会阴、处女膜、阴道甚至肛门的广泛撕裂。

2.外阴、阴道分娩损伤

分娩导致的外阴、阴道损伤,以急产、巨大儿分娩、产妇会阴体过长及过度肥厚且缺乏弹性、阴道狭窄或有陈旧性疤痕、产力过强、阴道手术助产(如产钳助产、臀牵引术等)或手术助产操作不当等常见。临床表现为外阴、阴道流血及疼痛,出血多在胎儿娩出时或娩出后立即发生,色鲜红,呈持续性。若出血量多、出血时间长,患者可出现面色苍白、心率加快、血压下降等失血性休克征象。妇科检查可见前庭部、尿道口周围、小阴唇内侧、会阴部及阴道有裂伤口,会阴、阴道裂伤按损伤程度分4度:Ⅰ度裂伤仅为会阴部皮肤及阴道入口黏膜撕裂,出血不多;Ⅱ度裂伤已达会阴体筋膜及肌层,阴道后壁黏膜受累,可至阴道后壁两侧沟并向上撕裂,不易辨认解剖结构,出血较多;Ⅲ度裂伤向会阴深部扩展,肛门外括约肌撕裂,但直肠黏膜完整,出血较多;Ⅳ度裂伤为最严重的会阴、阴道裂伤,肛门、直肠和阴道完全贯通,直肠肠腔外露,组织损伤严重,但出血量可不多。

3.外阴及阴道创伤性损伤

外阴及阴道创伤性损伤以女性骑跨或摔跌伤、车祸引起骨盆粉碎性骨折、暴力性伤害事件等导致外阴受硬物撞击或外阴及阴道被刺伤居多。临床表现为局部剧痛及阴道流血,患者常坐卧不安、行走困难,若累及邻近器官形成生殖道瘘,患者排尿与排便异常,可有尿液或粪便自阴道排出;妇科检查外阴及阴道可见裂伤及活动性出血,注意有无异物插入及邻近器官损伤。外阴及阴道创伤性损伤可形成外阴及阴道血肿,分别参见第二十三章第二节外阴囊性肿块及第二十四章第二节阴道囊性肿块。

4.阴道性交损伤

阴道性交损伤较少见,主要发生于粗暴性交或存在阴道损伤诱因的妇女,如月经期、妊娠期、产褥期和绝经后期妇女,由于内分泌的改变,阴道黏膜变软、组织脆性增加,特别是阴道后穹窿弹性差、抵抗力弱,为裂伤的好发部位;老年妇女阴道黏膜菲薄,组织弹性差,容易发生阴道裂伤;阴道发育不良、阴道肿瘤及阴道手术后患者也可发生性交时阴道损伤。主要症状为性交中或性交后阴道流血,伴局部疼痛。若阴道穹窿裂伤严重可导致腹膜撕裂,出现腹痛及恶心、呕吐、下腹坠胀、头晕、心悸等腹腔内出血症状。查体注意血压、心率、呼吸等生命体征变化,腹部查体时若发现下腹部压痛、反跳痛明显、移动性浊音阳性,应考虑有腹腔内出血。妇科检查注意阴道裂伤部位、程度及范围,一般多位于阴道后穹窿处,伤口可为新月形、横形或环形,注意有无邻近器官累及,若有膀胱或直肠累及,则有清亮液体或粪便自阴道内排出。

5.阴道药物性损伤

在治疗阴道或宫颈疾病或非法堕胎时,因放入阴道内的药物剂量过大、用药方法不当、药物过敏或使用腐蚀性药物等,可导致阴道黏膜溃疡、出血,继发感染,延误治疗可导致阴道粘连、瘢痕性狭窄,甚至阴道闭锁。主要表现为阴道放置药物后出现烧灼感,疼痛逐渐加重,伴阴道分泌物增多,呈脓血性,有臭味,可有腐烂组织排出。延误治疗可出现阴道积脓,患者寒战、高热及下腹痛,若有生殖道瘘形成,可有尿液或粪便自阴道排出。后期可发生阴道狭窄,性交困难。妇科检查可见阴道内有药物,轻者阴道黏膜充血水肿,脓血性分泌物,带臭味的腐烂组织;重者阴道黏膜坏死、剥脱,形成溃疡。阴道粘连、瘢痕狭窄程度与部位依损伤程度和部位而定。若发生阴道脓肿,肛诊可触及阴道膨胀,触痛明显;生殖道瘘形成时,阴道检查可见瘘孔。

6.阴道放射性损伤

接受阴道内照射治疗恶性肿瘤的患者,自觉乏力、食欲缺乏、头晕、恶心、阴道分泌物增多呈脓血性,妇科检查可见阴道溃疡形成;治疗结束数月后,妇科检查可见照射部位组织纤维化导致阴道狭窄,宫颈及宫体缩小,宫口闭锁。患者常合并直肠放射性损伤,出现里急后重、肛门灼痛、排便困难及便血等症状,重者形成直肠阴道瘘;也常出现膀胱放射性损伤,出现尿频、尿痛、排尿困难及血尿等症状,但形成膀胱阴道瘘少见。

7.阴道异物性损伤

参见第十八章第二节白带异常不伴外阴瘙痒。

【治疗原则】

止血、止痛、预防或纠正休克、抗感染。

【护理措施】

1.诊疗配合

(1)掌握诊疗原则:护理人员应掌握外阴及阴道损伤的处理原则。对重症复合伤患者应配合医师做简单的生殖器损伤的止血处理,优先治疗危及生命的关键性损伤,待患者的生命体征平稳后再处理其他部位的生殖器损伤;若出血量大,可同时处理者,应立即清创伤口、缝合止血。较小血肿可加压包扎止血;较大血肿应切开,取出血块并找到出血点缝合止血。

(2)配合公安机关采取物证:对被强暴的患儿需从阴道和内裤上收集分泌物,检查精子和酸性磷酸酶或者DNA,外阴照相,以便提供法医学证据,并行性传播疾病病原体检查或培养。

(3)协助取出异物:幼女阴道异物可用小弯钳夹取;或将导尿管插入阴道,用40%紫草油100ml加压冲洗阴道,常能冲出异物。

(4)预防、纠正休克及控制感染:遵医嘱输血、输液,应用抗生素、止血药物等。

2.严密观察病情

密切观察并准确记录体温、血压、脉搏、呼吸等生命体征及尿量的变化。特别注意观察外阴及阴道有无活动性出血、阴道分泌物量及性状、伤口敷料有无渗透、裂伤部位有无红肿及是否有脓性分泌物、外阴或阴道血肿大小及局部疼痛程度有无变化,若出现下腹痛或异常变化,应及时报告医师。

　　3.外阴及阴道护理

　　(1)体位:嘱外阴及阴道分娩裂伤或外阴及阴道血肿患者健侧卧位休息;手术后患者应去枕平卧 12 小时,头偏向一侧,防止呕吐物误吸。

　　(2)保持清洁及预防粘连:每日外阴及阴道冲洗 1~2 次,排便后及时清洁外阴;术后用 0.2％甲硝唑液冲洗阴道、外阴后,阴道内置入红霉素软膏及己烯雌酚纱条,24~48 小时后取出。

　　(3)增进舒适:按医嘱及时给予止痛药以缓解疼痛。外阴损伤发生 24 小时内宜局部冷敷,可降低局部神经敏感性,减轻患者疼痛及不适感;24 小时后改用 50％硫酸镁湿热敷或理疗,促进水肿或血肿吸收。指导患者采用按摩、放松或听音乐等方法减轻疼痛。

　　4.心理护理

　　由于突然性损伤,导致患者及家属担忧、恐惧,患儿常哭闹不安,护士应对此表示理解,用温和的语言安慰患者及其家属,取得他们的信任;鼓励患者积极配合治疗。对被强暴的患儿,嘱家长应对其进行长时间的心理健康教育以及性防护教育,必要时应咨询心理医师。

　　5.健康教育

　　做好婚前性生活指导,避免粗暴的性行为。加强安全防护教育,避免发生意外事故。嘱患者 1 个月后复诊。

第三节　子宫损伤

　　根据损伤部位,子宫损伤可分为宫颈损伤、子宫内膜损伤、子宫肌层损伤或穿孔;根据损伤因素,子宫损伤可分为分娩性损伤、器械性损伤、炎症性损伤、肿瘤性损伤、创伤性损伤、放射性损伤等。本节重点介绍分娩性宫颈损伤、炎症性子宫内膜损伤及损伤后子宫内膜粘连及器械性子宫损伤。子宫损伤是妇产科的严重并发症,若处理不当,可直接危害妇女的生命,应引起高度重视。护理人员在工作中应加强预防,避免发生医源性子宫损伤,一旦发生应争取及时发现和处理。

　　【疾病特点】

　　1.宫颈损伤

　　宫颈是内生殖器官与外界沟通的重要部位,也是炎症、肿瘤、创伤的好发部位。多种原因可引起宫颈损伤,如分娩、宫腔操作、宫颈手术或药物治疗、意外伤害等。宫腔操作引起宫颈损害的环节较多,可出现宫颈钳夹伤或撕裂伤;扩张宫颈时未按宫颈扩张器顺序隔号进行而导致宫颈裂伤;子宫探针穿透宫颈导致宫颈穿孔;负压吸宫术时吸管对宫颈黏膜损伤;钩取宫内节育器时环钩裂伤宫颈等。宫颈锥形切除术、宫颈活组织检查等,均可造成宫颈损伤。治疗宫颈疾病应用腐蚀性药物波及宫颈管黏膜可引起宫颈溃疡及瘢痕形成,导致宫颈粘连。分娩造成的宫颈损害最常见,几乎所有的阴道分娩均引起不同程度的宫颈损伤,多见于宫颈两侧。轻者裂伤很小,出血不多,产后自愈,仅见宫颈外口呈"一"字形改变;重者可引起产后大出血,裂伤可达整个宫颈、阴道穹隆及子宫下段。阴道手术助产及子宫下段剖宫产术也可引起宫颈裂伤。

分娩引起宫颈撕裂伤的主要表现为产后阴道流血,胎儿娩出后立即有新鲜血液流出,重者可出现腹痛及腹腔内出血症状。妇科检查子宫收缩良好,会阴与阴道裂伤无活动性出血,阴道检查多在宫颈3点、9点处发现裂伤,注意检查裂伤顶端,卵圆钳钳夹裂伤的出血处,出血停止。有盆腔血肿形成或出血量多的患者可出现血压下降、面色苍白、心率加快等休克征象。若重度宫颈撕裂伤未能及时修补或修补不当,可形成宫颈陈旧性裂伤,临床症状不明显,可有性交后阴道流血、反复性妊娠中期流产等,妇科检查宫颈外口呈鱼嘴状或部分宫颈呈舌状、花瓣状,宫颈管黏膜外翻。

2.子宫内膜损伤

炎症、肿瘤、宫腔医疗操作等均可引起子宫内膜损伤,子宫内膜损伤后可发生宫腔粘连。本节重点讨论炎症性损伤和损伤引起的宫腔粘连。急性子宫内膜炎主要由细菌、病毒、衣原体和支原体等经生殖道逆行感染所致,好发于产后、流产后、剖宫产术后、人工流产术后、宫腔操作术后或月经期。主要临床症状为下腹痛及白带异常,伴有发热、月经异常、产后恶露长时间不净、不孕等;体格检查发现体温升高,下腹部压痛明显。妇科检查可见阴道分泌物增多,呈脓性或脓血性,子宫增大、有压痛。子宫内膜结核患者轻者无明显阳性体征,重症晚期患者子宫缩小、变硬,若合并输卵管结核,可触及附件增厚、有结节状或串珠状表面不光滑的肿块。宫腔粘连多见于人工流产术后或自然流产刮宫术后或产后出血刮宫术后,由于过度搔刮宫腔、吸宫负压过大、吸刮时间过长而损伤子宫内膜基底层,产生术后宫腔粘连;感染等任何因素导致的子宫内膜损伤也可造成宫腔粘连。宫腔粘连的临床表现与粘连的部位、范围和程度有关。主要症状表现为月经稀少或闭经、周期性下腹痛、继发性不孕及反复流产或早产,周期性下腹痛多出现在宫腔操作术后1个月左右,突发下腹部疼挛性疼痛,伴有肛门坠胀感或里急后重感,疼痛持续3~7日后缓解,系宫腔大部分粘连,经血潴留于宫腔所致。妇科检查多无明显阳性体征,探针检查发现宫腔狭窄和阻塞,宫腔镜检查可明确诊断。

3.器械性子宫损伤

器械性子宫损伤多发生于人工流产术、放(取)宫内节育器、宫腔镜检查、钳刮术等,常见的器械有子宫探针、刮匙、负压吸管、卵圆钳等。器械性子宫损伤常导致子宫穿孔。临床上若进入宫腔的器械明显超过宫腔深度,或器械通过宫颈内口曾遇到阻力,向前推送时阻力消失且有子宫无底感,应考虑子宫穿孔,若发现吸刮出大网膜或肠管等组织,即可明确诊断。子宫穿孔的好发因素有以下几个方面。①子宫过度前屈或过度后屈。②子宫发育异常:如双子宫或双角子宫。③哺乳期或长期口服避孕药,子宫软、组织脆弱。④子宫炎症、恶性肿瘤等病理情况。⑤近期曾行宫腔操作手术,组织修复不佳。临床表现与穿孔部位、大小、有无出血、感染及其他脏器损伤有关。主要症状有腹痛,伴不同程度阴道流血及盆腹腔脏器损伤表现。腹痛在宫腔操作过程中立即出现,探针引起的子宫穿孔腹痛较轻或无腹痛,刮匙或吸管引起的穿孔腹痛较重,若吸引或钳刮腹腔内脏器组织,腹痛剧烈,伴恶心、呕吐等症状。穿孔小且未伤及血管,多无明显出血,若累及较大血管,可出现大量阴道流血或内出血,若形成阔韧带血肿,患者出现腰痛,重者可出现失血性休克征象。子宫穿孔伴肠管或膀胱损伤时,可出现气腹或血尿,继而发展为弥漫性腹膜炎。子宫穿孔后,患者常并发严重感染,出现寒战、高热、剧烈腹痛,甚至发生感染性休克。体格检查发现体温升高,休克患者出现血压下降、脉搏细数、呼吸增快、意识不清等,腹部有压痛、反跳痛及腹肌紧张,若有腹腔内出血,移动性浊音阳性。妇科检查阴道后穹隆饱满,有触痛,宫颈举痛,宫体拒按,若宫体一侧触及软性压痛性包块,应考虑有阔韧带内血肿形成。若伴有直肠损伤,肛诊检查指套染血。

【治疗原则】

根据子宫损伤部位、范围、程度,采取保守治疗或手术治疗。

【护理措施】

1.诊疗配合

对于保守治疗的患者,护理人员应密切观察病情,遵医嘱输液、输血及应用药物,向患者及家属详细讲解治疗过程中可能出现的症状与体征,一旦发现病情变化,应及时通知医师。对于手术治疗的患者,应做好围手术期护理,参见第九章第三节妇产科围手术期患者的护理。

2.密切观察

病情分娩性宫颈损伤引起的产后出血及器械性子宫损伤均可导致腹腔内出血,危及患者生命。因此,护理人员应注意观察患者意识状态、腹痛的程度及范围变化、阴道流血量等,根据病情及时测量血压、脉搏、呼吸等生命体征。

3.预防感染

及时更换床单、会阴护垫,每日 2 次擦洗外阴,保持外阴清洁。遵医嘱应用抗生素。

4.加强预防

(1)减少分娩性损伤:正确做好产前评估,分娩过程中帮助产妇抓紧时间休息;认真观察产程,遵医嘱应用缩宫素并控制滴速;配合医师行阴道助产术,术后认真检查外阴、阴道及宫颈有无活动性出血,注意观察子宫收缩情况及阴道流血量。

(2)预防器械性子宫损伤:做好计划生育宣传普及工作,加强避孕指导及性行为教育。宫腔手术操作时严格遵守无菌操作规程,帮助患者摆放舒适体位,配合医师正确判断子宫大小及方向,扩张宫颈时应由小号到大号逐渐进行,不可隔号操作,用力应均匀,提醒医师吸刮宫时动作轻柔。

(3)积极治疗生殖道炎症:子宫内膜炎症多由下生殖道炎症逆行感染所致,因此,外阴及阴道炎症、宫颈炎症患者应遵医嘱按疗程、按时、足量用药治疗。定期开展妇科检查。

下篇 产科常见疾病的护理

第十五章　妊娠期呕吐

第一节　概述

呕吐是位于延髓的呕吐中枢接受来自大脑皮质、消化道、内耳前庭、冠状动脉以及化学感受器触发带等的传入冲动,反射性将胃及肠内容物从口腔强力驱出的动作。呕吐是人体一种重要的保护性防御本能,可把胃内有害物质排出。但频繁而剧烈的呕吐不仅妨碍正常进食和消化活动,甚至引起体液大量丢失、电解质紊乱(以低氯血症、低钾血症、低钠血症为主)及酮血症,持续时间过久可危及患者生命。

呕吐全过程可分为恶心、干呕与呕吐3个阶段。第一阶段为恶心,是由于胃的张力和胃的蠕动减弱,十二指肠的张力增强,伴有或不伴有十二指肠液的反流,致使病人自觉欲吐而又无食物能够呕出,属于呕吐的最前奏,恶心的临床表现为上腹部及心前区不适感,常伴有皮肤苍白、出汗、流涎、脉搏缓慢、血压下降等迷走神经兴奋症状。第二阶段为干呕,是由于胃上部放松而胃窦部的短暂收缩,致使病人有恶心及呕吐的动作,但无胃内容物呕出,是呕吐的前奏。第三阶段为呕吐,是由于胃窦部持续收缩和贲门持续开放,再加上腹肌收缩使腹压增加,胃内容物和部分小肠内容物迅即从胃经食管、口腔反流排出于体外的一种复杂的反射动作。

呕吐按发病原因分为4类。①中枢性呕吐:是指由于中枢神经系统病变引起的呕吐,以颅内压增高、中枢神经感染、脑外伤、脑肿瘤、代谢障碍(如尿毒症)、药物中毒、妊娠呕吐及妊娠剧吐等最常见。②前庭障碍性呕吐:常伴有眩晕、恶心等症状,以迷路炎、梅尼埃病、晕动病等最常见。③神经官能症性呕吐:特点是呕吐的发生与神经刺激密切相关,多是胃神经官能症、癔症的主要症状之一。④反射性呕吐:是指延髓呕吐中枢处于正常状态时,因人体其他部位受刺激传入的冲动强度超过呕吐阈值而引起的呕吐。典型事例为用手指触及咽部与舌根部时,刺激舌咽神经诱发的反射性呕吐;疾病以胃十二指肠疾病(如急性胃黏膜炎症、幽门梗阻、十二指肠梗阻等)最常见。此外,肠梗阻早期、急性病毒性肝炎黄疸前期、急性腹膜炎早期、闭角型青光眼等均能引起反射性呕吐。

妊娠期呕吐可分为两类:一类系妊娠出现的呕吐,如妊娠剧吐;另一类系妊娠合并其他疾病出现的呕吐,如妊娠合并肠梗阻时的呕吐。妊娠期呕吐常伴有食欲缺乏、发热或腹痛等症状。护理人员应详细询问健康史、认真开展健康评估,配合医师,及时发现呕吐病因,制定合理的护理计划,保证母婴健康平安。

【护理评估】

(一)病因

1.早孕反应

呕吐与孕妇体内人绒毛膜促性腺激素(HCG)明显升高、胃酸分泌减少以及胃排空时间延长有关。主要发生在妊娠5～6周。

2.妊娠剧吐

呕吐与孕妇体内人绒毛膜促性腺激素(HCG)显著升高、孕妇精神过度紧张及情绪不稳定有关。主要发生在妊娠6～8周。

3.妊娠合并外科疾病

多见于妊娠合并肠梗阻、急性阑尾炎、急性胆囊炎,以及胃炎、胃溃疡或胃癌引起的幽门梗阻。

4.妊娠合并感染

多见于妊娠合并急性肾盂肾炎或全身严重感染等。

5.妊娠合并妇科急症

见于输卵管妊娠破裂、妊娠子宫扭转、妊娠合并子宫肌瘤红色变性或卵巢肿瘤蒂扭转等。

(二)健康史

询问病史,首先要确认妊娠无误,然后重点放在妊娠周数、明确是初孕妇或经产妇。了解呕吐发生时间、与妊娠周数的相关性、呕吐物数量、性质,每天发生的次数、既往有无相似的呕吐史。询问有无诱发呕吐因素,包括进食、精神刺激、应用药物、饮酒等,还应询问呕吐有无食欲缺乏、发热、腹痛、腹泻等伴随症状。了解患者既往有无子宫肌瘤、卵巢肿瘤、肝炎或胃溃疡等疾病、诊治经过,以及有无腹部或颅脑手术史、外伤史等。了解患者每日进食、排泄、睡眠等情况。

(三)体格检查

妊娠期呕吐轻者多无明显阳性体征,重者可出现生命体征的改变,如体温升高、血压下降、脉搏增快,病情进一步发展可出现黄疸、意识模糊,甚至昏迷。妊娠合并肠梗阻患者腹部检查时,可见胃肠蠕动波及肠型,妊娠合并外科疾病或妇科急症患者腹部触诊有压痛、反跳痛及肌紧张,胆囊炎患者 Murphy 征阳性,部分患者可触及腹部肿块,腹腔内出血患者移动性浊音阳性,急性肾盂肾炎患者有肾区叩痛,听诊时肠梗阻患者肠鸣音亢进、呈高调金属音,可闻及气过水声,有腹部振水音。有指征时,应行神经系统检查、前庭功能检查、眼底检查及眼压测定等。

(四)辅助检查

1.血常规及血生化检查

有助于了解血液有无浓缩、肝肾功能、电解质、有无感染等情况。

2.血气分析

判断是否存在酸碱失衡。

3.血 β-HCG 测定

有助于妊娠的诊断。

4.尿常规检查

有助于了解肾脏功能及泌尿系统感染,尿酮体含量有助于判断呕吐的严重程度。

5.B型超声检查

妇科 B 型超声检查有助于妊娠、妊娠周数、子宫肌瘤和卵巢肿瘤的诊断。腹部 B 型超声检查有助于了解腹腔脏器情况以及有无腹腔内出血等。

6.心电图检查

低钾血症患者早期出现 T 波降低、变平或倒置,随后出现 ST 段降低、QT 间期延长及 U 波,高钾血症患者早期出现 T 波高而尖、P 波波幅下降,随后出现 QRS 波增宽。

7.胃镜检查

有助于胃炎、胃溃疡以及胃癌引起的幽门梗阻的诊断。

8.眼压测定及眼底检查

检查有无青光眼、视网膜出血及视神经炎。

9.脑电图及磁共振成像检查

有助于颅内占位性病变、癫痫、颅脑外伤、脑血管病、颅内炎症和脑瘤的诊断。

(五)心理及社会因素

妇女妊娠后心理变化和生理变化总会交织在一起,形成孕妇特有的行为、体征及独特的心理应激。孕妇的人格和情绪与妊娠期呕吐密切相关,神经质孕妇的早孕反应常更明显。非意愿性妊娠的孕妇多有呕吐反应;性格外向、心理脆弱及情绪不稳定的孕妇妊娠期呕吐反应多剧烈;家庭成员对胎儿性别有无偏见、家庭成员特别是其丈夫对孕妇是否关心和体贴、住房条件、经济收入、人际交往等方面均会给孕妇造成心理应激,不良刺激常使妊娠期呕吐加重。护理人员要仔细评估孕妇妊娠前与妊娠期的人格、情绪和心理状况有无改变。

【护理诊断/问题】

营养失调,低于机体需要量:与妊娠期呕吐影响正常饮食及造成体液丢失有关。

急性疼痛:与炎症刺激腹膜、卵巢肿瘤蒂扭转及手术创伤有关。

预感性悲哀(anticipatory grieving):与失去胎儿有关。

焦虑:与住院、担心呕吐及治疗对胎儿发育产生不良影响有关。

【护理要点】

1.一般护理

重者应卧床休息,帮助患者制定饮食计划。

2.诊疗配合

病情观察,积极配合医师开展诊断检查与治疗,严格遵医嘱用药或期补液。

3.心理护理

帮助孕妇稳定情绪,消除对生育的恐惧、焦虑心理。

第二节　妊娠期呕吐伴食欲缺乏

妊娠期呕吐伴食欲缺乏多数是由于妊娠而出现的呕吐,见于早孕反应及妊娠剧吐,特征是一旦终止妊娠,恶心、晨起呕吐症状很快消失,上午终止妊娠,下午就能进食如常人;少数是由于妊娠合并其他疾病而出现的呕吐,常见的有妊娠合并幽门梗阻,疾病本身即可引起呕吐,加重了妊娠期呕吐症状,即使终止妊娠,患者仍有呕吐伴食欲缺乏。护理人员在评估过程中,应认真检查以明确病因,配合医师对因治疗。

【疾病特点】

1.早孕反应

近半数育龄妇女受孕后,在停经5～6周出现食欲缺乏、喜食酸性食物、厌油腻、畏寒、头晕、乏力、嗜睡、流涎、轻度恶心、晨起呕吐等症状,称为早孕反应。早孕反应的主要特点是:①发生在妊娠早期,停经5～6周时发生居多。②晨起呕吐,空腹时明显,伴食欲缺乏。③绝大多数孕妇症状轻微,仅持续至妊娠12周左右,自然消失痊愈,基本不影响工作与学习,摄入量与消耗量大体持平,尿酮体阴性或弱阳性。少数孕妇早孕反应较重,呕吐不仅仅发生在晨起时,伴有明显的食欲缺乏,且持续时间较长,可有不同程度的体重下降,但营养状况尚好,经调整饮食及适当休息,症状逐渐好转。妇科检查子宫增大、变软;实验室检查尿妊娠试验阳性;B型超声检查显示子宫增大,宫腔内可见妊娠囊,囊内可见胚芽光团及心管搏动。

2.妊娠剧吐(hyperemesis gravidarum)

妊娠剧吐是指早孕反应加重,恶心剧烈、呕吐频繁,不能并害怕进食,导致体液失衡及新陈代谢障碍,甚至危及孕妇生命的一种病理状态。妊娠剧吐发病率低于0.5%,以年轻初孕妇居多。病因不清,对妊娠怀有恐惧心理、精神紧张、情绪波动大、生活不安定、经济条件较差的孕妇更容易发生妊娠剧吐,可能与孕妇精神心理、社会因素有关,也有研究发现可能与幽门螺旋杆菌感染有关。主要临床表现为早期恶心、呕吐伴食欲缺乏,逐渐发展为进食与不进食均吐,惧怕进食,禁食也无法控制恶心呕吐,每日呕吐多达数十次,呕吐物含胆汁和胃黏膜少量出血而产生的咖啡样物,伴有烂苹果味,口渴明显;病情进一步发展,患者可出现视物不清、狂躁、幻觉、谵妄、嗜睡,甚至昏迷,由于肝肾功能受损,可出现黄疸、氮质血症,病情日益恶化可危及患者生命。查体发现患者精神萎靡不振、疲惫,眼窝凹陷,体温稍偏高,呼吸加快,心率增快,脉搏细弱,血压下降,尿量明显减少,腹部凹陷,皮肤干燥粗糙,弹性减低,四肢无力。辅助检查结果有助于进一步明确呕吐的严重程度及对机体的影响。

3.妊娠合并幽门梗阻

幽门管瘢痕狭窄、幽门管梗阻及幽门括约肌痉挛是引起幽门梗阻的主要原因,临床上导致幽门梗阻的常见疾病有胃炎、胃溃疡及胃癌。幽门梗阻性呕吐可发生在妊娠任何一个时期,其特点为周期性发作,进食后不久即发生喷射性呕吐,幽门痉挛患者肌内注射阿托品可缓解症状,幽门器质性狭窄时,食物在胃内停留时间长且多合并有胃扩张,呕吐物量多,伴强烈的发酵气味。若幽门梗阻发生在妊娠早期,常加重早孕反应,恶心呕吐伴食欲缺乏更加明显。胃镜检查有助于明确幽门梗阻的诊断。

【治疗原则】

早孕反应轻者不需治疗,重者可适当休息及饮食调理。妊娠剧吐患者应卧床休息,补充营养,纠正脱水、酸碱失衡及电解质紊乱,防治并发症;必要时应终止妊娠。

【护理措施】

1.一般护理

保持病房干净、整齐、室内空气新鲜,避免噪声刺激,以免引发恶心、呕吐;尽量安排妊娠剧吐患者小房间,以免引发同病房内其他患者发生呕吐。妊娠剧吐患者应卧床休息,宜侧卧位,平卧时应尽量将头偏向一侧,避免将呕吐物吸入引起窒息或肺炎。清晨起床应缓慢。宜进食清淡爽口、富含营养、易消化的食物,避免辛辣、坚硬、刺激性及油炸或高脂肪的食物,可选择孕妇喜爱的食物以增强食欲;少量多餐;进食后不宜马上卧床,以免胃酸逆流出现恶心等症状。

2.缓解症状,增进舒适

(1)呕吐剧烈的患者身体虚弱,护士应陪伴患者床旁,备好盛装呕吐物的清洁器皿及温开水,患者恶心欲呕吐时,将其轻轻扶起,轻拍其背部,呕吐后,嘱其用温开水漱口。及时更换呕吐物污染的床单、被褥及衣物等。

(2)呕吐停止后可尝试进食流质食物,协助患者取舒适体位进食,播放愉快舒缓的音乐,减轻进食时的不舒适感和恐惧感。每次进食后短时间内不要躺卧,进食前后和呕吐后应让患者及时漱口,保持口腔卫生。

(3)对严重失水及电解质紊乱的患者,应遵医嘱给予输液;营养不良患者应静脉补充营养。由于输液量大、时间长,患者输液过程中常因呕吐而体位频繁改变,易引起注射部位针头移位、液体外溢。护理人员应经常巡视,注意观察输液管是否通畅、有无扭曲或受压、针头是否脱出血管、注射部位有无液体外溢及疼痛等,必要时使用留置针。观察并记录每日液体出入量。

3.围手术期患者的护理

对于妊娠合并幽门梗阻需要手术或妊娠剧吐经治疗无效需行人工流产术终止妊娠的患者,护理人员应做好术前准备及术后护理。妊娠剧吐患者人工流产术后,呕吐症状迅速消失。

4.心理护理

为患者热情、详细地介绍病房环境,尽快消除陌生感,增强其归属感及安全感。体贴患者,向其解释情绪对呕吐及剧烈呕吐对胎儿发育的影响,帮助其树立战胜疾病的信心。鼓励家属积极配合,多给患者精神安慰,分散其对恶心呕吐的注意力,尽可能增加欢乐气氛,使其保持良好的精神状态。在护理过程中切不可流露出厌烦表情,以免增加患者心理负担。对终止妊娠的患者,应表示同情,理解并允许其宣泄悲哀的情绪,尽可能为患者及其家属提供帮助,以缓解其忧伤。

5.出院指导

向患者及家属介绍抑制呕吐的应对措施,如恶心欲呕吐时.做深呼吸和吞咽动作。保证充足睡眠,适当运动;保持愉快的心情;改善饮食结构,多样化饮食,增进食欲,注意补充维生素、钙、磷、铁等。

第三节　妊娠期呕吐伴发热

根据病因,发热可分感染性发热和非感染性发热两类。感染性发热是由各种病原体感染而导致的体温升高,占多数;非感染性发热系无菌性坏死组织的吸收、内分泌代谢障碍、体温调节中枢功能失常、机体散热减少等引起的体温升高。妊娠期呕吐伴发热主要是妊娠期合并感染性疾病所致,可发生在妊娠的任何时期,常见的感染性疾病有急性肾盂肾炎、急性阑尾炎及急性胆囊炎等。

【疾病特点】

1.妊娠合并急性肾盂肾炎(acute pyelonephritis in pregnancy)

急性肾盂肾炎是妊娠期最常见的泌尿系统疾病,多发生在妊娠晚期。与妊娠期输尿管蠕动减弱导致输尿管扩张、增大的子宫机械性压迫输尿管和改变膀胱位置而引起排尿不畅或尿液反流有关。此外,妊娠期出现的生理性糖尿,有利于细菌繁殖。急性肾盂肾炎的感染途径以泌尿道上行感染为主。临床主要表现为孕妇突然出现寒战、高热、恶心、呕吐、乏力等症状,伴有单侧(常为右侧)或双侧肋痛,可出现尿频、尿急、尿痛等膀胱刺激征。查体发现体温升高,多高于38℃,呈弛张热,患侧或双侧肋腰点压痛明显,肾区有叩击痛。

2.妊娠合并急性阑尾炎

妊娠期急性阑尾炎的发病率与非孕期相同,但多发生于妊娠前6个月。妊娠早期急性阑尾炎比较容易诊断,常有典型的转移性右下腹痛、恶心呕吐、发热等,重者发生阑尾穿孔,可出现高热、脉率增快及下腹痛剧烈。查体患者体温升高,右下腹麦氏点有压痛、反跳痛及腹肌紧张。妊娠中、晚期急性阑尾炎表现为恶心呕吐、发热及腹痛,由于解剖生理改变,增大的子宫导致阑尾移位,常无典型的转移性右下腹痛,腹痛位置上升,甚至可达肝区,若阑尾位于子宫后侧,可出现右侧腰痛。查体患者体温升高,由于增大的子宫将壁腹膜向前顶起,故腹部压痛、反跳痛及腹肌紧张不明显,炎症波及子宫,可出现宫缩。妊娠中、晚期急性阑尾炎的症状与体征不典型,临床诊断困难,容易延误病情,引起炎症扩散。

3.妊娠合并急性胆囊炎(acute cholecystitis in pregnancy)

急性胆囊炎多发生于妊娠晚期,妊娠是发生急性胆囊炎的重要诱发。首先,妊娠期体内孕激素水平升高,使血液及胆汁内胆固醇浓度增加,胆酸及胆盐可溶性改变,胆固醇易析出形成结晶;使胆囊和胆道平滑肌松弛导致排空缓慢、胆汁淤积。其次,妊娠期雌激素水平升高可降低胆囊黏膜对钠的调节,吸收水分下降,影响胆囊的浓缩功能。临床主要症状夜间或饱餐或进食油腻食物后发作,表现为发热、恶心呕吐、右上腹部疼痛,疼痛性质为绞痛,可向右肩或右背部放射;呕吐物中有多量的胆汁。重者可出现晕厥等休克征象。查体可见患者呈急性病容,体温升高,重者出现血压下降、心率增快、脉搏细数、四肢厥冷等休克体征。

【治疗原则】

妊娠合并感染性疾病治疗时,用药应选用对胎儿无不良影响的抗生素,妊娠晚期应预防早产。妊娠合并急性肾盂肾炎应控制感染、采取支持疗法、防治中毒性休克。妊娠合并急性阑尾炎应在抗感染的同时,立即手术治疗。妊娠合并急性胆囊炎轻者保守治疗,重者手术切除胆囊治疗。

【护理措施】

1.诊疗配合

护理人员应配合医师寻找病因,详细向患者及家属介绍治疗方案,同时说明治疗可能对妊娠的影响。妊娠早期手术时,麻醉药物可能影响胚胎发育,妊娠晚期手术可能影响手术操作或引起早产。妊娠合并急性阑尾炎临床诊断困难,若漏诊可导致阑尾穿孔、急性腹膜炎,增加母儿死亡率,因此,需适当放宽手术指征。

2.缓解症状

妊娠期呕吐伴发热患者的一般护理及呕吐护理可参见本章第二节护理措施。此外,高热患者可采用乙醇、冰袋等物理降温。

3.病情观察

对妊娠早期的患者应注意观察有无下腹疼痛、阴道血性分泌物或阴道流血等流产征象,对妊娠晚期的患者应注意观察胎动、胎心率及子宫收缩、腹痛、阴道血性分泌物及阴道排液等早产征象。发现异常,及时报告医师。

第四节 妊娠期呕吐伴急性腹痛

妊娠期呕吐伴急性腹痛常起病急、病情重、发展变化快,临床多见于两类疾病:一类是妇产科疾病.主要有输卵管妊娠流产或破裂、妊娠合并子宫肌瘤红色变性、妊娠合并卵巢瘤蒂扭转等;另一类是妊娠合并内科或外科疾病,如妊娠合并急性阑尾炎、妊娠合并急性胆囊炎等,参见本章第三节妊娠期呕吐伴发热。

【疾病特点】

1.输卵管妊娠流产或破裂

输卵管妊娠以壶腹部最多见,约占60%。输卵管妊娠流产常发生于停经8～12周,若胚泡与管壁分离不完全,则形成不完全流产,出血多;输卵管妊娠破裂多发生于妊娠6周左右,以输卵管峡部妊娠破裂多见。临床主要表现为停经后不规则阴道流血、恶心呕吐及下腹疼痛,腹痛常发生于一侧下腹部,呈隐痛,若发生破裂时,突然出现撕裂样疼痛,伴恶心呕吐,有肛门坠胀感,腹腔内出血量多者可发生失血性休克。查体患者贫血貌,面色苍白,血压下降,脉搏细数,下腹部有压痛及反跳痛,以患侧明显,移动性浊音阳性。妇科检查可见阴道内少量血液、宫颈着色、变软,有举痛,阴道后穹隆饱满,有触痛,子宫稍大变软,一侧附件区可触及有压痛的包块。经阴道后穹隆穿刺抽出暗红色不凝血液,应高度怀疑有腹腔内出血。

2.妊娠合并子宫肌瘤红色变性

妊娠前已患子宫肌瘤,妊娠期好发生子宫肌瘤红色变性,是子宫肌瘤一种特殊类型的坏死。可能与妊娠期肌瘤生长迅速,压迫假包膜内的静脉,发生静脉回流受阻,导致肌瘤内淤血、水肿,小血管破裂出血并有红细胞溶解有关。主要症状为突然发热、下腹部剧痛伴恶心呕吐,部分患者出现腰背酸痛。查体患者体温升高,子宫大于停经月份,且能触及有压痛的肿块。

3.妊娠合并卵巢肿瘤蒂扭转

妊娠合并卵巢肿瘤蒂扭转多见于卵巢囊肿蒂扭转,其中以卵巢囊性畸胎瘤蒂扭转最常见。患者妊娠前有卵巢囊肿病史,妊娠后由于子宫不断增大、肿瘤活动度良好、重心偏于一侧,易发生蒂扭转,产褥期子宫体积明显缩小,也容易发生蒂扭转。临床主要表现为突发性的一侧下腹部剧痛,逐渐扩展至全腹,伴恶心呕吐,若扭转后肿瘤复位,腹痛随之缓解;若蒂扭转时间较久而发生肿瘤坏死,可出现休克。查体发现在增大的子宫一侧有一肿块,有明显触痛,下腹部或全腹有压痛、反跳痛及腹肌紧张。重者可出现晕厥、血压下降、脉搏细数等休克征象。

【治疗原则】

对出现急腹症的患者,应采取手术治疗,防治失血性休克、早产或感染等并发症。

【护理措施】

1.围手术期护理

参见第九章第三节妇产科围手术期患者的护理。

2.加强预防

积极治疗生殖道炎症,减少输卵管妊娠的发生率;妊娠前诊断有卵巢肿瘤或子宫肌瘤患者,应根据医师建议采取相应治疗后妊娠。保守治疗的患者,妊娠后应注意避免突然变换体位,注意观察子宫增长情况,一旦发现增长过快,应及时就医。

第十六章　妊娠期血压升高

第一节　概述

18岁以上成年人的正常血压为收缩压<130mmHg,舒张压<85mmHg。妊娠对血压的影响较小,通常在妊娠20周前舒张压偏低,与外周血管扩张、血液出现生理性稀释以及胎盘形成动静脉短路引起外周阻力下降有关,而收缩压几乎无大影响。若妊娠期孕妇出现血压升高,血压≥140/90mmHg应认为是病理状态。妊娠期血压升高包括妊娠诱发的高血压和妊娠并存的高血压两类,妊娠诱发的高血压于妊娠前血压正常,孕期发生高血压;妊娠并存的高血压是已存在的高血压在孕期加重。引起妊娠期血压升高常见的疾病有妊娠合并高血压病、妊娠合并慢性肾小球肾炎高血压型、妊娠合并嗜铬细胞瘤及妊娠高血压疾病等。妊娠前或妊娠前20周发现血压升高,容易诊断;若妊娠20周后出现血压升高,特别是妊娠合并慢性肾小球肾炎高血压型患者,不易与妊娠期高血压疾病中的子痫前期相区分。多数妊娠期血压升高患者为一过性血压升高,分娩后症状即消失,部分患者病情持续进展,出现蛋白尿,甚至头痛、眼花、抽搐、昏迷等神经系统症状,严重威胁母婴健康及生命,是孕产妇及围生儿死亡的重要原因。

护理人员应认真做好生育期及围生期保健工作,及时发现、诊断及配合治疗妊娠期高血压疾病,对于高风险人群应采取跟踪监测及有效的干预措施,降低高血压对孕妇及胎儿的不利影响,减少孕产妇及围生儿死亡率。

【护理评估】

（一）病因

妊娠期血压升高的病因复杂,可能与下列因素有关。

1.小动脉病变

小动脉病变是高血压病最重要的病理改变,血管内皮细胞受损、小动脉痉挛、狭窄引起血压升高,见于妊娠合并高血压病、妊娠期高血压疾病等。

2.慢性肾小球肾炎

慢性肾小球肾炎导致肾功能不全时,水钠潴留引起高血容量状态,血浆肾素活性升高,外周阻力加大,导致高血压。见于妊娠合并慢性肾小球肾炎高血压型。

3.儿茶酚胺增多

肾上腺髓质嗜铬细胞瘤能自主分泌包括去甲肾上腺素、肾上腺素及多巴胺在内的儿茶酚胺,引起血压升高,见于妊娠合并嗜铬细胞瘤。

此外,妊娠期血压升高也与异常滋养层细胞侵入子宫肌层、遗传、免疫、营养缺乏、胰岛素抵抗等因素有关。

（二）健康史

详细询问患者末次月经日期、妊娠反应出现时间及程度、有无眼花、胸闷、头痛、头晕、齿龈出血、上腹不适、下肢水肿等症状，特别注意出现自觉症状的时间及严重程度。了解初次诊断高血压的时间、与妊娠周数的关系及既往病史，如有无原发性血压、急性肾小球肾炎、嗜铬细胞瘤等病史及诊治经过、治疗效果等。询问患者家族中，尤其是母亲，是否曾患有妊娠期高血压疾病。了解有无强烈的精神紧张、心理压力及日常生活，如休息、饮食、睡眠、烟酒嗜好等。

（三）症状与体征

1.症状

多数妊娠前半期（妊娠 20 周前）合并高血压病患者无明显自觉症状，偶有头痛及视物模糊。妊娠前半期合并慢性肾小球肾炎高血压型患者可有腰痛、乏力、心悸等症状。妊娠前半期合并嗜铬细胞瘤患者可出现头痛、头晕、恶心、出汗、心悸、四肢麻木、低视力、上腹部疼痛等症状，呈阵发性。妊娠期高血压患者可有上腹部不适；轻度子痫前期可有头痛及上腹部不适；重度子痫前期患者出现持续性剧烈头痛、视物模糊、上腹部疼痛；病情进一步恶化，可发展为子痫，患者出现恶心、呕吐、抽搐、昏迷。

2.体征

最显著的体征为血压升高，≥140/90mmHg，重度子痫前期和子痫患者≥160/110mmHg。体重增加≥0.5kg/周，眼结膜苍白，低视力，眼底检查视网膜小动脉痉挛、视网膜水肿、渗出或出血，心率增快，踝部自下而上波及小腿、大腿、外阴、腹壁及全身水肿或出现腹腔积液。若患者体重增加≥0.9kg/周或≥2.7kg/4 周，提示子痫前期可能发生。重度子痫前期患者双肺可闻及湿啰音及少尿，子痫患者出现抽搐、面部充血、口吐白沫、深昏迷，继之出现深部肌肉僵硬，快速发展为全身高张性阵挛惊厥、肌肉呈有节律地紧张收缩，持续约 1 分钟，抽搐期间无呼吸动作，呼吸随抽搐停止而恢复，但仍处于昏迷状态，最后意识恢复，但困惑、易激惹、烦躁。

（四）辅助检查

1.尿液检查

了解尿比重、尿常规及尿蛋白。若尿比重≥1.020，提示尿液浓缩；尿蛋白是指 24 小时尿液中蛋白含量≥300mg 或相隔 6 小时的两次随机尿液蛋白达 30mg/L（定性＋）。

2.血液检查

了解患者的红细胞计数、血红蛋白含量、血细胞比容、凝血功能等。

3.肝肾功能检查

了解肝肾功能受损程度。

4.眼底检查

眼底视网膜病变可反映疾病的严重程度。

5.心电图及心脏超声检查

了解高血压对心脏的影响。

6.尿液儿茶酚胺测定

有助于嗜铬细胞瘤的诊断。

7.磁共振成像检查

有助于发现肾上腺髓质肿瘤。

8.腹部超声检查

有助于了解腹腔积液、胎儿发育情况等。

(五)心理及社会因素

高龄孕妇、经产妇、营养不良、有高血压家族史孕妇均是妊娠期血压升高的高危人群。此外,生活压力过大、经济状况差、嗜烟酒、不良情绪等也是诱发因素。妊娠期血压升高患者担心疾病、治疗用药等会影响胎儿发育,常产生紧张焦虑,紧张的情绪可导致体内儿茶酚胺(如肾上腺素、去甲肾上腺素)含量增加,进一步增强对孕妇全身小血管的收缩作用,引起外周阻力增加,血压进一步升高,同时,血管痉挛导致胎盘及胎儿的血液供应降低,形成恶性循环。

【护理诊断/问题】

体液过多(excess fiuid volume):与水肿、少尿等有关。

急性疼痛:与血管痉挛、血压升高引起的头痛有关。

活动无耐力:与乏力、头晕、长期卧床等有关。

有受伤的危险:与子痫发作时阵发性肌肉痉挛引起舌咬伤及坠床所致的损伤等有关。

焦虑:与担心影响胎儿发育及早产有关。

潜在并发症:胎盘早剥。

【护理要点】

(1)严密观察母婴病情,积极配合治疗,做好重度子痫前期或子痫的抢救准备。

(2)做好终止妊娠的准备与护理。

(3)心理疏导,缓解患者及家属紧张焦虑情绪。

(4)出院指导。

第二节　妊娠前半期血压升高

妊娠前半期血压升高是指妊娠 20 周前(包括妊娠前)出现血压升高,达到或超过 140/90mmHg。引起妊娠前半期血压升高的病因可能是合并原发性高血压(高血压病)或合并继发性高血压(慢性肾小球肾炎高血压型、嗜铬细胞瘤)。

【疾病特点】

1.妊娠前半期合并高血压病

有高血压家族史的孕妇,妊娠 20 周前发现血压升高,≥140/90mmHg,尿蛋白阴性者,应首先考虑妊娠合并高血压病。绝大多数患者发病与进展缓慢,病程较长,临床症状不明显,部分患者表现为头痛、头晕,偶有头部沉重感,头痛多发生在清晨,以前额、枕部及颞部为主,呈胀痛。重症患者可出现乏力、心悸气短、低视力、腰痛等症状。查体发现血压≥140/90mmHg,低视力,颈动脉波动幅度增高,心尖波动明显,叩诊心界正常大小或略向左下方增大,听诊主动脉瓣第二心音亢进,可闻及Ⅱ～Ⅲ级吹风样收缩期杂音,下肢水肿不明显。眼底检查可见视网膜小动脉痉挛、变细、硬化,重者可有视网膜水肿、渗出或出血等。

2.妊娠前半期合并慢性肾小球肾炎高血压型

慢性肾小球肾炎起病隐匿、进展缓慢、病程较长,妊娠前半期合并慢性肾小球肾炎高血压型患者常有头痛、头晕、乏力、腰部酸痛、尿量减少等症状。查体血压≥140/90mmHg,多数患者达到或超过160/110mmHg,眼结膜苍白,低视力,双肾区有叩痛,下肢有轻微水肿。眼底检查呈高血压病改变;实验室检查发现贫血、尿比重低,少量尿蛋白,下肢轻度水肿。

3.妊娠前半期合并嗜铬细胞瘤

约90%嗜铬细胞瘤发生在肾上腺髓质,10%发生在交感神经节或其他部位,能自主分泌儿茶酚胺(包括去甲肾上腺素、肾上腺素及多巴胺),引起血压升高,多为阵发性加重,创伤、注射、排便等均可诱发其发作,发作频率数分钟至数日或数月不等。发作时患者感到头痛、头晕、视物模糊、心悸、恶心、出汗、四肢麻木、上腹部疼痛等。查体血压≥140/90mmHg,面色苍白,低视力,心率明显增快,四肢冰冷,上腹部可有压痛。重者可有呼吸困难、发绀、咳嗽、咳白色或血性泡沫痰,两肺散在湿啰音等肺水肿表现,或发生脑出血,危及母婴生命。实验室检测24小时尿儿茶酚胺含量增多有助于诊断。

【治疗原则】

减少母婴并发症,降低围生儿死亡率。轻者可采取休息、饮食及心理护理措施,严重者需药物解痉降压。

【护理措施】

1.一般护理

告知孕妇保证足够的休息,应取左侧卧位休息,向其解释左侧卧位可以缓解右旋的妊娠子宫对腹主动脉及下腔静脉的压力,促进血液回流,增加全身血流量,改善脑水肿及胎盘功能,增加尿量,减轻水肿。为患者提供富含蛋白质、维生素和各种微量元素的食物和水果,减少动物脂肪及过量盐的摄入。每日清晨定时在患者排泄后空腹为其测量体重,记录体重增加情况。

2.病情观察

询问并记录患者每日自觉症状,包括头痛、头晕、恶心程度、是否有心悸及视物不清等。定期检查视力。初次测量血压若有升高,应嘱患者休息30分钟至1小时后复测。注意观察下肢水肿程度、休息后是否缓解,尤其对体重增加明显但水肿不明显患者,应及时与医生沟通,及早发现隐性水肿。应告知患者注意观察每日尿量,收集24小时尿液并记录。仔细监测子宫增大情况、有无规律宫缩及阴道流血。

3.症状护理

参见本章第四节妊娠20周后血压升高伴蛋白尿。

4.心理护理

向患者说明心情愉快、精神放松在一定程度上可减轻血管痉挛,有利于胎儿宫内发育;反之,可导致血压升高,加重病情。安慰患者,告知其治疗用药不会影响胎儿发育,有利于缓解高血压对母体主要脏器的损害。

5.加强预防

对有高血压病家族史或曾患肾病的妇女,尤其是高龄初产妇,妊娠前应进行检查,加强孕期检查。妊娠后注意休息,适当加强营养,保持心情舒畅。

第三节　妊娠 20 周后血压升高——妊娠期高血压

妊娠 20 周后,首次发现血压升高达到或超过 140/90mmHg,尿蛋白阴性,称妊娠期高血压(gestational hypertension),是妊娠期高血压疾病(hypertensive disorders inpregnancy)的最轻型。妊娠期高血压疾病是妊娠特有疾病,妊娠 20 周后,血压正常的孕妇发生高血压或孕妇原有的高血压进一步加重,其分类及临床主要表现,见表31-1。值得一提的是正常妊娠、贫血及低蛋白血症均可引起水肿。

血压较基础血压升高 30/15mmHg,但＜140/90mmHg,不能作为诊断依据,应严密观察。

表 31-1　妊娠期高血压疾病分类

分类		临床表现
妊娠期高血压		妊娠期首次出现血压≥140/90mmHg,并于产后 12 周恢复正常;尿蛋白(-);少数患者可伴有上腹部不适或血小板减少,产后方可确诊
子痫前期	轻度	妊娠 20 周后出现血压≥140/90mmHg,尿蛋白≥300mg/24h 或随机尿蛋白(＋),可伴有上腹部不适、头痛等症状
	重度	血压≥160/110mmHg,尿蛋白≥2.0g/24h 或随机尿蛋白≥(＋＋),血清肌酐＞106μmol/L,血小板计数＜100×10^9/L,血 LDH 升高,血清 ALT 或 AST 升高,持续性头痛或其他脑神经或视觉障碍;持续性上腹不适
子痫		子痫前期孕妇抽搐不能用其他原因解释
慢性高血压并发子痫前期		高血压孕妇于妊娠 20 周前无尿蛋白,若出现尿蛋白≥300mg/24h;高血压孕妇于妊娠 20 周后突然尿蛋白增多或血压进一步升高或血小板计数＜100×10^9/L
妊娠合并慢性高血压		妊娠前或妊娠 20 周前舒张压≥90mmHg(排除滋养细胞疾病),妊娠期无明显加重;或妊娠 20 周后首次诊断高血压并持续到产后 12 周

重度子痫前期是妊娠 20 周后出现高血压、蛋白尿且伴有明显的肾、肝、脑、心血管系统受累引起的临床症状,参见本章第四节妊娠 20 周后血压升高伴蛋白尿。

【疾病特点】

妊娠期高血压的主要临床特点为妊娠 20 周后发现血压≥140/90mmHg,于产后 12 周血压恢复正常,尿蛋白阴性,患者可有头痛、头晕、眼花等症状,部分患者出现上腹部不适。妊娠期高血压是一过性高血压,但高血压病情可能恶化而发展为子痫前期及子痫,因此,需要在分娩后做回顾性诊断妊娠期高血压。

【治疗原则】

争取母体康复,减少母婴并发症,降低围生儿死亡率。

【护理措施】

1.一般护理

向患者强调左侧卧位休息的重要性,每日休息不少于10小时。提供富含蛋白质和热量的饮食,不必限制液体,全身水肿患者应限制盐的摄入。每日测量血压及体重。

2.治疗配合

对于精神紧张、焦虑或睡眠不好的患者应遵医嘱给予镇静药物,如地西泮5mg,睡前口服,如症状好转,及时报告医师,遵医嘱停药。间断吸氧。每日询问患者是否有头痛、头晕、低视力或上腹不适等症状,每2日复查尿蛋白,定期监测血液、胎儿发育状况。

3.积极预防

(1)充分发挥三级妇幼保健网的功能,做好妇女保健的宣传教育工作。

(2)提高育龄期妇女对妊娠期及围生期保健的认识,使其掌握孕期保健的基础知识,定期进行产前检查。

(3)护理人员应指导患者做好自我监测,包括血压、体重测量及头痛,视物不清等自觉症状的发现,出现异常,及时就医。

(4)指导患者在家坚持左侧卧位休息;孕期合理饮食,注意补钙。有研究表明,每日补钙1～2g,能有效降低妊娠期高血压疾病的发生。

第四节　妊娠 20 周后血压升高伴蛋白尿

妊娠前20周血压正常,妊娠20周后血压升高伴蛋白尿最常见的疾病为子痫前期(pre-eclampsia),其中包括轻度子痫前期和重度子痫前期。

【疾病特点】

1.轻度子痫前期

轻度子痫前期是指妊娠前20周血压正常,妊娠20周后出现血压≥140/90mmHg,尿蛋白≥300mg/24h或随机尿蛋白(＋),伴有上腹部不适、头痛、低视力等症状。轻度子痫前期以初产妇及多胎妊娠居多。

2.重度子痫前期

重度子痫前期为妊娠20周后出现高血压及蛋白尿,且伴随下列至少一种临床症状或体征。

(1)收缩压≥160～180mmHg或舒张压≥110mmHg。

(2)尿蛋白＞5.0g/24h或随机尿蛋白≥(＋＋＋)。

(3)中枢神经系统功能障碍。

（4）精神状态改变和严重头痛（频发、常规镇痛药物不缓解）。

（5）脑血管意外。

（6）视物模糊，眼底点状出血，极少数患者出现皮质性盲。

（7）肝细胞功能障碍，肝细胞损伤、血清转氨酶至少升高 2 倍。

（8）上腹部或右上象限痛等肝包膜肿胀症状，肝被膜下出血或肝破裂。

（9）少尿，24 小时尿量<500ml。

（10）肺水肿，心力衰竭。

（11）血小板计数<100×10^9/L。

（12）凝血功能障碍。

（13）微血管病性溶血（血 LDH 升高）。

（14）胎儿生长受限，羊水过少，胎盘早剥。

【治疗原则】

防止子痫发生。休息、镇静、解痉、降压、合理扩容、必要时利尿、监测母胎状态、适时终止妊娠。

【护理措施】

1.子痫前期

患者应住院治疗，为其提供干净、清洁的病房，避免噪声、强光等刺激，卧床休息，左侧卧位，饮食同妊娠期高血压。

2.密切监测母胎状态

注意观察并记录患者意识、血压、心率、呼吸等生命体征，每日至少 3 次询问头痛、胸闷、头晕、眼花等自觉症状有无加重，了解有无腹痛及阴道流血。认真检查子宫张力、观察有无阴道流血，及时发现胎盘早剥，发现异常，立即报告医生。观察并记录胎心率和胎动情况。及时送检血、尿标本。

3.硫酸镁治疗配合

（1）硫酸镁是解痉降压的首选药物，护理人员应掌握其用药指征：①控制子痫抽搐及防止再抽搐。②预防重度子痫前期发展为子痫。③子痫前期临产前预防抽搐。配合医生向患者及家属讲解药物作用及可能出现的副作用。

（2）使用硫酸镁治疗时，多采用静脉给药，首次剂量 25％硫酸镁 20ml 加于 10％葡萄糖注射液 20ml 中，5～10 分钟内缓慢静脉推注完毕，再用 25％硫酸镁 60ml 加入 5％葡萄糖注射液 500ml 静脉滴注，控制滴速为 1.0～2.0g/h。根据血压情况，也可采用臀部深肌内注射。硫酸镁对局部组织刺激性强，应告知患者注射部位常出现疼痛，注射后局部可采取热敷或轻揉等方法以缓解疼痛，护理人员也可向硫酸镁溶液中加少许利多卡因，缓解局部刺激，同时，加强病房巡视，避免药液外漏。

（3）用药过程中监测血清镁离子浓度，正常孕妇血清镁离子浓度为 0.75～1.0mmol/L，治疗有效浓度为 2.0～3.5mmol/L，若血清镁离子浓度超过 5.0mmol/L 即可发生镁中毒。用药前及用药期间应检查患者膝腱反射、呼吸、心率、心律，必要时对患者进行心电监护，及时发现房室传导阻滞。测量体重及 24 小时尿量，严格记录每日液体出入量，及时将结果报告医师。

若发现膝腱反射减弱或消失、全身肌张力减退、呼吸低于 16/min,呼吸困难、复视、尿量少于 25ml/h 或 600ml/24h,言语不清等,应考虑出现中毒反应,重者可出现呼吸肌麻痹,患者呼吸、心跳停止。

(4)物品及药品准备:护理人员应准备好抢救子痫及硫酸镁中毒、阴道手术助产及新生儿急救等所需物品及药品。如急救车、吸痰器、开口器、压舌板、床挡、产包、氧气等抢救用品。在患者床旁急救车内,应备硫酸镁及拮抗硫酸镁中毒反应的葡萄糖酸钙注射液,一旦发生中毒反应,立即静脉注射 10% 葡萄糖酸钙 10ml,1.0g 葡萄糖酸钙静脉推注可逆转轻至中度呼吸抑制。

4.镇静、降压、利尿及扩容药物治疗的配合

掌握用药原则,遵医嘱用药。

(1)地西泮是常用的镇静药物,苯巴比妥钠可引起胎儿呼吸抑制,分娩前 6 小时应慎用。

(2)降压药物应用的目的是延长孕周或改善围生期结局,理想降压为:收缩压降至 140～155mmHg,舒张压降至 90～105mmHg。

(3)利尿药物仅用于全身水肿、急性心力衰竭、肺水肿等患者。

(4)临床一般不主张应用扩容药物,严重的低蛋白血症、贫血患者可适当应用。

5.加强预测

第五节　妊娠 20 周后血压升高伴抽搐、昏迷

子痫是妊娠期高血压疾病中最为严重的阶段,是子痫前期病情的进一步恶化,孕妇出现抽搐及昏迷。一旦发生,母儿的死亡率较高。子痫在抽搐之前,几乎均有剧烈头痛、眼花、恶心、喷射性呕吐等前驱症状。根据抽搐发生的时间,分为产前子痫、产时子痫和产后子痫,其中产前子痫最常见,约占全部子痫发生的 71%。

【疾病特点】

子痫患者抽搐前多数有剧烈头痛、眼花、恶心、喷射性呕吐等前驱症状,也有个别患者前驱症状不明显,突然发作抽搐或昏迷。子痫发作时开始于面部,先是出现眼球固定,瞳孔散大,牙关紧闭,从嘴角开始出现肌肉痉挛,之后全身肌肉收缩,双臂屈曲,全身肌肉迅速强烈阵挛,口吐白沫,如舌被咬破时会口吐血沫,然后进入昏迷。昏迷后常有鼾声,少数患者抽搐后可立即清醒,亦可在停止抽搐片刻后,再次发生抽搐。抽搐过程中可能发生摔伤、骨折,昏迷中如发生呕吐可造成窒息或吸入性肺炎,也可能导致孕妇发生胎盘早剥、颅内出血及发动分娩等。因抽搐来自子痫前期,因此孕妇有血压升高和(＋)以上的蛋白尿和少尿。子痫孕产妇几乎均有较严重的水肿,但也有表现为隐性水肿者。

子痫不仅对孕妇有不良影响,还可危及胎儿。可导致孕妇出现胎盘早剥、肺水肿、凝血功能障碍、脑出血、急性肾功能衰竭、心衰、HELLP 综合征(溶血,肝酶升高,血小板减少)、产后出血及产后血循环衰竭等并发症。由于子宫血管痉挛所引起的胎盘供血不足,胎盘功能减退,可导致胎儿窘迫、胎儿生长受限、死胎、死产或新生儿死亡。

因高血压引起肺血管外液体量过度增多而导致的生理功能紊乱。典型临床表现为呼吸困难、发绀、咳嗽、咳白色或血性泡沫痰，两肺散在湿啰音。按尿中蛋白含量分为轻度蛋白尿（<0.5g/24h）、中度蛋白尿（0.5～4.0g/24h）和重度蛋白尿（>4.0g/24h），重度子痫前期血压≥160/110mmHg，尿蛋白≥2.0g/24h或随机尿蛋白≥（＋＋），血肌酐>106μmol/L，血小板计数<100×10⁹/L，微血管病性溶血（血LDH升高），血清ALT、AST升高，还可伴有持续性头痛或其他脑神经或视觉障碍、持续性上腹部不适。子痫前期的临床表现主要为：微血管病性溶血（血LDH升高），是妊娠期高血压疾病的特殊阶段，预示子痫即将发生的阶段。重度子痫前期应为中度或重度蛋白尿。

【治疗原则】

控制抽搐，纠正缺氧和酸中毒，控制血压，抽搐控制后立即终止妊娠。

【护理措施】

1.子痫患者的急救护理

(1)遵医嘱给药：协助医师控制抽搐，硫酸镁快速静滴，然后以维持量缓慢点滴，通过全身解痉而达到降压及控制抽搐的目的。

(2)控制抽搐：患者抽搐时伴有意识障碍，呕吐、呼吸困难等现象，应立即将患者平卧，头偏向一侧，取出义齿，用纱布将舌缠绕后再用舌钳将舌拉出以防舌后坠。必要时吸痰，随时清理呼吸道分泌物，以保持呼吸道通畅，防止窒息或吸入性肺炎，并给予氧气吸入。遵医嘱给予镇静药，如地西泮、冬眠合剂等，同时用开口器或纱布包裹的压舌板置于患者上下白齿之间，防止抽搐时咬伤舌唇。此外，还要加床挡，以免患者跌下床受伤。

(3)观察病情：随时观察患者血压变化，应维持舒张压在90～100mmHg为宜。避免因胎盘与母体的血流减少而危及胎儿。在患者扩容治疗期间密切观察呼吸、脉搏、血压和尿量变化。防止患者发生肺水肿和心力衰竭。对于全身水肿、肺水肿、脑水肿或有心衰患者迅速遵医嘱给予利尿，并给予专科护理。

(4)密切观察产兆，适时终止妊娠：在子痫控制后6～12小时应考虑终止妊娠。终止妊娠的方法可根据病情的轻重缓急而定。子痫前期及子痫患者对缩宫素非常敏感，所以经阴道分娩时护士必须密切观察血压、心率及胎心率变化，同时将产程严格控制在12小时内。行剖宫产术终止妊娠时，产妇应取左侧卧位，宜采用连续硬膜外麻醉，以保证胎盘灌流量和良好的镇痛效果。产后24小时内仍要密切观察以预防产后子痫的发生。

2.子痫患者的一般护理

(1)要有专人监护，持续进行心电监护并记录患者的血压、脉搏、呼吸和体温。

(2)观察并记录患者抽搐发作的次数、持续时间、间隔时间以及昏迷持续时间。体温过高时给予物理或药物降温，以防止患者因体温过高而加重抽搐。心理护理对患者热情亲切，关心体贴，消除其紧张、焦虑情绪，保持绝对安静，一切必要的检查、治疗、护理操作尽量轻柔、集中。

(3)患者发生痉挛时，护理人员宜加床挡，头偏向一侧，以防止发生误吸或吸入性肺炎。痉挛发作后，还要监测胎儿状况和母亲血压。

(4)密切注意患者的意识变化。

(5)待患者清醒后，注意询问有无头晕、头痛、视物模糊等现象，以了解降压效果。

（6）留置导尿管准确记录患者的出入量，密切观察尿量、颜色和性状。定期做血生化、尿蛋白测定等检查，以便了解患者的肾功能和水、电解质酸碱平衡情况。禁食期间要保持出入液量平衡。

（7）护士应做好患者的基础护理，将患者安置在单人暗室，保持病室清洁安静、空气流通，避免声光对患者造成不良刺激，同时合理安排治疗护理时间，一切治疗及护理操作尽量轻柔，相对集中，避免干扰。

第十七章　妊娠期阴道流血

第一节　概述

妊娠期阴道流血是产科的常见症状,多见于自然流产、输卵管妊娠流产型或破裂型、葡萄胎、早产、前置胎盘及胎盘早剥等。阴道流血可发生在妊娠早期、中期或晚期,以妊娠早期和晚期多见,伴有或不伴腹痛,阴道流血量因疾病而异,疾病的严重程度不一定与阴道流血量成正比,如输卵管妊娠破裂患者阴道流血量少,但腹腔内出血可能很多,导致失血性休克,危及生命。因此,有停经史的育龄妇女发生阴道流血,应特别注意是否与妊娠有关,已诊断妊娠的妇女发生阴道流血,应及时就医,以免延误诊断。

【护理评估】

(一)病因

1.病理妊娠

多见于自然流产、输卵管妊娠流产型或破裂型、葡萄胎、早产、前置胎盘、Ⅱ度或Ⅲ度胎盘早剥等疾病,流产与异位妊娠引起的阴道流血常发生于妊娠早期(不足妊娠13周);早产、前置胎盘与胎盘早剥所致的阴道流血多发生于妊娠晚期(妊娠28周及以后)。

2.分娩期并发症

主要见于子宫破裂引起的阴道流血。

3.妊娠合并阴道及宫颈尖锐湿疣

阴道流血多发生在妊娠早期。

4.葡萄胎

阴道流血多发生于妊娠早期。

(二)健康史

了解患者的月经初潮年龄、月经周期、经期、末次月经时间、早孕反应出现的时间及程度、有无就医经过及诊断等;详细询问阴道流血出现的时间、流血量及性状、是否伴有腹痛、有无阴道排液等,了解阴道流血是否有性交或外伤等诱因,是否为性交接触性出血。晚期妊娠妇女发生阴道流血,还应注意询问流血前后胎动及子宫收缩情况等。询问既往病史、孕产史及家族史,了解有无尖锐湿疣等性传播疾病,既往有无高血压及慢性肾病史、家族中有无妊娠期高血压疾病病史等。

(三)体格检查

1.妊娠早期阴道流血

输卵管妊娠破裂患者查体发现下腹压痛、反跳痛,移动性浊音阳性,妇科检查阴道后穹隆饱满,有触痛,子宫正常大或略增大、有漂浮感,于子宫一侧或其后方可触及边界不清的包块,有触痛。先兆流产患者妇科检查可见宫颈口关闭、子宫大小与孕周相符;完全流产患者宫颈口关闭、子宫正常大小;难免流产患者宫颈口松弛或扩张,子宫大小与孕周相符或略小;不全流产患者宫颈口扩张、有物堵塞,子宫小于孕周。葡萄胎患者妇科检查子宫异常增大,质软,一侧或双侧附件区可触及有压痛的囊性肿块,表面光滑,活动性好。妊娠合并阴道及宫颈尖锐湿疣患者妇科检查可于阴道及宫颈有簇状粉红色疣状物,质脆,触之易出血。

2.妊娠晚期阴道流血

早产患者腹部可触及规律宫缩,肛门指诊或阴道检查宫颈管消失、宫口扩张。前置胎盘患者的临床体征与出血量有关。大量出血时,可出现面色苍白、脉搏增快、血压下降等休克征象,腹部检查子宫软、无压痛,子宫大小与妊娠周数相符,胎先露高浮,若胎盘附着于子宫前壁,可于耻骨联合上方闻及胎盘杂音。Ⅱ度胎盘早剥患者阴道流血量与贫血程度不相符,查体发现子宫大于妊娠周数,宫底升高,可扪及胎位,胎心音存在;Ⅲ度胎盘早剥患者阴道流血量与休克程度多不成正比,查体患者可出现面色苍白、血压下降、脉搏细数等休克体征,子宫板状硬,宫缩间歇时也不松弛,扪不清胎位,胎心消失。

(四)辅助检查

1.血常规、尿常规检查

了解贫血程度及感染情况。

2.血β-HCG动态测定

有助于妊娠预后、输卵管妊娠及葡萄胎的判定。

3.B型超声检查

了解妊娠囊形态、有无胎心波动及胎动、胎儿生长发育、胎盘下缘与宫颈内口的关系、胎盘与子宫壁之间有无液性低回声区以及宫腔内有无"落雪状"或"蜂窝状"回声,有助于自然流产、前置胎盘、胎盘早剥及葡萄胎的诊断。

4.腹腔穿刺

经腹壁或阴道后穹隆穿刺,抽出暗红色不凝血,有助于腹腔内出血的诊断。

5.血小板计数、凝血酶原时间、血纤维蛋白原测定

了解凝血功能。

6.肝功能及肾功能检查

有助于DIC及急性肾功能衰竭的诊断。

(五)心理及社会因素

妊娠期发生阴道流血,孕妇及家人常常产生焦虑、紧张、恐惧的心理。现代社会生活压力过大、生活与工作节奏过快、经济状况较差等因素以及不良生活习惯,如吸烟、饮酒、吸毒等,均容易导致妊娠期阴道流血。

【护理诊断/问题】

预感性悲哀:与预感即将失去胎儿有关。

有感染的危险:与阴道流血或妊娠机体抵抗力降低有关。

急性疼痛:与子宫收缩、血液刺激腹膜等有关。

焦虑:与担心阴道出血危及胎儿生命有关。

潜在并发症:失血性休克。

【护理要点】

1.配合诊疗

预防感染和休克,减少并发症的发生,降低围生儿死亡率。

2.心理护理

情感支持,心理疏导,缓解悲伤情绪。

3.健康教育

坚持孕期保健和计划生育的宣传教育,加强预防。

第二节　妊娠期阴道流血伴腹痛

妊娠期阴道流血伴腹痛根据流血发生的时限而分为妊娠早期阴道流血与妊娠晚期阴道流血,妊娠早期阴道流血是指妊娠13周末前发生阴道流血,妊娠早期阴道流血伴腹痛多见于自然流产、输卵管妊娠破裂及葡萄胎;妊娠晚期阴道流血是指妊娠28周及以后发生阴道流血,妊娠晚期阴道流血伴腹痛多见于早产、Ⅱ度或Ⅲ度胎盘早剥及子宫破裂。

【疾病特点】

1.自然流产(spontaneous abortion)

妊娠不足28周、胎儿体重不足1000g而终止者,称流产(abortion)。流产分为自然流产和人工流产,自然流产占妊娠总数10%～15%,其中妊娠12周前终止的早期流产多见,约占80%以上,妊娠12周至不足28周终止的晚期流产较少。流产的发生与胎儿、母体及环境等因素有关。妊娠早期流产的主要临床表现为停经后阴道流血,伴腹痛。根据流产发展的不同阶段,分为以下几种。①先兆流产(threatened abortion):阴道流血量少,多为暗红色或血性白带,下腹痛呈阵发性,妇科检查可见宫颈口关闭、子宫大小与孕周相符。休息或治疗后症状可消失,可继续妊娠;若症状进一步加重,可发展为难免流产。②难免流产(inevitable abortion):阴道流血量增多,可有血块,阵发性下腹痛加剧,妇科检查可见宫颈口松弛或扩张,子宫大小与孕周相符或略小。休息或治疗也不可避免流产。③不全流产(incomplete abortion):并非妊娠物全部排出宫腔,部分妊娠物残留在宫腔内或嵌顿于宫颈口处,造成不全流产。由于影响子宫收缩,导致患者阴道流血时间较长,流血量多,易发生休克及宫腔感染。妇科检查可见宫颈口扩张、有物堵塞,血液持续性流出,子宫小于孕周。④完全流产(completeabortion):妊娠物全部排出宫腔,阴道流血及腹痛症状逐渐消失,妇科检查可见宫颈口关闭、子宫正常大小。妊娠晚期流产先有腹痛,后出现阴道流血。

2.输卵管妊娠破裂(rupture of tubal pregnancy)

78%输卵管妊娠发生在壶腹部,其次为峡部,伞部与间质部较少见。输卵管内的胚泡不断生长,绒毛侵蚀而穿透肌层及浆膜,导致输卵管壁破裂,妊娠物进入腹腔或阔韧带内。输卵管壶腹部或峡部妊娠多在停经6～8周出现不规则阴道流血,量不多,呈暗红色或深褐色;腹痛是最常见的症状,输卵管妊娠未破裂时,由于输卵管膨胀、痉挛及逆蠕动而出现患侧下腹隐痛或胀痛,破裂时,患者下腹部可出现持续性或阵发性撕裂样疼痛伴恶心呕吐,继而发展为全腹痛,血液积聚在子宫直肠陷凹刺激产生里急后重感,血液刺激横隔而出现肩胛部放射痛,即 Danforth 征;出血量多的患者可出现头晕、心悸、四肢厥冷等休克症状,休克程度与阴道流血量不成正比。查体发现下腹部或全腹有压痛、反跳痛及腹肌紧张,移动性浊音阳性,部分患者可于下腹部触及有触痛的实性包块。妇科检查可见阴道少量暗红色血液,后穹隆饱满、有触痛,宫颈有举痛,子宫正常大小或略增大、有漂浮感,于子宫一侧或其后方可触及边界不清的包块,有触痛。出血量大的患者可出现面色苍白、心率增快、血压下降等休克征象。

3.葡萄胎

妊娠后胎盘绒毛滋养细胞增生、间质水肿,形成大小不一的水疱,水疱间借蒂相连成串,形如葡萄,也称水疱状胎块。根据病理组织学,将葡萄胎分为完全性葡萄胎和部分性葡萄胎,完全性葡萄胎的染色体核型为二倍体,均来自父系,其中 90% 为 46,XX;90% 以上部分性葡萄胎为三倍体,最常见的核型为 69,XXY,临床上完全性葡萄胎多见。葡萄胎的病因尚不明确。患者有闭经与妊娠反应,但妊娠反应比正常妊娠出现早且重,停经 8~12 周左右出现不规则阴道流血是最常见的症状,最初流血量不多,逐渐增加,出血断断续续、反复发作,血液中可混有透明的葡萄样物,阴道流血前多有阵发性下腹痛,约 10% 患者出现头痛、头晕、视物模糊、水肿等高血压疾病症状,约 7% 患者出现心动过速、皮肤潮湿和震颤等甲状腺功能亢进征象。少数患者发生大出血,出现休克征象。妇科检查子宫异常增大,质软,无胎动和胎心,一侧或双侧附件区可触及有压痛的囊性肿块,表面光滑,活动性好。B 型超声可见宫腔内有"落雪状"或"蜂窝状"回声,有助于诊断。

4.早产

早产是指妊娠满 28 周至不满 37 足周内分娩者。我国早产占分娩总数的 5%~15%,早产儿体重不足 2500g,各器官发育不成熟,容易发生呼吸窘迫综合征、坏死性小肠炎、脑出血、视网膜病变等,是围生儿死亡的重要原因之一。病因复杂,可能与胎膜早破、感染、妊娠并发症与合并症、子宫及胎盘异常等因素有关。临床表现为妊娠满 28 周至不满 37 足周间出现规律宫缩,患者感到腹痛,可伴有少量阴道流血。肛门指诊或阴道检查宫颈管消失、宫口扩张。

5.胎盘早剥(placental abruption)

妊娠 20 周以后或分娩期,正常位置的胎盘在胎儿娩出前部分或全部从子宫壁剥离,称胎盘早剥。我国胎盘早剥发病率为 0.46%~2.1%,病因尚不十分清楚,可能与孕妇血管病变、外伤等机械性因素、子宫静脉压突然升高、宫腔内压力骤减等有关,其他高危因素有孕妇吸烟、代谢异常、子宫肌瘤等。胎盘早剥的主要病理改变是底蜕膜出血并形成胎盘后血肿,使胎盘自附着处与子宫壁分离。根据病理改变,胎盘剥离分为显性剥离、阴性剥离及混合性剥离 3 类:若胎盘后血肿不断增大,剥离的胎盘部位离胎盘边缘较近时,血液经胎盘边缘并沿胎膜与宫壁间通过宫颈口而流出,称显性出血或显性剥离(revealed abruption);若胎盘边缘仍附着于子宫壁,血液积聚于胎盘与子宫壁之间,称隐性出血或隐性剥离(concealed abruption);部分患者胎盘后血肿逐渐增大,子宫底随之逐渐升高,当出血达到一定程度,血液冲破胎盘边缘及胎膜而向外流出,称混合性出血或混合性剥离。少数患者胎盘后血肿形成后,压力不断增大,使血液侵入子宫肌层,导致子宫肌纤维分离、断裂、变性,当血液达到子宫浆膜层时,子宫表面呈紫蓝色瘀斑,称库弗莱尔子宫(Couvelaire uterus),也称子宫胎盘卒中(uteroplacental apoplexy)。胎盘早剥的临床表现与病情严重程度密切相关,根据严重程度,将胎盘早剥分为3度。①Ⅰ度:胎盘剥离面积小,出血量不多,患者常无腹痛或有轻微腹痛,贫血体征不明显,查体发现子宫软,大小与妊娠周数相符,胎位清楚,胎心正常,分娩后检查胎盘母体面有凝血块及压迹。②Ⅱ度:胎盘剥离面积达1/3,患者突发持续性腹痛或腰背酸痛,阴道流血不多或无,贫血体征与阴道流血量不成比例,查体发现子宫底升高,子宫大于妊娠周数,胎位清楚,胎儿存活,子宫于宫缩间歇期能松弛。③Ⅲ度:胎盘剥离面积超过胎盘面积的1/2,阴道流血量多少不等。患者腹痛剧烈,可出现恶心、呕吐、心悸等休克症状,休克程度与阴道流血量多不成正比。查体患者面色苍白,血压下降,脉搏细数,子宫板状硬,宫缩间歇也不能松弛,胎位不清楚,胎心消失。部分患者可出现皮肤、黏膜及注射部位出血,阴道流血不凝,甚至出现血尿、呕血或咯血等DIC征象。胎盘早剥处理不及时,严重危及母儿生命,孕妇常因DIC、急性肾功能衰竭、羊水栓塞、产后出血而死亡,围生儿死亡率约11.9%。

6.子宫破裂(rupture of uterus)

分娩期或妊娠晚期子宫体部或子宫下段发生破裂,称子宫破裂。引起子宫破裂最常见的原因是梗阻性难产,其他原因有瘢痕子宫、子宫收缩药物应用不当、产科手术损伤等。根据子宫破裂部位而分为子宫体部破裂和子宫下段破裂,根据破裂程度而分为完全性破裂和不完全性破裂。子宫破裂常有先兆子宫破裂阶段,渐进发展为子宫破裂阶段。

(1)先兆子宫破裂:患者烦躁不安,呼吸加快,下腹部疼痛难忍,有少量阴道流血、排尿困难及血尿,查体心率增快,子宫呈强直性或痉挛性收缩,子宫体部与子宫下段之间形成环状凹陷,称病理缩复环(pathologic retraction ring),可达脐平或脐上,压痛明显,胎位不清,胎心率异常或听不清。

(2)子宫破裂:根据子宫浆膜层是否完整,将子宫破裂分为完全性子宫破裂与不完全性子宫破裂。不完全性子宫破裂是指子宫肌层部分或全层破裂,但浆膜层完整,胎儿及其附属物仍在宫腔内,患者有明显腹痛,查体破裂处压痛明显,胎位不清,胎心率异常。完全性子宫破裂是指子宫肌壁全层破裂,胎儿及其附属物进入腹腔,患者突发下腹部撕裂样疼痛,短暂缓解后,又出现全腹持续性疼痛,伴呼吸急促、面色苍白等休克征象。查体血压下降,脉搏细数,全腹压痛、反跳痛、腹肌紧张明显,子宫缩小,于子宫一侧可扪及胎体,胎心消失,妇科检查宫颈口缩小,可见鲜血流出。

【治疗原则】

根据流产的不同阶段确定治疗原则,先兆流产可休息、保胎治疗;难免流产或不全流产应尽快清宫,预防感染;完全流产经超声检查证实无残留物,且临床无感染征象,则不需特殊处理。输卵管妊娠破裂者应采取手术治疗。葡萄胎患者应及时清宫。早产胎膜未破者,若胎儿存活,无胎儿窘迫及严重妊娠合并症或并发症,应尽可能延长孕周;早产胎膜已破、早产不可避免者,应尽可能提高早产儿存活率。胎盘早剥患者应及时终止妊娠,纠正休克,防治并发症。

【护理措施】

1.密切观察病情

(1)准确定时测量并记录产妇神志、呼吸、心率、血压、脉搏等生命体征。胎盘早剥患者应密切观察血压变化,监测子痫前驱症状,注意询问患者有无头痛、头晕、眼花、胸闷等主诉。输卵管妊娠破裂患者注意血压急剧下降而发生出血性休克。

(2)严密观察腹痛及阴道流血。观察阴道流血或流液数量、性状、有无血块或葡萄状物、腹痛的部位及程度、腹痛与子宫收缩的关系、宫缩程度、有无间歇期、频率、有无病理缩复环及宫底高度变化等。

(3)加强产程及胎儿监测。观察产程进展,监测宫颈口扩张、胎膜破裂、胎先露下降、胎动、胎心及胎位等情况。若发现羊水性状发生改变或胎心异常,应及时报告医生。

(4)观察液体出入量及实验室检查。准确记录每日液体出入量,观察有无排尿困难及血尿,遵医嘱及时送检血常规、尿常规等。

2.做好抢救及终止妊娠准备

重症患者应迅速建立静脉通路,遵医嘱给予输液、药物及吸氧,迅速完成血常规、出凝血时间等实验室检查,配备新鲜血,积极配合医生纠正休克,做好术前准备,备好新生儿抢救药物及物品。

3.产后护理

应注意观察胎盘早剥、早产患者产后的生命体征、子宫收缩强度、阴道流血情况、皮肤及注射部位有无出血、有无血尿、咯血等。协助医生仔细检查胎盘及胎膜完整性、有无血块压迹,若新生儿及产妇健康状况允许,应帮助新生儿与产妇尽早接触,新生儿吸吮乳头可促进母体子宫收缩。

4.心理护理

护理人员应理解并同情妊娠期阴道流血患者担心失去胎儿或已失去胎儿的痛苦,特别是重症患者可能面对胎儿死亡、子宫切除、未来不能生育的身心痛苦,应鼓励患者及家属勇敢地说出自己的感受,宣泄内心的痛苦,帮助其树立面对现实及战胜病痛的信心。

5.健康教育

(1)加强预防:孕期注意休息,保持外阴清洁,妊娠早期与晚期应避免性交。告知孕妇按时进行产前检查,对高危孕妇进行早期监测,提前入院待产。积极防治妊娠期高血压疾病、慢性肾炎、糖尿病及生殖道炎症等疾病,减少胎盘早剥、早产及输卵管妊娠等疾病的发生。对于连续发生2次或2次以上自然流产的复发流产(recurrent abortion)患者,孕前夫妇应进行遗传咨询。

(2)增强营养:术后或产后患者体质较弱,应加强休息,补充足够的营养,增加抵抗力。

(3)遵医嘱按时随访。

第三节　妊娠期阴道流血不伴腹痛

妊娠早期阴道流血不伴腹痛的疾病常见于妊娠合并阴道及宫颈较大的尖锐湿疣,妊娠合并外生型宫颈癌也可发生妊娠早期阴道流血,通常是宫颈癌发生在妊娠前,于妊娠早期性交后出现阴道流血,由于妊娠合并宫颈癌很少见,本章不做介绍。妊娠晚期阴道流血不伴腹痛多见于前置胎盘。

【疾病特点】

1.妊娠合并阴道及宫颈尖锐湿疣

尖锐湿疣是常见的性传播疾病。妊娠期由于甾体激素水平增多,免疫功能下降,局部血液循环丰富,尖锐湿疣生长迅速,质脆易出血,性交后常发生阴道流血,多发生于妊娠早期。妇科检查可见外阴、阴道及宫颈处有多个粉白色的簇状乳头状疣或融合呈菜花状或鸡冠状,数目多,形态各异,触之易出血。

2.前置胎盘(placenta previa)

前置胎盘是指妊娠 28 周后,胎盘附着于子宫下段,其下缘达到或覆盖宫颈内口,位置低于胎儿先露部,是妊娠期的严重并发症,发病率为 0.24%～1.57%。病因不清,可能与子宫内膜病变或损伤、胎盘异常、受精卵滋养层发育迟缓等因素有关,此外年龄＞35 岁高龄初产妇、经产妇或多产妇、吸烟或吸毒妇女为高危人群。根据胎盘下缘与宫颈内口的关系,前置胎盘分为 3 类。①完全性前置胎盘(complete placenta previa):宫颈内口处全部被胎盘组织所覆盖,也称中央性前置胎盘(central placenta previa)。②部分性前置胎盘(partial placental previa):宫颈内口部分被胎盘组织所覆盖。③边缘性前置胎盘(marginal placental previa):胎盘附着于子宫下段,其下缘达到宫颈内口,但宫颈内口未被覆盖。若胎盘下缘接近但未达到宫颈内口,称低置胎盘。前置胎盘的主要症状是妊娠晚期或临产时出现无诱因、无痛性阴道流血,可反复发作。多数患者初次出血量不多,逐渐增多,阴道流血发生时间、发作次数、流血量与前置胎盘类型有关。完全性前置胎盘发生阴道流血时间比较早,出血量多,边缘性前置胎盘出血时间晚,多在妊娠晚期或临产后,出血量少,部分性前置胎盘介于两者之间。查体发现子宫软,无压痛,子宫大小与妊娠周数相符,有规律宫缩,胎先露多高浮,胎心率异常。若胎盘附着于子宫前壁,可于耻骨联合上方闻及胎盘杂音。若发生大量出血时,患者可出现面色苍白、脉搏细数、血压下降等休克征象。

【治疗原则】

妊娠合并较大的阴道及宫颈尖锐湿疣应采取疣体切除,局部药物治疗为主。前置胎盘患者治疗应以抑制宫缩、止血、纠正贫血和预防感染为主,对于孕妇一般状况良好、妊娠＜34 周、胎儿存活且体重低于 2000g、阴道流血量不多者,应尽可能延长孕周;对于妊娠 36 周以上、胎儿已成熟者,可适时终止妊娠。

【护理措施】

1.一般护理

建议前置胎盘患者住院治疗,告知绝对卧床休息和禁止性生活的重要性,应取左侧卧位。保持安静及充足的睡眠,必要时遵医嘱应用镇静药。禁止阴道检查及肛诊检查,各项操作应轻柔。提供富含营养并易消化食物,防止便秘,教会患者及家属床上便器的使用方法,帮助患者更换衣裤、卫生护垫,每日擦洗外阴1～2次,保持外阴清洁。

2.诊疗配合

(1)对于前置胎盘患者,应每日3次、每次1小时定时间断的给予吸氧,以提高胎儿血氧含量;遵医嘱应用抑制宫缩、促胎肺成熟的药物;遵医嘱给予输液及输血,以纠正严重贫血;应告知有以下情形的前置胎盘患者及家属,需要终止妊娠:①反复发生多量阴道流血,甚至休克者。②妊娠达36周及以上。③胎儿成熟度检查提示胎儿肺成熟者。④妊娠小于36周,出现胎儿窘迫征象或胎儿电子监护发现胎心异常者。⑤阴道流血量大危及胎儿。⑥胎儿死亡或为难以存活的畸形儿。终止妊娠可采用阴道试产及剖宫产,由于术中、产后易发生大出血及新生儿窒息,护理人员应备好大量液体、血液及急救药品.做好抢救产妇及新生儿的准备。若无医疗条件处理、需转送上级医院治疗时,应协助医师严格按照无菌操作规程,用无菌纱布行阴道填塞,腹部加压包扎止血,给予输液输血,专人护送紧急前往附近有条件的医院治疗。

(2)对于妊娠合并阴道及宫颈尖锐湿疣患者,妊娠早期时可行病灶切除,治疗前应行局部麻醉,以减轻疼痛。妊娠晚期,告知合并较大的阴道及宫颈尖锐湿疣孕妇及家属,为避免阴道分娩时发生软产道裂伤而引起大出血,应行剖宫产。

3.监测病情

严密观察并评估阴道流血量、性状、有无血块、有无宫缩及强度等。记录呼吸、血压、心率、脉搏生命体征。注意与感染相关的体征,如体温升高、脉搏增快、子宫压痛、阴道分泌物有臭味等。加强产程及胎儿监测,监测宫颈口扩张、胎膜破裂、胎先露下降、胎动、胎心及胎位等情况。若发现羊水性状发生改变或胎心异常,应及时报告医生。

4.加强预防

做好计划生育宣传教育工作,积极推广避孕,鼓励育龄期妇女及性伴侣采取有效的避孕措施,减少人工流产或引产。提倡健康的性生活方式,避免多个性伴侣及不洁性生活,减少性传播疾病发生。加强围生期保健,指导妇女妊娠前应戒烟、戒毒、避免被动吸烟,孕期应坚持良好的生活习惯,接受定期的产前检查及指导,及早发现前置胎盘及生殖道尖锐湿疣,早期处理。

第十八章　妊娠期腹痛

第一节　概述

在正常妊娠期间,当子宫增大而圆韧带被牵拉、较明显的胎动和临产前不规律宫缩时,孕妇偶感腹部轻微疼痛或隐痛,属于生理范畴,不在本章讨论范围。妊娠期腹痛是指在妊娠期间出现的病理性腹痛,可由妊娠本身及妊娠合并疾病引起。妊娠本身所致的腹痛,多见于流产、早产、葡萄胎、输卵管妊娠流产或破裂、先兆子宫破裂、子宫破裂等,参见第28章妊娠期阴道流血及第27章妊娠期血压升高;妊娠合并疾病所致的腹痛常见于急性阑尾炎、胆囊炎和胆石症、消化性溃疡、肠梗阻、慢性胰腺炎、急性细菌性痢疾等。根据起病缓急,分为妊娠期急性腹痛与妊娠期慢性腹痛。妊娠期腹痛病因复杂,由于子宫增大,腹腔内脏器位置发生一定改变,腹痛体征不典型,护理人员应认真开展护理评估,配合医师及早做出正确诊断,以免延误病情,危及母儿生命。

【护理评估】

(一)病因

1.妊娠本身所致的腹痛

主要由于妊娠期子宫异常收缩、妊娠子宫或输卵管妊娠破裂及腹腔内出血等原因所引起的腹痛,见于流产、早产、葡萄胎、输卵管妊娠流产或破裂、先兆子宫破裂、子宫破裂等。

2.妊娠合并疾病所致的腹痛

主要由于妊娠合并腹腔脏器炎性或梗阻性疾病,如急性胆囊炎和胆囊结石、急性阑尾炎、消化性溃疡、肠梗阻、慢性胰腺炎、急性细菌性痢疾等。

(二)健康史

详细询问腹痛发生的时间、部位、疼痛程度、有无放射痛及伴随症状(如恶心、呕吐、发热、头痛、头晕、阴道流血、里急后重等)。了解末次月经时间、早孕反应程度、胎动出现时间等,还应询问腰痛、腹胀、排气、排便及排尿情况。了解患者既往病史,如妊娠前是否曾患胆囊炎、胆石症、胰腺炎、消化性溃疡等疾病,有无外伤及手术史。了解妊娠早期、晚期有无诱发流产或早产等诱因,如外伤、性交等。

(三)体格检查

妊娠合并炎性疾病患者常有发热、心率及呼吸增快,出血性或中毒性休克患者可出现面色苍白、血压下降、脉搏细数等。腹部检查最常见、最明显的体征为上腹或下腹或全腹压痛,部分患者可出现反跳痛及肌紧张,妊娠合并肠梗阻患者有时可见肠型及肠蠕动波,听诊肠鸣音亢进,呈气过水声或高调金属音,腹腔内出血患者移动性浊音阳性。可触及子宫不规律收缩,胎心率增快,部分患者可诱发流产或早产而出现阴道流血等。

(四)辅助检查

1.血常规、尿常规检查

有助于感染及贫血的诊断。

2.血 HCG 测定

有助于妊娠及葡萄胎及妊娠滋养细胞疾病的诊断。

3.B 型超声检查

有助于胎儿发育、胎盘、羊水情况的判断,有助于明确腹腔脏器病变、与妊娠子宫的关系、腹腔内出血等的诊断。

4.血生化检查

用于了解肝、肾、胰腺功能等。

5.粪便检查

有助于胰腺炎及肠道感染诊断,若粪便培养检出志贺菌,有利于细菌性痢疾的诊断。

(五)心理及社会因素

妊娠期出现急性或慢性腹痛,常使孕妇担心疾病对自身及对胎儿有影响,产生焦虑心理。病情严重时可能需要终止妊娠,患者及其家属常常感到措手不及、无法接受失去胎儿的现实,出现失眠、不思饮食、情绪激动等症状。孕妇在体力、情感和心理方面异常疲惫,需要家庭和医护人员的关怀和支持。

【护理诊断/问题】

急性疼痛:与炎症及出血刺激腹膜、腹腔空腔脏器痉挛等有关。

慢性疼痛:与慢性炎症及组织损伤等有关。

体温过高:与感染、内出血及创伤后反应有关。

焦虑:与担心疾病危及自身及胎儿有关。

预感性悲哀:与失去胎儿及影响今后生育功能有关。

【护理要点】

(1)配合医师,针对病因开展治疗。

(2)密切观察母儿病情变化,积极做好抢救准备。

(3)加强心理护理,缓解患者内心压力与痛苦。

(4)开展健康教育,注重预防。

第二节　妊娠期急性腹痛

妊娠期急性腹痛主要见于以下几种情况。①腹腔内脏器破裂或穿孔:如输卵管妊娠破裂、子宫破裂、消化性溃疡穿孔等,参见第三十二章第二节妊娠期阴道流血伴腹痛及本章第二节。②病理妊娠:如Ⅱ度或Ⅲ度胎盘早剥、自然流产、早产等,参见第三十二章第二节妊娠期阴道流血伴腹痛。③妊娠合并腹腔内肿瘤扭转、变性:如卵巢囊肿蒂扭转、子宫肌瘤红色变性等,参见

第三十章第四节妊娠期呕吐伴急性腹痛。④腹腔内脏器炎症、梗阻或结石:如急性肾盂肾炎、急性阑尾炎、胆囊炎和胆石症、肠梗阻、急性细菌性痢疾等。急性肾盂肾炎、急性阑尾炎、胆囊炎和胆石症,是妊娠期的常见疾病,参见第三十章第三节妊娠期呕吐伴发热。本章重点讨论妊娠合并肠梗阻和急性细菌性痢疾。

【疾病特点】

1.妊娠合并肠梗阻(intestinal obstruction in pregnancy)

较少见,主要以肠粘连和肠扭曲所致的机械性肠梗阻为主,60%~70%肠梗阻与既往手术粘连有关;动力性肠梗阻或血运性肠梗阻极少见。肠梗阻好发于妊娠晚期,特别是近妊娠足月胎头入盆时,约占44%,其次为妊娠中期子宫升入腹腔时,约占27%。妊娠期发生肠梗阻可能与妊娠期增大的子宫挤压肠管,特别是乙状结肠,同时牵拉已粘连的肠管而致使其扭曲或闭塞有关,此外,妊娠期孕激素水平升高,使肠管平滑肌张力降低,肠蠕动减弱,甚至发生肠麻痹。妊娠合并肠梗阻的临床表现,与梗阻发生部位、持续时间、肠腔内压力增高程度及肠管壁血运有无障碍有关。妊娠合并肠梗阻常缺乏典型的症状和体征,容易误诊而增加母儿死亡率。妊娠合并机械性肠梗阻的主要症状为阵发性腹部绞痛,伴恶心呕吐、腹胀及排气或排便停止,梗阻部位越高,呕吐发生愈早愈频繁,呕吐物初为胃或十二指肠内容物,后为发酵、腐败呈粪样的肠内容物;低位梗阻时呕吐出现晚,呕吐物为血性或棕褐色的粪样的肠内容物。高位肠梗阻早期可有排气及少量排便,完全性肠梗阻则无排气或排便。呕吐频繁患者,查体可见患者眼窝深陷、口唇干燥、皮肤弹性减退等脱水表现,腹部查体可见肠型及蠕动波,腹部有压痛,绞窄性肠梗阻常有固定性压痛部位、反跳痛和腹肌紧张。听诊肠鸣音亢进,呈高调金属音或气过水声,叩诊呈鼓音。重症患者可出现持续性腹部绞痛、血压下降、脉搏细速、心率增快等休克征象。

2.妊娠合并急性细菌性痢疾(acute bacillarydy sentery in pregnancy)

急性细菌性痢疾是志贺菌属引起的急性肠道传染病,其基本病理变化为结肠黏膜化脓性、溃疡性炎症。好发于夏、秋两季。临床分为3型,即普通型、轻型和中毒型,以普通型居多。妊娠期发生急性细菌性痢疾容易导致流产、早产或胎儿窘迫。主要临床表现为孕妇突然出现寒战、高热、全身不适、恶心、呕吐、腹痛、腹泻。腹痛常于排便前加重,便后暂时缓解;排便次数增多,每日可达10余次或更多,甚至出现排便失禁,有里急后重感,腹泻初期为稀便,后转为黏液脓血便。查体可见患者眼窝深陷、口唇干燥、皮肤弹性减退等脱水表现,左下腹压痛明显,妊娠中晚期患者可触及子宫收缩,听诊肠鸣音亢进,胎心率异常。

3.异位妊娠(ectopic pregnancy)

异位妊娠是指受精卵在子宫体腔外着床发育,习称宫外孕(extrauterine pregnancy)。受精卵可种植于输卵管、宫颈、卵巢、阔韧带、腹腔等,其中以输卵管妊娠最常见,约占异位妊娠的95%,输卵管妊娠中75%~80%发生于壶腹部,其次为峡部和伞部,间质部妊娠少见。输卵管妊娠流产或破裂可引起腹腔内出血,如不及时处理可危及孕妇及胎儿生命,是妇产科常见的急腹症之一,其疾病特点参见第三十二章第二节妊娠期阴道流血伴腹痛。

【治疗原则】

妊娠合并肠梗阻,轻者可采取胃肠减压等保守治疗,严重者应手术及抗休克等综合治疗。妊娠合并急性细菌性痢疾以保守治疗为主。输卵管妊娠破裂应采取手术治疗。

【护理措施】

1.一般护理

安排患者卧床休息,妊娠合并肠梗阻患者应禁食水,梗阻解除后12小时可进少量流质(不含糖和牛奶,因产气),48小时后试进半流质饮食。避免突然改变体位。妊娠合并急性细菌性痢疾患者可进流质或半流质饮食,忌食多渣、多油或刺激性食物,少进牛乳、豆制品等易产气而增加腹胀的饮食。严格按肠道传染病隔离,污染物应消毒处理。

2.病情观察

观察孕妇的精神状态,定时测量和记录生命体征,观察腹痛、胎心率、胎动的变化,注意有无宫缩及阴道流血。对妊娠合并肠梗阻患者,应观察记录胃肠减压引流物的数量与性质、尿量、排气或排便情况等。对妊娠合并细菌性痢疾患者,应观察记录每日体温、排便次数、排泄物数量与性状、里急后重感是否缓解等。对胃肠减压的患者,注意观察负压引流器有无漏气,经常检查胃管有无折叠和堵塞。对放置腹腔引流管的患者,保持引流管引流通畅,记录引流量及性状,及时更换引流袋。若发现引流量突然增加或性状发生改变,应立即报告医师。

3.诊疗配合

遵医嘱按时、足量给药及输液,应选择对孕妇及胎儿影响较小的抗生素药物,密切观察用药期间患者临床体征变化及有无药物不良反应等,做好急诊手术准备,手术患者的护理参见第九章第三节妇产科围手术期患者的护理。若有早产征象,应做好接产及新生儿抢救的准备。做好胃肠减压的护理,胃管与负压吸引器连接好后,缓慢打开开关,避免负压突然增大吸住胃黏膜而导致胃黏膜损伤;胃肠减压期间每日用生理盐水冲洗2次胃管,保持其通畅;每日早、晚各1次口腔护理,同时配合雾化吸入,避免口腔感染和肺部并发症。对放置腹腔引流管的患者,妥善固定,防止滑脱,每日1次清洁引流管及其周围组织。

4.增进舒适

及时为患者更换被污染的床单及衣裤。当患者呕吐时,协助其坐起或将头侧向一边,以免误吸引起吸入性肺炎或窒息;及时漱口,保持口腔清洁。患者咳嗽时,应帮助其按住腹部伤口以减轻疼痛。

5.心理护理

针对患者的焦虑与恐惧心理,护理人员应给予理解和同情,取得患者及其家属的信任,使患者有安全感,以良好的心态配合治疗。需要手术治疗的患者,应向其耐心解释病情及手术必要性及目的,缓解其恐惧心理。应特别关心、同情与安慰失去胎儿的患者及其家属,鼓励其面对现实,提供相关生育咨询信息,使其树立信心。

6.健康教育

应宣传定期开展孕期保健,以预防为主。孕妇在妊娠期间应避免暴饮暴食,不吃生冷、变质或不洁食物;多吃蔬菜、水果,保持大便通畅;餐后不做剧烈活动;注意个人卫生,养成饭前、便后洗手的良好习惯。出现恶心、呕吐、腹胀、腹泻或腹痛等症状时,应及时就诊。对细菌性痢疾的预防,应采取控制传染源、切断传播途径的措施。

第三节　妊娠期慢性腹痛

妊娠期慢性腹痛常见于妊娠合并消化性溃疡及妊娠合并慢性胰腺炎,起病缓慢,病程长,多数患者妊娠前有长期慢性腹痛或诊断患有消化性溃疡或慢性胰腺炎。

【疾病特点】

1.妊娠合并消化性溃疡(peptic ulcer in pregnancy)

妊娠合并消化性溃疡是指妊娠期间合并胃和十二指肠球部慢性溃疡。由于妊娠期间雌激素和孕激素水平升高、胃酸及消化酶水平降低,因此,妊娠期间发生消化性溃疡比较少见,多数是妊娠前患有消化性溃疡的孕妇,妊娠期间的症状也均有改善,少数患者在妊娠晚期,症状加重,偶可发生穿孔及消化道出血。临床主要表现为患者出现周期性,节律性上腹部疼痛及夜间疼痛,服用抗溃疡药物或食物可缓解,腹痛常伴有反酸、嗳气及恶心、呕吐等症状。查体上腹部压痛,若发生溃疡穿孔,根据穿孔大小及进入腹腔内容物多少,可出现局部或全腹压痛、反跳痛及肌紧张等急腹症体征。妊娠前诊断有消化性溃疡的患者,产后3个月内约半数出现症状,几乎所有患者产后2年内均复发。

2.妊娠合并慢性胰腺炎

妊娠期孕妇营养需求增加及新陈代谢的变化,可能影响胰腺功能。胆石症是引起胰腺炎最常见的原因,高脂血症、高钙血症及遗传因素等也与胰腺炎的发生关系密切,炎症反复发作,形成慢性胰腺炎。主要临床表现为上腹部隐痛,向背部、肩胛部放射,常伴有恶心、呕吐、排便次数增加、腹泻等症状,饱餐后、饮酒或高脂肪餐后疼痛加剧,疼痛多呈间歇性发作,少数可呈持续性,发作次数、持续时间依病情严重程度而定。由于胰腺内分泌功能降低,约20%患者出现多饮、多食、多尿、体重减轻等糖尿病症状。查体上腹部压痛,可扪及表面光滑、有触痛的肿块(胰腺假性囊肿),若囊肿较大,压迫胆总管下端,可出现皮肤黏膜黄染。

【治疗原则】

妊娠合并消化性溃疡及慢性胰腺炎,以保守治疗为主,若发生溃疡穿孔或较大胰腺假性囊肿者应采取手术治疗。

【护理措施】

1.用药配合

告知患者抗酸药物是常用的治疗消化性溃疡药物,能中和胃酸,缓解疼痛,促进溃疡愈合,为避免抗酸药对胎儿的影响,妊娠早期尽量不应用,妊娠中、晚期可遵医嘱应用含铝、镁或钙的抗酸药。对胰腺炎所致疼痛,应遵医嘱给予镇痛药物。

2.健康教育

(1)嘱患者保证充分的休息。避免摄入过热、过冷、过量、油炸及辛辣食物,选择低脂肪、高蛋白、高维生素及易消化食物,如鱼、虾、瘦肉、鸡、豆制品等;可采取少食多餐形式进食;戒除吸烟、喝酒等不良嗜好。

(2)保持心情舒畅,避免情绪波动。

第十九章　妊娠期黄疸

第一节　概述

　　孕妇体内血清胆红素含量增高,致使皮肤、巩膜、黏膜等被染成黄色的一种病理现象,称妊娠期黄疸(jaundice in pregnancy)。胆红素是一种有色有机阴离子,正常妇女体内血清胆红素总量<$17.1\mu mol/L(1mg/dl)$,其中结合(直接)胆红素<$3.4\mu mol/L(0.2mg/dl)$,非结合(间接)胆红素<$13.7\mu mol/L(0.8mg/dl)$,当胆红素总量>$34.2\mu mol/L(2mg/dl)$时,临床上出现肉眼可见的黄疸,当血清胆红素总量为$17.1\sim34.2\mu mol/L(1\sim2mg/dl)$时,临床上尚未出现肉眼可见的黄疸,称隐性黄疸。人体内$80\%\sim85\%$胆红素来自衰老红细胞的血红蛋白分解,15%左右来自于骨髓未成熟红细胞破坏及非血红蛋白血红素分解,产生非结合胆红素(未与葡萄糖醛酸等结合),为脂溶性,在血中与清蛋白(少量与α_1球蛋白)稳定结合,不能由肾脏排出;再经过肝细胞对胆红素处理形成结合胆红素,随胆汁经胆道进入肠内,经胆红素肝肠循环再吸收,少量进入体循环,经肾排出。在代谢过程中,任何一个环节,包括胆红素来源、生成、转运、肝肠循环、胆汁排泄等发生障碍,均将引起高胆红素血症而出现黄疸。正常情况下,血浆清蛋白足以结合全部胆红素,但某些有机阴离子,如磺胺类、脂肪酸、胆汁酸、水杨酸等与胆红素竞争性结合清蛋白使胆红素游离,形成脂溶性的游离胆红素,大量游离胆红素能透过细胞膜、血脑屏障及胎盘屏障而产生毒性。黄疸是肝功能障碍的一个重要临床表现,但并非所有黄疸均由肝功能障碍引起,如红细胞破坏过多引起的溶血性黄疸及肝外胆管阻塞引起的阻塞性黄疸等。

　　妊娠期黄疸应考虑两种情况:一种为妊娠所引起的黄疸,如 HELLP 综合征、妊娠期肝内胆汁淤积症及妊娠期急性脂肪肝等;另一种为妊娠合并引起黄疸的疾病,如急性病毒性肝炎、溶血性疾病及药物性黄疸等。由于妊娠合并溶血性疾病或药物性黄疸临床少见,本章不做介绍。

【护理评估】

(一)病因

1.肝脏因素

　　肝细胞对胆红素摄取、结合、分泌障碍及胆汁分泌障碍等所致黄疸,见于妊娠期病毒性肝炎、妊娠期急性脂肪肝及妊娠肝内胆汁淤积症等。

2.肝外因素

　　主要见于非结合胆红素生成过多引起的溶血性黄疸及肝外胆管受压引起的阻塞性黄疸。

(二)健康史

　　了解本次妊娠经过、出现黄疸时间及发展情况、有无伴随症状(皮肤瘙痒、右上腹痛及头痛、眼花等重度子痫前期症状或嗜睡、昏迷等肝昏迷症状）。注意询问有无齿龈出血或呕血、腹痛程度、尿便颜色等。详细了解既往有无肝炎病史或肝炎接触史,有无胆囊炎或胆结石或胆道蛔虫病史,家族中有无遗传病史,孕前和妊娠期间用药及输血情况等。

（三）体格检查

妊娠期黄疸的体征为皮肤、巩膜、黏膜明显黄染,绝大多数患者尿液呈褐黄色或橘黄色,粪便颜色变浅,少数胃肠或泌尿道出血患者的尿、便颜色加深。妊娠合并急性病毒性肝炎患者体温升高,可触及肝脏肿大;妊娠期急性脂肪肝患者可出现表情淡漠,意识障碍,可触及肿大肝脏;HELLP 患者体重骤增,血压升高且脉压增大,可出现肺水肿、胎盘早剥及弥散性血管内凝血等征象;妊娠期肝内胆汁淤积症患者皮肤可见抓痕,触及肿大肝脏、质软,有轻度压痛;妊娠合并原发性胆汁性肝硬化患者皮肤黏膜有散在出血点,可触及肝脾肿大、质硬、压痛不明显。除妊娠相关体征外,部分患者羊水粪染,胎心率异常,甚至发生胎儿死亡或新生儿窒息。

（四）辅助检查

1.肝功能测定

了解血清胆红素总量、直接胆红素量及间接胆红素量;HELLP 患者肝酶升高,其中乳酸脱氢酶升高最早。

2.血常规检查

HELLP 患者血小板降低最常见,外周血涂片可见棘细胞、裂细胞、多染性细胞、红细胞碎片及头盔形红细胞。

3.尿常规检查

尿胆红素定性检查。

4.血清胆酸测定

血清胆酸是诊断妊娠期肝内胆汁淤积症的主要特异性证据,患者血清中甘胆酸浓度于妊娠 30 周时可达正常的 100 倍左右。

5.血清学及病原学检测

用于检测肝炎病毒,有助于急性病毒性肝炎的诊断。

6.B 型超声检查

可检查胚胎或胎儿的发育、胎盘及羊水状况等,有助于肝脏、胰腺、胆囊等脏器疾病的诊断。

7.产后胎盘病理检查

肉眼见胎盘母体面、胎儿面及羊膜均有不同程度的黄色斑块;镜下可见绒毛膜及羊膜有胆盐沉积,滋养细胞肿胀,绒毛间质水肿等,有助于妊娠期肝内胆汁淤积症的诊断。

8.肝组织学检查

是明确妊娠急性脂肪肝的唯一确诊方法,典型病理变化为肝细胞弥漫性脂肪变性。

（五）心理及社会因素

妊娠期黄疸不仅可影响孕妇健康及胎儿发育,而且可危及孕妇和胎儿生命,孕妇及其家属承受巨大心理压力。由于缺乏保健知识及对疾病的认识,孕妇及其家属往往私自滥用药物（如偏方或镇静药物等）,进一步加重病情。当病情严重需终止妊娠时,孕妇及其家属会产生悲观失望及忧郁等心理。妊娠期合并急性病毒性肝炎患者害怕疾病传染给家人、担心以后发展为肝硬化或肝癌,内心充满恐惧;同时家庭主要成员,尤其是其配偶对孕妇采取回避或冷淡态度,会引起孕妇产生自卑和绝望心理。

【护理诊断/问题】

急性疼痛:与肝脏肿大、肝内出血等有关。

皮肤完整性:与搔抓所致皮肤黏膜破溃有关。

活动无耐力:与贫血、肝脏损害及长期卧床等有关。

焦虑:与担心疾病对胎儿及自身的影响有关。

潜在并发症:弥散性血管内凝血(DIC)。

【护理要点】

(1)密切观察病情,做好母儿监测。

(2)配合医师,适时终止妊娠,做好手术、接产、抢救新生儿及孕产妇的准备。

(3)遵医嘱用药,缓解临床症状。

第二节　妊娠期黄疸伴右上腹痛

引起妊娠期黄疸伴右上腹痛较常见的疾病有妊娠合并 HELLP 综合征、急性病毒性肝炎及妊娠期急性脂肪肝,黄疸与腹痛主要是由于肝细胞变性、坏死出血及肝被膜肿胀所致。

【疾病特点】

1.HELLP 综合征(hemolysis,elevated serum level of liver enzymes,and lowplatelets)

溶血、肝酶升高及血小板减少是 HELLP 综合征的 3 大特点,常危及母儿生命。重度子痫前期特别是子痫容易并发 HELLP 综合征,是妊娠期高血压疾病的严重并发症,我国发病率约为 2.7%,其发生可能与自身免疫机制有关,主要病理改变为小血管痉挛、血管内皮损伤、血小板黏附与聚集并消耗、纤维蛋白沉积、红细胞变形及破坏、肝细胞变性及坏死出血。多发生在妊娠中、晚期。主要临床表现为恶心、呕吐,全身不适,右上腹部剧烈疼痛,体重骤增,血压升高且脉压增大,收缩压>140mmHg,舒张压<90mmHg,皮肤、黏膜及巩膜黄染,右上腹部压痛及肌紧张,全身水肿,可出现体腔积液。由于胎儿缺血缺氧及胎盘功能减退,导致胎儿宫内窘迫、死胎、死产或新生儿死亡。凝血功能障碍严重患者可出现血尿及呕血;合并肺水肿患者表现为极度呼吸困难,颜面发绀,咳白色或血性泡沫痰,双肺布满对称性湿啰音;合并胎盘早剥患者可出现腹痛、阴道流血及休克等相应体征;患者多死于多脏器衰竭及弥散性血管内凝血(DIC)。

2.妊娠合并急性病毒性肝炎

病毒性肝炎是严重危害人类健康的常见传染病,引起病毒性肝炎的病毒有 7 种,分别是甲型(HAV)、乙型(HBV)、丙型(HCV)、丁型(HDV)、戊型(HEV)、庚型(HGV)及输血传播型(TTV)肝炎病毒,其中乙型肝炎病毒感染最常见,母婴传播是 HBV 传播的主要途径之一。病毒性肝炎的主要病理改变为肝细胞变性坏死。妊娠早期合并急性病毒性肝炎常加重早孕反应,容易发生流产;妊娠晚期合并急性病毒性肝炎增加妊娠期高血压疾病及产后出血的发病率,容易发生早产、死胎与死产,新生儿的患病率及死亡率也增加。妊娠合并病毒性肝炎引起黄疸的常见疾病有急性黄疸型病毒性肝炎和急性重型肝炎。

(1)妊娠合并急性黄疸型病毒性肝炎:以甲型肝炎居多,起病缓慢,主要症状为乏力、寒战发热、食欲缺乏、恶心呕吐、腹胀及右上腹部胀痛,查体体温升高,巩膜及皮肤出现黄染,可触及肝脏肿大,肝区有叩痛,少数患者可触及脾大,尿色深黄,粪便呈浅灰色。妊娠晚期受增大子宫的影响,肝脏不易被触及。HAV不能通过胎盘传染给胎儿,但分娩过程中通过母体血液或粪便接触,可使新生儿感染。

(2)妊娠合并急性重型肝炎:起病急,病情重且发展迅猛,多在10日内病情急剧恶化,也称暴发型肝炎。临床主要表现为高热伴严重消化道症状(厌食、恶心呕吐、腹胀等)与极度乏力,发病数日内出现行为反常、嗜睡、烦躁不安等肝性脑病症状,黄疸迅速加深,出血倾向明显(鼻出血、瘀斑、呕血、便血等),部分患者可出现少尿甚至无尿等肾功能衰竭症状。查体体温升高,呼吸有肝臭气味,意识淡漠,巩膜黄染,肝脏缩小,妊娠早期出现腹腔积液患者叩诊移动性浊音阳性,皮肤黄染并有出血点或瘀斑,双手出现扑翼样震颤等。弥散性血管内凝血是妊娠合并重型肝炎的主要死因,病死率高。

3.妊娠期急性脂肪肝(acute fatty liver of pregnancy,AFLP)

以急性肝细胞脂肪变性引起肝功能障碍为主,伴有肾脏、胰腺及脑等多脏器损害的一种妊娠特发性脂肪肝,常发生于妊娠晚期,多见于妊娠35周左右的初产妇,妊娠期高血压疾病及多胎妊娠容易发生,母婴病死率高。病因不清,可能与妊娠引起的激素变化使脂肪酸代谢障碍,导致血中游离脂肪酸增多,沉积在肝、肾、胰腺、脑组织而造成多脏器损害有关。妊娠期急性脂肪肝起病急,初期表现为持续恶心呕吐、乏力、右上腹疼痛,继之出现黄疸并逐渐加深,部分患者有多尿、烦渴症状,若继续妊娠,病情急剧恶化,出血倾向(鼻出血、瘀斑、呕血、便血等)明显,低血糖,可出现意识障碍、肝昏迷及少尿、无尿等肾功能衰竭症状,患者多在短期内死亡。妊娠期急性脂肪肝常引起死胎、早产、死产及产后出血。查体发现皮肤和巩膜黄染,多不伴瘙痒,肝区有叩痛,部分患者血压升高,水肿明显,尿蛋白阳性。B型超声检查可见肝内弥漫性回声加强,呈雪花状强弱不均。

【治疗原则】

HELLP综合征应积极治疗原发病,控制病情,防治出血,适时终止妊娠。妊娠合并急性病毒性肝炎应保肝治疗,防治肝昏迷、凝血功能障碍及肾功能衰竭,改善妊娠结局。妊娠期急性脂肪肝立即终止妊娠,保肝治疗。

【护理措施】

1.一般护理

嘱患者左侧卧位休息,每日保证足够睡眠。根据病情和营养师指导,提供流质或半流质营养饮食。病毒性肝炎患者应采取相应的消毒隔离措施。做好床边护理,必要时加用床栏。

2.病情观察

(1)密切观察患者意识状况、血压、心率、呼吸、脉搏、黄疸及腹痛变化;记录尿量、颜色及气味;注意观察患者有无咳嗽、咳泡沫样痰、咯血及注射部位出血;观察宫缩频率及强度、有无早产及胎膜早破,有无阴道流血、流血量及血液凝固情况等。胎膜早破者,应注意观察羊水性状、有无脐带脱垂、胎先露下降及宫颈扩张情况。

（2）加强胎儿监测:电子监测胎心率、胎动及宫缩时的变化,注意记录胎先露下降及产程进展。

3.诊疗配合

（1）防治出血:建立并维持静脉通路,静脉注射推荐使用留置针,严格无菌操作规程,遵医嘱给予补液及输血。有出血倾向者,静脉给予维生素 K、氨甲苯酸等。

（2）配合护肝治疗:避免应用可能损害肝脏的药物,配合内科监护治疗。认真核对药物配伍禁忌,避免发生输液反应。备好抢救肝性脑病的急救药品。

（3）预防子痫:参见第三十一章第五节妊娠 20 周后血压升高伴抽搐、昏迷。

（4）适时终止妊娠:做好终止妊娠、抢救新生儿和处理产后出血的准备。

4.心理护理

护理人员理解患者及其家属因病情严重而产生的焦虑甚至恐惧,提供疾病与治疗的有关信息,经常巡视病房,耐心解答提出的问题。对于需要终止妊娠的患者,应耐心讲解终止妊娠的必要性,使其接受并主动配合治疗;对于妊娠合并急性病毒性肝炎的患者,护理人员既要做好病房消毒隔离,向患者说明疾病对其本身、胎儿及他人的影响,又要主动热情,消除其孤独和自卑心理。鼓励其家属、亲戚及朋友在康复过程中多与患者沟通交流,在情感上给予支持,增加患者战胜疾病的信心。

5.健康教育

（1）重视孕期保健:开展妊娠期疾病知识的宣传教育,使广大育龄妇女重视孕期保健,特别是高危人群,应遵医嘱增加保健次数。指导孕妇在家中自我监测体重、腹围、胎动及出血倾向等,有条件者应监测血压变化;学会辨认异常的妊娠反应,发现异常应及时就医。

（2）养成良好生活习惯:告知孕妇及家属应注意公共卫生和个人卫生,注意饭前、便后洗手,孕期避免到人群密集的公共场所及密切接触病毒性肝炎患者,加强营养,戒除烟酒,防止暴饮暴食及摄入不洁饮食。患有病毒性肝炎的妇女必须避孕,待肝炎痊愈至少半年,最好 2 年以后受孕为宜。

（3）指导母乳喂养:产妇血中 HBeAg 和抗-HBc 阳性者不宜哺乳,产妇仅 HBsAg 阳性可以哺乳。但乳头有破溃出血者,应停止哺乳。需要指出的是,肝炎病毒可经唾液传播,故应禁止产妇口对口给孩子喂食,产妇的生活用品要注意消毒。对不宜哺乳者,指导产妇及其家属人工喂养新生儿的方法,产妇可口服生麦芽冲剂或乳房外敷芒硝回乳。哺乳前产妇应洗净双手,以减少接触传播的机会。

第三节　妊娠期黄疸伴皮肤瘙痒

引起妊娠期黄疸伴皮肤瘙痒的常见疾病,有妊娠期肝内胆汁淤积症及妊娠合并原发性胆汁性肝硬化,黄疸与瘙痒可同时出现或先后出现,瘙痒主要是由于血清胆酸浓度升高所致。

【疾病特点】

1.妊娠期肝内胆汁淤积症(intrahepatic cholestasis of pregnancy,ICP)

常发生于妊娠中、晚期,尤其以妊娠晚期更多见,属妊娠期特有疾病,病因尚未完全阐明,可能与雌激素、遗传和环境等因素有关,其发生率为 0.8%～12.0%。临床上以黄疸,皮肤瘙痒、肝功能损害及胆酸升高为特征,实验室检查血清胆酸常于妊娠 30 周时显著升高,产后 5～8 周恢复正常。主要临床症状为瘙痒伴失眠、食欲缺乏及恶心呕吐,瘙痒呈持续性,昼轻夜重,通常从手掌与足掌开始,逐渐向肢体近端发展,可累及面部,分娩后消失,再次妊娠可复发。查体可见巩膜及皮肤黄染,黄疸可与瘙痒同时发生或稍后出现,可触及肝脏肿大,质软,有轻度压痛,皮肤有明显抓痕,尿色加深。妊娠期肝内胆汁淤积症患者常发生羊水粪染、胎心异常、胎儿窒息或新生儿窒息,围生儿死亡率显著增加。由于脂溶性维生素 K 吸收减少,导致孕妇凝血功能异常,易发生产后出血。

2.妊娠合并原发性胆汁性肝硬化

原发性胆汁性肝硬化病因不清,可能与自身免疫反应有关。妊娠前患病抑或妊娠期间患病,预后均不良。主要临床表现为皮肤瘙痒,不久出现黄疸或黄疸与瘙痒同时发生,腹泻较重,粪便颜色变浅,尿色加深,皮肤黏膜有散在出血点,可触及肝脾肿大、质硬、压痛不明显。

【治疗原则】

对症处理,加强母儿监护,适时终止妊娠,改善妊娠结局。

【护理措施】

1.一般护理

嘱患者左侧卧位休息,增加胎盘血流量;间断定时吸氧;摄取高维生素及高能量饮食。嘱患者勤洗手,避免搔抓,防止皮肤破溃感染。

2.母儿监护

配合医师做好妊娠晚期母儿监护,密切观察胎动及胎心变化,及时发现胎儿宫内缺氧或宫内窘迫,立即报告医师。

3.缓解瘙痒症状

保持病房适宜的温度和湿度,帮助患者更换宽松、纯棉的内衣并做好皮肤清洁,缓解瘙痒症状。遵医嘱用药,常用的药物有考来烯胺(消胆胺)、苯巴比妥及熊去氧胆酸等,可降低血清胆酸浓度,改善瘙痒症状。告知患者禁止使用含激素的外用止痒药物及含化学刺激成分的皂液或沐浴液。

4.配合终止妊娠

掌握终止妊娠指征:①孕妇出现黄疸,胎龄达 36 周。②羊水量逐渐减少。③无黄疸妊娠已足月或胎肺已成熟。向患者及其家属解释终止妊娠的必要性及终止妊娠的方式,为减少新生儿窒息及新生儿颅内出血的发生率,以剖宫产为宜。

第二十章　妊娠期子宫过大或过小

第一节　概述

妊娠期子宫的大小、重量、形态及宫腔容量,均随孕周增加而逐渐发生改变。子宫大小由非孕时(7~8)cm×(4~5)cm×(2~3)cm 增大到孕足月时的 35cm×25cm×22cm;子宫重量由非孕时 70g 增至 100g;子宫形态随着妊娠的进展逐渐由倒置的梨形变为球形或椭圆形;由于乙状结肠及直肠固定在盆腔的左后方,因此妊娠子宫常有一定程度的右旋;宫腔容量由非孕时 5ml 增至孕足月时 5000ml。妊娠期子宫大小与胎儿数量、胎儿存活、胎儿发育、羊水量、病理妊娠、妊娠滋养细胞疾病及妊娠合并子宫病变等因素有关。妊娠任何时期各种因素可导致子宫明显超过或小于相应正常妊娠周数的子宫大小,妊娠期子宫过大易发生难产、早产、妊娠期高血压疾病、胎儿宫内窒息或新生儿窒息及产后出血等,妊娠期子宫过小可能发生胎死宫内、早产、胎儿宫内窒息或新生儿窒息等,因此护理人员应重视评估妊娠子宫与妊娠周数的关系,若发现异常,及时报告医师采取适当措施,提高母儿生存质量。

【护理评估】

(一)病因

1.妊娠期子宫过大

妊娠早期子宫过大常见于葡萄胎,妊娠中、晚期子宫过大主要见于巨大胎儿、多胎妊娠和羊水过多。此外,妊娠合并子宫肌瘤或子宫腺肌病等也可引起妊娠期子宫过大。

2.妊娠期子宫过小

妊娠早期子宫过小常见于稽留流产,妊娠中、晚期子宫过小主要见于胎儿生长受限、死胎、羊水过少及胎膜早破。

(二)健康史

询问月经史及本次妊娠经过,包括既往月经周期、经血量、末次月经日期、早孕反应出现时间及程度、胎动出现时间及频率、有无胎动消失、有无阴道流血或排液、流血量或排液量、是否就医及检查结果等。了解孕妇于孕前、孕后的体重变化、有无烟酒嗜好、孕期饮食、活动及睡眠情况等;既往有无子宫肌瘤、子宫腺肌病、糖尿病、严重贫血、营养不良等病史,了解孕妇及家族成员有无多胎妊娠及巨大胎儿史。询问妊娠期间是否服用药物或接触有毒化学物质等。

(三)症状及体征

1.症状

(1)妊娠期子宫过大:妊娠早期早孕反应多较重;妊娠中、晚期孕妇自觉体重增加迅速,腹部增大及沉重感明显,两肋部胀痛,下肢肿胀,腰酸、行动不便,妊娠晚期孕妇常感到呼吸困难,多胎妊娠妇女自觉胎动频繁。

(2)妊娠期子宫过小：稽留流产患者有正常的早孕过程,可出现腹痛及少量阴道流血等先兆流产的症状,早孕反应消失;若发生死胎,孕妇自觉胎动消失,腹部不再继续增大,乳房变小且松弛;羊水过少患者可有子宫紧裹胎儿感。胎膜早破者有较多液体自阴道流出。

2.体征

(1)妊娠期子宫过大:孕妇体重增加,腹部膨隆明显,皮肤变薄,腹壁下静脉曲张,手测宫底高度及尺测耻上子宫长度均大于相应正常妊娠周数,少数孕妇平卧困难。此外,羊水过多患者子宫张力大,液体震颤感明显,胎位不易查清,胎心音遥远甚至听不清;多胎妊娠检查于妊娠中、晚期在腹部可触及多个小肢体和多个胎头,胎头大小与子宫大小不成比例,在不同部位可听到多个胎心音,1分钟两个胎心率相差10次以上;巨大胎儿检查发现胎体大,先露部高浮,头先露者胎头跨耻征阳性;胎心音清晰但位置高,宫高加腹围≥140cm。

(2)妊娠期子宫过小:孕期测量子宫长度、腹围增长缓慢,甚至停滞,明显小于正常妊娠周数;稽留流产患者子宫不再增大反而缩小,小于停经时间;若为死胎,腹部触不到胎动,胎心消失;胎膜早破者阴道流出液中可见胎脂。

(四)辅助检查

1.B型超声检查

可辅助诊断稽留流产、羊水量异常、多胎妊娠、胎儿发育异常、死胎、巨大胎儿及子宫本身病变等。B型超声检查是目前判断羊水过多或过少的重要方法,同时可发现胎儿畸形。目前,临床采用羊水指数(amniotic fluid index,AFI)和羊水最大暗区垂直深度(maximum vertical pocket depth,MVP 或 amniotic fluid volume,AFV)作为衡量羊水量的标准,AFI 是以腹白线与脐横线为标志,将腹部分为四个象限,各象限最大羊水暗区垂直径之和。若 AFI>18cm,可诊断为羊水过多;AFI≤5cm,可诊断羊水过少;AFI<8cm,可疑羊水过少。若 MVP8~11cm为轻度羊水过多,MVP12~15cm 为中度羊水过多,MVP≥16cm 为重度羊水过多;妊娠晚期羊水最大暗区垂直深度≤2cm,可诊断羊水过少。

2.彩色多普勒超声检查

有助于胎儿生长受限的诊断。

3.血糖测定

可排除糖尿病。

4.羊水甲胎蛋白(AFP)测定

羊水甲胎蛋白升高有助于诊断胎儿开放性神经管缺陷。

5.胎盘功能测定

尿雌三醇/肌酐比值<10 提示胎盘功能不良,妊娠晚期胎盘生乳素<4mg/L、妊娠特 β_1 糖蛋白<100mg/L 提示胎盘功能不良。

6.羊水直接测量

破膜后可直接测量羊水,总羊水量<300ml,可诊断羊水过少。

(五)心理及社会因素

妊娠期子宫过大或过小常引起孕妇及其家属焦虑,甚至恐慌,担心胎儿发育异常、胎死宫内及难产等。一旦发生死胎,患者及其家属会感到异常伤心、悲哀。随着辅助生育技术的广泛应用,多胎妊娠发生率明显增高,孕妇及家庭成员担心产后新生儿抚养及经济负担等问题。近年来,许多夫妇由于缺乏孕期保健知识,盲目认为孕期营养越多,对胎儿发育越有利,导致营养失调,形成巨大胎儿,增加了手术产率及胎儿死亡率。此外,孕妇吸烟、酗酒、滥用药物、社会状况与经济条件较差时,胎儿生长发育受限的发生率也增多。

【护理诊断/问题】

营养失调——低于机体需要量:与妊娠期营养摄入不足有关。

营养失调——高于机体需要量(imbalanced nutrition:more than body requirements):与妊娠期营养摄入过多有关。

低效性呼吸形态(ineffective spontaneous ventilation):与子宫过度膨胀引起膈肌上升、肺换气不足有关。

躯体活动障碍(impaired physical mobility):与多胎妊娠、羊水过多等子宫过度增长有关。

焦虑:与担心胎儿发育异常、死胎及难产等有关。

知识缺乏:缺乏妊娠期保健知识。

【护理要点】

(1)加强孕期母儿监测,做好孕期保健指导。

(2)预防分娩期并发症,做好新生儿抢救准备。

(3)情感支持,缓解患者内心压力与悲哀情绪。

(4)健康宣教,积极预防。

第二节　妊娠期子宫过大

胎盘、胎儿、羊水、子宫及母体等因素均可导致妊娠期子宫过大,其中常见的有葡萄胎、羊水过多、多胎妊娠及巨大胎儿。葡萄胎参见第三十一章第二节妊娠期阴道流血伴腹痛。

【疾病特点】

1.羊水过多(polyhydramnios)

正常妊娠时羊水生成与吸收处于动态平衡,任何因素破坏这一平衡均可导致羊水量异常。若羊水生成多于吸收,羊水量＞2000ml,称羊水过多。多数羊水过多与胎儿畸形及妊娠合并症、并发症有关。发生率为0.5%～1.6%。羊水过多分为急性羊水过多和慢性羊水过多。主要临床表现取决于羊水量多少及增长速度。

(1)急性羊水过多:较少见。多于妊娠20～24周发病,羊水在数日内急剧增加导致子宫明显增大,患者感到腹部与两肋部胀痛伴腰酸,沉重感明显,下肢肿胀,行动不便,孕妇常感到呼吸困难,不能平卧。查体可见腹部皮肤高度紧张、变薄发亮,腹壁下静脉扩张,外阴水肿,子宫长度及腹围均大于正常妊娠周数,触诊有液体震颤感,胎位不清,胎心音遥远或听不到。

(2)慢性羊水过多:较多见。好发于妊娠28～32周,羊水在数周内缓慢增加。压迫症状轻微,仅腹部增大较快,由于机体有相对适应的时间,故临床症状较急性羊水过多轻,查体子宫长度及腹围均＞正常妊娠周数,触诊有液体震颤感,胎位不清,胎心音遥远或听不到。

羊水过多导致子宫高张,易发生早产、胎膜早破、脐带脱垂、胎儿宫内窘迫、宫缩乏力及产后出血等,围生儿病死率约为正常妊娠的7倍。

2.多胎妊娠(multiple pregnancy)

一次妊娠宫腔内同时有两个或两个以上胎儿时,称多胎妊娠,是人类妊娠中的一种特殊现象。Hellin根据大量统计资料推算出多胎妊娠发生率的公式为1:89n-1(n代表一次妊娠的胎儿数),多胎妊娠中以双胎最为多见,四胎及以上罕见,本节讨论双胎妊娠。很多因素影响双胎妊娠的发生,如随着孕妇年龄及产次的增加,双胎妊娠发生率也逐渐增高,至35岁达高峰;值得注意的是,近年来由于促排卵药物的应用,使双胎妊娠的发生率明显上升。双胎妊娠可分为双卵双胎(dizygotic twin)和单卵双胎(monozygotic twin)。双卵双胎由两个卵子分别受精而形成,胎儿具有不同的遗传基因,故性别、血型及容貌均不同,占双胎妊娠的70%左右;单卵双胎是由一个受精卵分裂而形成,胎儿具有相同的遗传基因,故性别、血型及容貌均相似。双胎妊娠的主要临床表现为早孕反应严重,甚至出现妊娠剧吐,妊娠中期后孕妇体重增长迅速,腹部增大明显,子宫明显大于同月份单胎妊娠子宫,自觉胎动频繁,腹部可触及多个小肢体和两个胎头,可在不同部位听到两个速率不同的胎心音,两个胎心率相差10次以上。B型超声检查可明确双胎诊断,在妊娠6~8周可见两个妊娠囊,15周以后可见两个胎头和躯干。妊娠12~13周两个胎儿及胎动清晰可见。

3.巨大胎儿(fetal macrosomia)

巨大胎儿是指胎儿体重≥4000g。国内发生率约为7%,其发生可能与母亲患有糖尿病、孕期营养过剩、肥胖、遗传及过期妊娠等因素有关,此外,高原地区的发生率较平原地区低;初产妇低于经产妇。近年生活水平提高,孕妇过度营养使巨大胎儿发生率有逐渐升高的趋势,继而导致难产、手术产及死亡率也逐渐升高。主要临床表现为孕妇体重增加迅速,腹部增大及沉重感明显,两肋部胀痛,腰酸,下肢肿胀,行动不便,妊娠晚期孕妇常感到呼吸困难,查体孕妇呈肥胖体型,腹部明显膨隆,腹围和宫高均超过正常妊娠周数,两者之和≥140cm,胎体大,先露部高浮,头先露者胎头跨耻征阳性,胎心清晰但位置高。B型超声波检查测多见胎头双顶径＞10cm,股骨长＞8.0cm,腹围＞33cm。

【治疗原则】

羊水过多合并胎儿畸形应及时终止妊娠;羊水过多合并正常胎儿,尽可能延长妊娠周数,以降低围生儿死亡率。多胎妊娠应加强妊娠期监护,维持足月妊娠,适时终止妊娠,防治产后出血。巨大胎儿患者应在孕期控制体重,孕36周后采取适当分娩方式适时终止妊娠,预防新生儿低血糖、低钙血症等。

【护理措施】

1.加强孕期母儿监测及保健指导

对妊娠期子宫过大的孕妇,应增加孕期保健次数。指导孕妇掌握计数胎动、自我监测体重、腹围及子宫长度的方法,告知其由于子宫过大可能出现的早产、胎膜早破及胎儿宫内窘迫的临床表现,出现相应症状和体征,及时就医。若孕妇有轻度呼吸困难,宜左侧卧位与半卧位交替休息,起床应缓慢。下肢肿胀患者应抬高双下肢,家人可协助按摩下肢以增加静脉回流。若妊娠合并糖尿病,应积极治疗,降低血糖。指导孕妇摄入易消化富含维生素 C 饮食,避免突然增加腹压,预防胎膜早破。

2.住院患者病情观察

观察孕妇体温、心率、子宫长度、腹围及胎先露下降的变化,监测胎心率、有无宫缩及强度、有无阴道流血或流液,若发生破膜而胎先露尚未衔接,应帮助患者平卧,抬高臀部,以防脐带脱垂,并及时通知医师。尽量避免不必要的肛查及阴道检查,以防诱发早产或发生感染。

3.诊疗配合

(1)配合羊膜穿刺减压:掌握羊膜穿刺减压的指征,压迫症状严重,孕周小,胎肺不成熟。穿刺减压时应协助医师在 B 型超声引导下选择穿刺部位,放液速度不宜过快,以每小时不超过 500ml 为宜,1 次放液量不超过 1500ml,以防羊水放出过快、过多而导致早产或胎盘早剥。

(2)配合分娩期处理:双胎阴道分娩时,应注意观察胎心变化,在第一胎儿娩出后,立即夹紧胎盘侧脐带,以防止第二胎失血;同时在腹部协助固定第二胎儿为纵产式,若无胎盘早剥或脐带脱垂,可等待 15 分钟,若无宫缩,可行人工破膜,若发现胎盘早剥或脐带脱垂,应立即配合产钳助产或臀牵引,并做好抢救新生儿窒息的准备工作。

(3)预防产后出血:开放静脉通道,胎肩娩出后立即将 20U 缩宫素加入输液中,并按摩子宫底加强宫缩,及时娩出胎盘减少出血。

4.健康宣教

加强孕期宣教,科学膳食,适当运动,控制孕期体重,预防巨大胎儿的发生。告知多胎妊娠对母儿的影响,严禁私自滥用促排卵药物,科学合理开展辅助生殖技术,降低多胎妊娠发生率。对于有巨大胎儿、多胎妊娠、糖尿病、过期妊娠史及肥胖孕妇应开展孕前咨询,加强孕期保健。建议羊水过多、多胎妊娠及巨大胎儿孕妇及家庭成员,及早为胎儿的出生做好准备,提前住院待产。

第三节　妊娠期子宫过小

妊娠早期子宫过小主要见于稽留流产,妊娠中、晚期子宫过小主要见于胎儿生长受限、羊水过少、胎膜早破及死胎。

【疾病特点】

1.稽留流产(missed abortion)

宫内胚胎或胎儿死亡后未及时排出,称稽留流产,也称过期流产。稽留流产患者有正常的早孕过程,可出现腹痛及少量阴道流血等先兆流产的症状,早孕反应消失,子宫不再增大反而缩小,小于停经周数,质地不软,宫口未开。若死亡的胚胎或胎儿在宫腔内久未排出,可导致凝血功能障碍而发生弥散性血管内凝血。

2.胎儿生长受限(fetal growth restriction,FGR)

是指孕 37 周后,胎儿出生体重小于 2500g 或低于同孕龄同性别胎儿平均体重的两个标准差或第 10 百分位数,围生儿死亡率为正常新生儿的 4～6 倍,占我国围生儿死亡总数的 42.3%,是围生儿死亡的重要原因之一。病因复杂,我国发病率为 3%～7%。根据胎儿生长特征、体重及病因等胎儿生长受限分为 3 型。①内因性匀称型:发生于妊娠早期,较少见。多由染色体异常、宫内感染及环境等有害物质所致。胎儿体重、身长及头径相称,均小于相应孕龄的正常值。新生儿身材矮小发育不全,常有脑神经发育障碍及智力障碍。胎盘体积及重量小,但组织结构正常。半数胎儿有先天畸形。②外因性不匀称型:发生于妊娠中、晚期,常见。多由子宫胎盘功能低下所致。胎儿各器官细胞数量正常,但体积小。胎儿体重偏低但身长和头径与孕龄相符。新生儿头大,营养不良,发育不对称。胎盘重量及体积正常,组织结构有梗死、钙化等改变。③外因性匀称:发生于整个妊娠期,为混合型。多由营养不良、叶酸及氨基酸缺乏、吸烟及酗酒等所致。胎儿体重、身长及头径相称,均小于同孕龄的正常值,营养不良多伴有智力发育障碍,胎儿各器官体积均小,以肝脾显著,胎盘外观正常,体积小。

3.羊水过少(oligohydramnios)

羊水过少是指妊娠晚期羊水量少于 300ml,其发生率为 0.5%～5.5%。羊水过少围生儿死亡率比正常妊娠增高 13 倍,重度羊水过少胎儿畸形率可高达 50.7%,约 1/4 胎儿和 1/3 新生儿发生酸中毒,手术产率也明显增加。主要临床表现为胎动减少,胎动时孕妇常感到腹痛,腹部增大不明显。子宫长度及腹围均小于正常妊娠月份,可清楚地触及胎儿部分,胎儿肢体无浮动感;子宫敏感性高,轻微刺激即可引起宫缩。人工破膜时羊水极少。B 型超声检查是目前判断羊水过少及胎儿畸形的重要方法。

4.胎膜早破(premature rupture of membrane,PROM)

是指临产前发生胎膜破裂,可分为足月胎膜早破和足月前胎膜早破(preterm premature rupture of membrane,PPROM)。若胎膜破裂发生于妊娠满 37 周后,称足月胎膜早破;若发生于妊娠不满 37 周,称足月前胎膜早破。孕周越小发生胎膜早破,围生儿预后越差,早产及母儿感染的概率越高。引起胎膜早破的因素很多,主要与生殖道上行感染、羊膜腔压力增高、胎膜受力不均、营养素缺乏及宫颈内口松弛有关,多因素共同相互作用导致胎膜早破。主要临床表现为孕妇无痛性阴道流出较多量液体,很快感到宫缩。肛门检查上推胎先露时,可见清亮液体自阴道流出,液体中可见胎脂,若被胎粪污染,液体呈黄绿色,阴道检查可见宫口扩张,有液体自宫颈口流出,听诊胎心率多增快。胎膜早破是孕妇产前、产时及产褥感染的常见原因,若有羊膜腔感染,患者可出现体温升高、子宫压痛、阴道流出液体有臭味等临床表现。

5.死胎(fetal death)

是指在妊娠 20 周后胎儿在子宫内死亡。若胎儿在分娩过程中死亡,称死产(stillbirth)。造成死胎的最常见原因是胎儿缺氧,此外,基因突变与染色体畸变也可导致胎儿死亡。死胎在病理上可出现浸软胎(macerated fetus)、压扁胎(fetus compress)及纸样胎(fetuspapyraceus)。临床主要表现为胎动消失,腹部增大停止,乳房松弛变小,宫底高度小于正常妊娠月份,未触及胎动,胎心消失。约 80% 胎儿死亡后在 2～3 周内自然娩出。若胎儿死亡超过 3 周以上未排出,可导致凝血功能障碍而发生弥散性血管内凝血。B 型超声可准确诊断。

【治疗原则】

胎儿生长受限应去除不良因素,排除胎儿畸形,在妊娠 32 周前积极治疗。羊水过少可采取期待治疗或终止妊娠,若明确胎儿畸形、胎儿已成熟、胎盘功能严重不良者应立即终止妊娠;若胎肺不成熟、无明显胎儿畸形者,应行羊膜腔输液补充羊水,尽可能维持妊娠。足月胎膜早破根据病情决定分娩方式,预防感染;足月前胎膜早破包括期待疗法和终止妊娠,若胎肺不成熟,无明显感染征象,无胎儿窘迫者,可采取期待治疗;若胎肺成熟或有明显临床感染征象,立即终止妊娠;对因治疗胎儿窘迫,预防并控制感染。稽留流产及死胎应尽快排出,预防感染与凝血功能障碍。

【护理措施】

1.诊疗配合

(1)配合经腹或经宫颈羊膜腔输液:严格执行无菌操作规程,注意0.9%氯化钠注射液应加温至37℃,输液速度以每分钟10ml为宜,输液过程中注意监测胎心及羊水量的变化。

(2)配合刮宫及引产:对于稽留流产及死胎患者应常规检查凝血功能,在备血和输液下行刮宫术或引产术。引产可采取羊膜腔内注射药物引产或前列腺素引产,准备好药物及所需物品。

(3)治疗胎儿宫内缺氧,促胎儿成熟:嘱孕妇左侧卧位,面罩间断吸氧,每日2~3次,每次30分钟。对胎儿生长受限患者,应遵医嘱给予右旋糖酐40以改善胎盘功能,并静脉补充维生素E、叶酸及氨基酸等营养物质。对妊娠35周前胎膜早破者,应每日1次给予地塞米松10mg静脉滴注,共2次,促进胎肺成熟。

(4)预防与控制感染:注意监测患者体温、羊水性状与气味、胎心率变化及有无子宫压痛等,遵医嘱应用抗生素,避免不必要的肛门或阴道检查。

2.心理护理

理解孕妇对胎儿发育异常或失去胎儿的悲哀心理,尊重其表达对死亡胎儿哀悼的方式,安慰患者及家庭主要成员接受现实,积极帮助其寻找致病原因或提供其相关信息。鼓励其家属多与患者沟通交流,转移其注意力,缓解内心痛苦。

3.加强预防

(1)积极治疗下生殖道感染,减少胎膜早破的发生。

(2)避免突然增加腹压,对于宫颈内口松弛者,应于妊娠14~16周行宫颈环扎术。

(3)养成良好的生活习惯,保持乐观情绪,注意营养平衡,遵医嘱补充维生素和微量元素(铜等),戒除吸烟、酗酒、滥用药物等不良嗜好。

(4)胎儿生长受限及羊水过少者应及早遵医嘱治疗,胎膜早破者应住院观察。

第二十一章　妊娠期胎心率与胎动异常

第一节　概述

胎心率与胎动是判断胎儿存活及宫内安危的重要指标。正常妊娠 6 周时,阴道 B 型超声检查可见原始心管搏动,妊娠 12 周时应用 Doppler 可听到胎心音,妊娠 18～20 周用听诊器经腹部可听到胎心音。正常胎心音为双音,似钟表"滴答"声,第一音与第二音接近、快速、规律、有力,胎心音在胎背所在侧上方听得最清楚。胎心音需与子宫杂音、腹主动脉音、脐带杂音相鉴别,子宫杂音与腹主动脉音均与孕妇脉搏一致,子宫杂音为吹风样低音,腹主动脉音为单一强音。脐带杂音呈吹风样低音且改变体位后消失。正常胎心率每分钟在 120～160 次,胎心率 >160bpm 为胎儿心动过速,<120bpm 为胎儿心动过缓。不能凭 1 次听诊胎心率结果而诊断胎儿窘迫,应持续听诊并结合其他因素综合考虑。若持续听诊胎心率>160bpm 或<120bpm,应怀疑胎儿宫内缺氧,结合胎儿电子监护仪监护的胎心率基线、基线变异及周期变化等,诊断或排除胎儿窘迫。

胎动是指胎儿在子宫内的活动。妊娠 20 周左右孕妇开始自觉胎动,随着孕周的增加,胎动次数逐渐增多,妊娠 32～34 周达高峰,妊娠 38 周后逐渐减少。正常情况下,胎动≥4/h 或 30/12h,若连续 2 日胎动≤3/h,为胎动异常。孕妇平卧休息时,因腹壁肌肉放松而对胎动敏感,胎动与胎儿睡醒周期、胎盘与脐带血管状态关系密切,并存在一定的个体差异。胎儿睡眠时胎动次数减少且弱,也可完全无胎动感觉;胎儿觉醒时胎动次数多且强。脐带或胎盘异常可影响胎儿血液循环,导致胎儿供氧不足,早期出现胎动次数增多;若不及时纠正,胎儿缺氧严重则出现胎动减少,胎动<10/12h,常伴胎心率减慢,甚至发生胎儿死亡。若胎动停止 12 小时,胎儿可能在 24～48 小时内死亡,因此,护理人员应告知孕妇停经 20 周以上一直未感到胎动或发现胎动异常,应立即就医。

妊娠 24 周前胎动和胎心率加速几乎是分离的,妊娠 24～32 周胎动和胎心率加速的同步率越来越高,妊娠足月时偶联可达 90%。胎心率异常及胎动异常是胎儿缺氧的表现。胎儿在子宫内因急性缺氧或慢性缺氧,危及胎儿健康和生命,称胎儿窘迫(fetal distress)。胎儿窘迫是引起胎心率及胎动异常最常见的原因,发生率 2.7%～38.5%。妊娠期母体血氧含量不足、母胎间血氧运输或交换障碍及胎儿异常等因素,均可影响胎盘绒毛间隙的血液灌注量和血氧浓度,继而影响胎儿的氧供应。胎儿机体对宫内缺氧有一定代偿能力,在缺氧初期或轻度缺氧时,胎心率增快,胎动频繁,缺氧状况改善后,胎心率与胎动很快恢复正常。若长时间中、重度缺氧,胎心率变慢或不规则,胎动减少,甚至发生胎死宫内。缺氧引起胎儿肠蠕动增加及肛门括约肌松弛,胎粪排出而污染羊水,羊水污染可分为 3 度:Ⅰ度呈浅绿色,Ⅱ度呈黄绿色、浑浊;

Ⅲ度呈棕黄色、稠厚。胎儿窘迫分为急性与慢性两类。急性胎儿窘迫多因脐带脱垂、前置胎盘、胎盘早剥、产程延长或宫缩过强、不协调所致,常发生在分娩期,主要表现为胎心率异常,缺氧早期胎心增快>160bpm,伴胎动频繁;若缺氧持续存在,胎心变慢<120bpm,胎动减少或消失,胎儿电子监护仪行缩宫素激惹试验(CST)可以出现频繁的晚期减速和变异减速;羊水量少呈绿色、浑浊且稠厚。慢性胎儿窘迫多因妊娠期高血压疾病、慢性肾炎、严重贫血、妊娠期肝内胆汁淤积症及过期妊娠所致,常发生在妊娠晚期,主要临床表现为胎动减少或消失,子宫长度及腹围小于正常同期妊娠值,羊水浑浊呈浅绿色至棕黄色;胎儿血氧饱和度降低。胎儿头皮血血气分析为酸中毒。

妊娠期胎心率及胎动异常,可能伴有胎儿异常、脐带异常或胎盘异常,对胎心率与胎动异常孕妇,护理人员应全面评估,配合医师尽早发现病因,及时处理胎儿窘迫,改善围生儿结局。

【护理评估】

(一)病因

1.母体因素

多见于各种原因导致的休克及妊娠合并先天性心脏病或心功能不全、高血压、肺功能不全、重度贫血及严重感染等。此外,孕妇情绪激动、摄入过量兴奋性物质(如咖啡、酒等)也可引起胎心率及胎动异常。

2.胎儿因素

多见于胎儿发育异常(如胎儿患有严重的先天性心脏病)、死胎等。

3.脐带或胎盘因素

脐带异常或胎盘异常均可影响胎儿血液供应,导致胎儿轻度或重度缺氧,引起胎动异常及胎心异常。脐带异常见于脐带长度异常、脐带缠绕、脐带先露和脐带脱垂等,胎盘异常见于胎盘组织结构异常或胎盘功能异常等。

4.其他因素

长时间仰卧位、镇静药物使用不当等,也可引起胎心率及胎动异常。

(二)健康史

详细询问末次月经日期、早孕诊断时间及检查结果,以确定目前的妊娠周数;询问胎动开始出现的时间、胎动异常发生的时间及异常性质(胎动频繁或胎动减少)、是否伴有其他不适如发热、心悸、气短、阴道流血及腹痛等,了解胎动异常发生后是否曾就医诊治、诊治记录中是否记载伴有胎心率异常、诊治结果等。询问妊娠前是否患有内科疾病(如先天性心脏病、贫血、肺功能不全等)、有无应用镇静药物、过量饮酒或情绪激动等诱因。

(三)体格检查

腹部检查发现胎动异常,缺氧初期胎动频繁,缺氧后期胎动减少或消失,听诊胎心率异常,缺氧初期胎心率增快>160bpm,缺氧严重时胎心率减慢<120bpm。胎膜破裂孕妇可见流出的羊水呈不同程度粪染,胎膜破裂未孕妇通过羊膜镜检查可见羊水粪染。检查时还应注意孕妇生命体征、意识状态、宫底高度、腹围、有无宫缩、宫缩强度及持续时间,胎膜破裂孕妇有无脐带脱垂、阴道流血及腹痛等。

（四）辅助检查

1.胎儿电子监护

了解胎心率基线、基线变异及一过性变化等,诊断或排除胎儿窘迫。了解胎动及胎心率变化与子宫收缩之间的关系。过期妊娠孕妇无应激试验（NST）无反应型,做缩宫素激惹试验（OCT）,反复出现胎心率晚期减速,提示胎盘功能减退。

2.胎儿氧脉仪检查

测定胎儿血氧饱和度及血氧分压情况。

3.羊膜镜检查

了解羊水性状,有助于胎儿宫内缺氧的判断。

4.B 型超声检查

了解胎儿发育、胎盘成熟度、羊水量及有无脐带异常等。

5.胎盘功能检查

参见第三十五章第一节概述。

6.胎儿头皮血血气分析

若结果显示 $pH<7.2$（正常值为 $7.25\sim7.35$）,$PO_2<10mmHg$（正常值为 $15\sim30mmHg$）、$PCO_2>60mmHg$（正常值为 $35\sim55mmHg$）,可诊断为胎儿酸中毒。

（五）心理及社会因素

妊娠期胎动频繁或减少,均容易引起孕妇及其家属精神紧张与恐慌,担心胎儿安危,影响饮食及睡眠。孕妇精神紧张进一步加重胎动与胎心率异常。入院后,各项检查及监护仪监测给孕妇带来不适,影响正常活动,同时在一定程度上增加紧张感。若被告知胎儿畸形或胎死宫内,孕妇会产生强烈的悲哀及自责心理。此外,家庭主要成员的紧张、焦虑及悲伤情绪,也增加孕妇的心理负担。

【护理诊断/问题】

潜在并发症:胎儿窘迫。

焦虑:与担心胎儿安危及分娩结果有关。

预感性悲哀:与胎儿死亡及胎儿畸形等有关。

知识缺乏:孕妇缺乏胎儿发育的有关知识有关。

【护理要点】

1.心理护理

寻找适当方式,给予孕妇及其家属情感支持。

2.诊疗配合

严密监测胎心率及胎动变化,配合医师及时开展诊治工作。

3.产后护理

采取相应的护理措施,增进母婴健康。

第二节　妊娠期胎动胎心异常伴胎儿异常

妊娠早期 B 型超声检查无原始心管搏动或原始心管搏动消失或胎心搏动异常,多由于胚胎或胎儿发育异常所致。妊娠中期孕妇未感到胎动或胎心及胎动异常,应多考虑胎儿畸形,也需考虑脐带异常或胎盘异常所致,妊娠晚期出现胎心胎动异常,在排除胎儿异常的基础上,多考虑胎儿窘迫所致。胎儿异常主要见于胎儿心律失常、胎儿先天畸形及死胎等。死胎参见第三十五章第三节妊娠期子宫过小。

【疾病特点】

1.胎儿心律失常

胎儿心律失常是指与宫缩无任何关联的不规则的胎儿心率,可分为胎儿心动过速(胎心率>160bpm)、胎儿心动过缓(胎心率<120bpm)和不规则胎心率,其中不规则胎心律最常见。发病机制不清。大多数不规则胎心律为房性期外收缩,预后较好,心脏结构异常的发生率较低,出生后消失。少数胎儿心律失常导致胎儿宫内心力衰竭而死亡。胎儿心律失常多在产前检查听诊或胎心电子监护或超声检查时发现。

2.胎儿先天畸形

环境、遗传或综合因素等导致胎儿内在异常发育而引起的器官或身体某部位的形态学缺陷,称胎儿先天畸形,也称出生缺陷。临床常见的胎儿先天畸形有神经管缺陷(如无脑儿、脊柱裂、脑积水)、唇裂和唇腭裂、联体双胎等。妊娠早期胎儿先天畸形容易发生流产,妊娠中、晚期容易发生胎心胎动异常,甚至胎死宫内。

(1)无脑儿(anencephalus):颅骨与脑组织缺失,常伴有肾上腺发育不良及羊水过多。腹部检查胎头偏小,胎儿多为臀先露或面先露。多数胎儿在分娩过程中死亡,少数产后数小时死亡。患儿颅骨缺失,脑髓暴露,双眼突出,颈短。B 型超声检查有助于早期诊断。

(2)脊柱裂(spina bifida):脊柱裂分为 3 种。①隐性脊柱裂:腰骶部脊椎管缺损,表面有皮肤覆盖,脊髓和脊神经正常,无神经症状。②脊髓脊膜膨出:椎骨缺损致脊髓、脊膜突出,表面有皮肤覆盖呈囊状,常有神经症状。③脊髓裂:形成脊髓部分的神经管缺失,停留在神经褶和神经沟阶段。严重脊柱裂常伴脑积水,妊娠 18~20 周是发现脊柱裂的最佳时机,B 型超声检查有助于诊断。

(3)脑积水(hydrocephalus):脑脊液回流受阻导致大量脑脊液蓄积于脑室内外,可达 500~3000ml,引起颅压升高、颅腔体积增大、颅缝变宽、囟门增大。腹部检查胎头宽大,若为头先露,胎头跨耻征阳性;阴道检查胎先露高浮,颅缝宽、囟门大且张力高,骨质薄、软、有弹性。B 型超声检查胎头周径明显大于腹周径.有助于诊断。

(4)唇裂和唇腭裂:唇裂儿的腭板完整;唇腭裂儿的鼻翼及牙齿生长不全,腭裂重者裂隙可至咽部,哺乳发生呛咳。产前诊断困难。

(5)联体双胎(conj oined twins):单卵双胎在孕早期发育过程中未能分离或分离不全所致的联体畸形。可分为相等联体儿和不等联体儿 2 种。

【治疗原则】

应尽早发现无脑儿、脑积水、联体双胎及严重脊柱裂,及时终止妊娠。对胎儿心律失常及唇裂和唇腭裂胎儿,应防治胎儿窘迫,唇裂和唇腭裂在新生儿期积极进行矫形治疗。

【护理措施】

1.给予心理支持

向孕妇耐心讲解有关胎儿发育的知识,使其了解胎儿发育异常与胎心胎动异常的关系,耐心而科学地解答其疑问,并向其明确说明胎儿存活的可能性、终止妊娠的重要性及必要性。尽可能为孕妇安排单独且安静的房间,倾听孕妇诉说内心悲伤,给予同情和支持,使孕妇减轻自责心理,接受其合适的表达对死亡胎儿的哀悼方式。尊重孕妇及其家属是否接触畸形胎儿的意愿,根据其需求,可提供胎儿足印卡或毛发等留做纪念,并为其保守秘密。做好孕妇家庭主要成员的思想工作,以强化孕妇的心理支持系统。指导孕产妇及其家属计划妊娠前重视遗传咨询、产前诊断及孕期保健,缓解孕产妇及其家属对下一次妊娠的担忧。

2.促进母儿健康

(1)胎儿电子监护密切监测胎心变化,若出现频发晚期减速、重度变异减速、胎心率＜100bpm、基线变异＜5bpm 等,应立即报告医师。并根据产程进展情况,做好行剖宫产术或阴道手术助产及抢救新生儿窒息的准备。

(2)注意观察胎膜破裂,一旦发生破膜,立即观察并记录羊水性状、数量、有无胎粪污染及程度、胎心变化、胎位、有无脐带脱垂等。

(3)帮助孕妇左侧卧位,根据医嘱给予间断或持续吸氧、静脉输液,改善胎儿宫内缺氧。嘱孕妇尽可能多的休息,摄入高能量饮食。

(4)对无存活可能的先天畸形胎儿,做好引产前药品、器械、备血等各项准备,采取适当方式向孕妇及其家属说明术中可能行毁胎术,引产过程严格执行无菌技术操作,注意观察产妇生命体征,遵医嘱正确应用缩宫素,防止羊水栓塞。产后注意观察阴道流血及宫缩情况,预防产后出血。

3.加强预防

(1)健全围生期保健网,广泛宣传优生优育知识,避免近亲或严重遗传病患者婚配,加大环境保护力度,重视围生期妇女保健工作。

(2)夫妻双方妊娠前及妊娠期间应戒酒、禁吸烟,避免接触有毒、有害化学物品及射线,加强遗传咨询和产前诊断。

(3)指导孕妇自我监测胎动。告知孕妇妊娠 20 周应自觉胎动出现,若超过妊娠 20 周仍未觉察到胎动,应及时就医。孕妇每日早、中、晚 3 次尽可能在固定时间卧床计数并记录胎动,每次 1 小时,3 次计数之和乘以 4,得出 12 小时胎动数,正常情况下,胎动≥4 次/h 或≥30 次/h。若发现异常,应嘱及时就医。

第三节　妊娠期胎心胎动异常伴脐带异常

脐带一端连接于胎儿腹壁脐轮,另一端附着在胎盘胎儿面中央或呈偏心性附着,是母体与胎儿物质和气体交换的重要通道。妊娠足月时脐带长度为 $30\sim70cm$,平均 $55cm$ 。若脐带异常,影响胎儿与母体的物质和气体交换,使胎儿缺氧而导致胎儿窘迫,甚至胎儿死亡。脐带异常包括脐带缠绕、长度异常、脐带先露、脐带脱垂、扭转、打结及附着异常等。

【疾病特点】

1.脐带缠绕(umbilical cord entanglement)

脐带缠绕是指因脐带过长、胎儿过小、羊水过多、胎动过频等原因,使脐带围绕胎儿颈部、四肢或躯干。脐带绕颈最多见,约占脐带缠绕 90%,多数为脐带绕颈 1 周(需脐带 20cm 长度)。脐带缠绕对胎儿的影响与脐带长短、缠绕松紧、缠绕周数有关。其临床特点:①胎先露下降受阻,产程延长或停滞。②胎儿宫内窘迫,若脐带缠绕周数多、缠绕过紧或宫缩时,脐带受到牵拉,影响胎儿血循环,导致胎儿缺氧。③胎心监护出现频繁的变异减速。④B 型超声的检查缠绕处皮肤有明显的压迹。⑤彩色多普勒超声检查在胎儿颈部发现脐带血流信号。

2.脐带长度异常

正常分娩时脐带长度至少需 32cm。若脐带长度<30cm,称脐带过短.脐带长度>80cm,称脐带过长。脐带过短在妊娠期可无临床征象,临产后随着胎先露下降,脐带被拉紧,使胎儿血循环障碍而出现胎儿窘迫或胎盘早剥,也可引起胎先露下降受阻,使产程延长,以第二产程延长多见。经改变体位及吸氧,胎心仍无改善。

3.脐带先露(presentation of umbilical cord)和脐带脱垂(prolapse of umbilicalcord)

脐带先露是指胎膜未破时脐带位于胎先露的前方或一侧,也称隐性脐带脱垂。胎膜破裂时,脐带脱出于宫颈口外,降至阴道甚至外阴,称脐带脱垂。脐带脱垂好发于胎先露尚未衔接时,与脐带过长、羊水过多及羊膜腔压力过高、胎儿过小、头盆不称及胎位异常等因素有关。其临床特点:①脐带先露常在宫缩时出现一过性胎心率异常。②脐带受压明显者,出现胎心率缓慢,胎儿宫内窘迫,若脐带血循环被阻断 7~8 分钟,可发生胎死宫内。③阴道检查可触及脐带或肛门检查可在胎先露前方触及有搏动的条索状物。④B 型超声检查及彩色多普勒超声检查有助于明确诊断。

4.脐带扭转(torsion of umbilical cord)

由于胎儿活动,可使脐带顺其纵轴扭转呈螺旋状,一般生理扭转可达 6~11 周。若脐带扭转周数过多而呈绳索状,甚至发生血管闭塞、血栓形成或坏死,可导致胎儿窘迫,甚至胎死宫内。

5.脐带打结

脐带打结分为假结和真结 2 种。脐带假结是指脐静脉长于脐动脉而迂曲似结或脐血管长于脐带而卷曲似结,对胎儿血循环无大影响。脐带真结是指胎儿穿过缠绕胎体所形成的脐带套环而形成的真结,脐带真结松时对胎儿无明显影响,若真结被拉紧时,将严重影响胎儿血液循环,出现胎儿宫内窘迫及胎儿生长发育受限,真结过紧可导致胎死宫内。

6.脐带附着

异常脐带附着异常包括 2 种形式。①球拍状胎盘:脐带附着在胎盘边缘,对母儿影响较小。②脐带帆状附着:脐带附着在胎膜上,脐血管经过羊膜与绒毛膜之间进入胎盘,似船帆的绳索。若胎膜上的血管经宫颈内口位于胎先露前方时,称前置血管。若前置血管受胎先露压迫,可出现胎儿缺氧,导致胎儿窘迫,甚至死亡;当胎膜破裂时,前置血管随之破裂、出血,造成胎儿血液外流,出血达 70ml 时可导致胎心率异常,出血量更多时,可致胎儿死亡。流出血液涂片检查找到有核红细胞或幼红细胞并有胎儿血红蛋白,可明确诊断。

【治疗原则】

改善胎儿缺氧状态。胎膜未破时,应预防脐带脱垂,一旦出现胎儿窘迫,应综合判断,选择分娩方式,尽快结束分娩。

【护理措施】

1.心理护理

对胎儿死亡的孕妇心理支持,请参见本章第二节妊娠期胎动胎心异常伴胎儿异常。

2.改善胎儿缺氧,尽快结束分娩

(1)帮助孕妇改变体位以缓解脐带受压,间断吸氧,观察胎心率是否恢复正常。对于脐带先露的经产妇,若胎膜未破、宫缩良好,可协助孕妇取头低臀高位或抬高床脚,密切观察胎心率及产程进展,期待经阴道分娩。临产后胎先露未入盆者,避免行不必要的肛查或阴道检查;需人工破膜者,应行高位破膜,防止脐带随羊水流出而发生脐带脱垂。

(2)帮助脐带脱垂且宫口未开全的产妇,取头低臀高位或抬高床脚,戴无菌手套上推胎先露,遵医嘱应用抑制子宫收缩药物,做好行剖宫产术前准备。

(3)对脐带脱垂且宫口开全、胎头入盆的产妇,配合医师行阴道手术助产。

(4)产前 B 型超声或彩色多普勒超声诊断脐带缠绕者,分娩过程中加强监护,若发现胎儿窘迫,应立即报告并配合医师结束分娩,做好抢救新生儿窒息的准备。

(5)经阴道分娩,当胎头娩出后脐带绕颈过紧或缠绕 2 圈以上影响胎体娩出,应立即用两把血管钳钳夹脐带,在其中间剪断脐带,以利胎儿迅速娩出。

第四节　妊娠期胎心胎动异常伴胎盘异常

胎盘由羊膜、叶状绒毛膜和底蜕膜构成。妊娠足月的胎盘呈圆形或椭圆形,重 450~650g,直径 16~20cm,厚 1~3cm。胎盘是胎儿与母体的结合体,也是联系母体与胎儿并维持胎儿在宫内营养发育的重要器官,具有气体交换、营养物质供应、排出胎儿代谢产物、分泌激素和防御功能等。胎盘功能正常时,母体每分钟可供胎儿氧 7~8ml/kg。妊娠晚期母血以每分钟 500ml 流速流进绒毛间隙,胎儿血也以同样流速流经胎盘,母血与胎儿血不直接相通,气体交换、营养物质供应及胎儿代谢产物排出,均发生在胎盘绒毛血管合体膜,每分钟可交换 3~4次,保证胎儿足够的氧及生长发育需求。当胎盘结构或功能发生异常时,直接影响气体及物质交换,导致胎儿宫内缺氧,出现胎心胎动异常;也可造成胎儿生长受限,甚至胎儿死亡。引起胎盘异常较常见的有完全性前置胎盘、Ⅱ、Ⅲ度胎盘早剥、胎盘梗死及过期妊娠等。胎盘早剥及完全性前置胎盘,分别参见第三十二章第二节妊娠期阴道流血伴腹痛及第三节妊娠期阴道流血不伴腹痛。

此外,胎盘发育异常、胎盘肿瘤及胎盘炎症也可引起胎心胎动异常,较少见,本章不做介绍。

【疾病特点】

1.胎盘梗死

胎盘梗死是指胎盘绒毛局部缺血坏死,病灶呈小叶性分布,面积大小不等,引起胎盘梗死的原因是母体血供不足,导致胎盘小叶的螺旋小动脉血栓形成并发生栓塞,同时邻近螺旋动脉血流也严重受损。好发于妊娠近足月,多见于妊娠期高血压疾病、妊娠合并慢性肾炎等。临床表现与胎盘梗死灶数目、大小及部位关系密切,若梗死数目少、范围小且发生于胎盘边缘者,对胎盘功能影响不大,临床表现不明显;反之,胎盘功能将受到严重影响,引起胎心胎动异常,胎儿生长受限,胎儿窘迫,甚至发生胎儿死亡。病理检查是诊断胎盘梗死的主要依据,产后胎盘检查肉眼可见梗死灶边界清楚,为质地坚硬的圆形实质区,病灶新近形成者呈深红色细颗粒样,陈旧者呈黄白色,镜下主要特征为滋养细胞纤维素样退变、钙化和螺旋动脉闭缩引起的缺血性梗死。

2.过期妊娠(postterm pregnancy)

过期妊娠是指平素月经周期规律,妊娠达到或超过 42 周($\geqslant$294 日)尚未分娩者。过期妊娠病因不清,可能与雌孕激素比例失调、头盆不称、胎儿畸形、遗传因素等有关。发生率 3%～15%。其病理特点:①胎盘:分为胎盘功能正常与胎盘功能减退两种类型。胎盘功能减退者的胎盘母体面呈片状或多灶性梗死或钙化,胎盘胎儿面及胎膜被胎粪污染呈黄绿色;镜下可见绒毛内血管床减少,绒毛间腔变窄,合体细胞小结增多,部分结节断裂,绒毛表面有纤维蛋白沉积,绒毛上皮与血管基膜增厚。电镜下合体细胞表面微绒毛及细胞内吞饮小泡明显减少,内质网空泡变性。②羊水:妊娠 42 周后,约 30%羊水减少至 300ml 以下;羊水粪染率是足月妊娠的 2～3 倍,若同时伴有羊水过少,过期妊娠的羊水粪染率可达 71%。③胎儿:胎儿生长与胎盘功能密切相关,可分为正常生长及巨大儿(约占 25%)、成熟障碍及生长受限小样儿 3 种。10%～20%过期妊娠并发胎儿成熟障碍综合征,临床分 3 期,第Ⅰ期为过度成熟,容貌似"小老人";第Ⅱ期为胎儿缺氧,羊水及胎儿皮肤黄染,羊膜和脐带绿染;第Ⅲ期为粪染时间较久使胎儿全身广泛黄染,指(趾)甲和皮肤黄染,脐带和胎膜呈黄绿色。其中,第Ⅱ期围生儿发病率及病死率最高。过期妊娠胎盘功能减退的主要临床表现为胎心胎动异常,羊水粪染,辅助检查可发现胎盘功能减退,胎儿生长受限或巨大胎儿。

【治疗原则】

根据胎盘功能、胎儿大小、宫颈成熟度及是否存在胎儿窘迫等综合因素,选择适当分娩方式终止妊娠。

【护理措施】

1.配合医师确定胎盘功能

(1)准确核实孕周:仔细询问月经史,特别是月经周期是否规则、末次月经日期、性交日期、早孕反应及胎动开始出现的时间。了解早孕检查时 B 型超声检查结果。对怀疑过期妊娠患者,详细了解病史十分重要。

(2)胎盘功能判定:指导孕妇每日 3 次监测胎动,具体方法参见本章第二节妊娠期胎动胎心异常伴胎儿异常。发现异常,及时报告医护人员。每周 2 次行无应激试验(NST),若 NST 无反应型,应做缩宫素激惹试验(OCT),频繁出现胎心晚期减速,提示胎盘功能减退。

(3)观察破膜后羊水性状,判断粪染程度。未破膜者,配合医师行羊膜镜检查以观察羊水颜色。

2.增进母儿健康

(1)告知孕妇尽量采取左侧卧位,遵医嘱给予间断吸氧,以改善胎儿缺氧状况。

(2)做好胎心胎动监测,有条件应采用胎儿电子监护仪连续监测,必要时采胎儿头皮血行血气分析,及早发现胎儿窘迫。

(3)对确诊过期妊娠而无胎儿窘迫及明显头盆不称者,配合医师引产。提前做好行剖宫产准备,一旦出现胎盘功能减退或胎儿窘迫征象,应行剖宫产术结束分娩。

(4)掌握终止过期妊娠指征:①宫颈条件成熟。②巨大胎儿或胎儿生长受限。③12 小时内胎动<10 次或 NST 无反应型,OCT 阳性或可疑。④尿雌激素/肌酐比值呈持续低值。⑤羊水过少(羊水暗区<3cm)和(或)羊水粪染。⑥并发重度子痫前期或子痫。配合医生向孕妇及家属说明终止妊娠的目的及必要性。

(5)做好新生儿窒息抢救工作。过期妊娠胎儿娩出后,应立即在直接喉镜指引下行气管插管,吸出气管内容物,防止发生胎粪吸入综合征。注意保暖,遵医嘱及时输液、低流量吸氧,纠正新生儿脱水、低血容量及代谢性酸中毒。

(6)预防产后出血:分娩后注意观察产妇阴道流血量、有无凝血块、宫缩强度及生命体征等。必要时及早应用缩宫素。

3.健康指导

广泛宣传孕期保健知识,使孕妇及其家属认识定期检查的重要性及过期妊娠的危害性。指导孕妇自我监测胎动,发现异常,及时就医。

第二十二章　异常分娩

第一节　概述

异常分娩(abnormal labor)是指决定分娩的产力、产道、胎儿及精神心理因素4个因素中的任何一个或一个以上因素发生异常且不能相互适应,导致胎儿不能顺利经阴道自然娩出,也称难产(dystocia)。在分娩过程中,产力、产道及胎儿等因素是处于相互适应、相互影响的动态发展过程,任何因素的影响均不是孤立存在的,判断异常分娩时,需要将上述因素综合考虑。异常分娩最重要的特征是产程进展缓慢或延长,使母体与胎儿均发生重要的变化。难产处理不当将给母儿带来严重危害,胎儿或新生儿可因缺氧窒息或产伤而死亡,部分新生儿遗留严重后遗症,如大脑瘫痪、癫痫或智力障碍等;子宫破裂、产后出血或产褥感染增加产妇死亡率,难产也使部分产妇留有子宫脱垂或生殖道瘘等后遗症,不仅给产妇带来身心痛苦,而且给家庭及社会带来沉重负担。因此,护理人员应掌握导致异常分娩的常见因素、主要临床表现、处理原则及护理要点,认真观察产程进展,绘制产程图,发现产程进展异常,及时报告医师,配合医师做好难产的防治工作,降低围生儿和孕产妇的死亡率,提高母婴生存质量。

本章重点介绍引起异常分娩的产力异常、产道异常和胎儿异常。

【护理评估】

(一)病因

1.产力异常

主要由于子宫收缩力异常所致,见于子宫收缩乏力(包括协调性或不协调性两类)及子宫收缩过强(包括协调性或不协调性两类)。子宫收缩乏力引起产程延长或停滞;子宫收缩过强引起急产或严重并发症。

2.产道异常

包括骨产道异常和软产道异常,以骨产道异常更多见。

3.胎儿异常

见于胎儿相对过大及胎位异常。

4.精神心理因素

产妇过度紧张与焦虑可影响中枢神经系统,导致子宫收缩乏力;同时焦虑影响产妇正常的饮食与睡眠,引起产妇体力不足、过度疲劳,进而导致子宫收缩乏力。

(二)健康史

全面了解本次妊娠过程,包括末次月经时间、早孕诊断时间、末次产科检查时间、12小时自觉胎动次数、有无阴道流血或流液、阴道流血或流液数量、是否伴有腹痛等,特别注意了解子宫收缩出现时间、强度、持续时间和频率。收集产前检查资料,查看检查记录以了解孕妇身高、营养状况、骨盆测量值、体重变化、胎儿数量、大小及胎位等,同时了解孕期有无异常(如有无妊娠期高血压疾病、妊娠期阴道流血及腹痛等)、既往孕产史、家族史及手术史,若有子宫手术史,应详细询问疾病诊断、手术名称、预后情况等。此外,还应询问孕妇近期休息、睡眠、饮食状况,是否曾应用解痉、镇静、利尿等药物。

(三)临床表现

1.母体变化

产妇烦躁不安、乏力、饮食减少,重者出现腹胀、耻骨联合分离使下腹痛难忍、脱水、尿潴留等;查体发现口唇干裂、舌苔黄厚。不协调性子宫收缩乏力时,触诊发现子宫失去正常的节律性、对称性和极性,宫缩间歇期子宫壁也不能完全放松;不协调性子宫收缩过强,腹部检查可发现病理缩复环伴局部明显压痛及血尿;协调性子宫收缩乏力时,于宫缩高峰时指压宫底部肌壁可出现凹陷、宫颈扩张缓慢或停滞、宫颈水肿。骨盆入口平面狭窄时,初产妇腹型多呈尖腹,经产妇多呈悬垂腹;中骨盆平面狭窄时,出现产时、产后排尿困难,重者可发生尿瘘或粪瘘。软产道异常时,妇科检查可见外阴异常(如会阴坚韧、外阴水肿、外阴瘢痕)、阴道横隔或纵隔、阴道肿瘤、宫颈水肿或瘢痕等。

2.胎儿变化

胎先露下降延缓或停滞;若为头先露,因胎头长时间受产道挤压而出现胎头水肿(产瘤),或由于胎头骨膜下血管破裂而发生胎头血肿;若骨产道异常引起的难产,胎儿颅缝过度重叠而导致胎头变形;中骨盆平面狭窄时,容易发生持续性枕后(横)位;产程延长引起胎心胎动异常,可发生胎儿窘迫,甚至死亡。

3.产程延长

有8种产程延长比较常见,可单独存在或并存。①潜伏期延长(prolonged latent phase):初产妇潜伏期超过16小时,称潜伏期延长。②活跃期延长(prolonged active phase):初产妇活跃期超过8小时,称活跃期延长。若活跃期宫口扩张速度初产妇<1.2cm/h、经产妇<1.5cm/h,提示活跃期延长。③活跃期停滞(protractedactive phase):进入活跃期后,活跃期宫口扩张停止达2小时以上,称活跃期停滞。④第二产程延长(prolonged second stage):初产妇第二产程超过2小时、经产妇第二产程超过1小时,称第二产程延长。⑤第二产程停滞(protracted second stage):第二产程胎头下降无进展达1小时,称第二产程停滞。⑥胎头下降延缓(prolonged descent):在宫颈扩张减速期及第二产程阶段,胎头下降速度初产妇<1.0cm/h、经产妇<1.0cm/h胎头下降延缓。⑦胎头下降停滞(protracted descent):宫颈扩张减速期及第二产程阶段,胎头下降停止1小时以上,称胎头下降停滞。⑧滞产(prolonged labor):总产程超过24小时,称滞产。

(四)辅助检查

1.B型超声检查

观察胎先露与骨盆的关系,测量胎头双顶径、股骨长等预测胎儿大小、胎盘附着部位,判断经阴道分娩的可能性。同时,通过探测胎头枕部及眼眶方位,明确胎位。

2.胎儿电子监护仪监测

可监测宫缩频率、持续时间及强度,直接描记宫缩曲线;也可监测胎心率,观察胎心率变异及其与宫缩、胎动的关系。

3.胎儿头皮血 pH 测定

判断胎儿是否存在宫内缺氧,是否存在酸中毒。

(五)心理及社会因素

产程进展缓慢或延长,常导致产妇及其家庭成员精神紧张,更加担心母儿的健康及预后,容易产生焦躁情绪,甚至不管病情是否需要,急于要求行剖宫产术结束分娩。此外,产妇对分娩环境的陌生及其亲人不在身边陪伴,常产生强烈的孤独与害怕,此时医护人员的态度、沟通与交流、医疗技术和护理水平,将直接影响产妇对医护人员的信任,在一定程度上可以减轻产妇心理压力。

【护理诊断/问题】

急性疼痛:与宫缩过强、盆底组织受压、分娩时组织损伤等有关。

焦虑:与产程延长、担心自身与胎儿安危等有关。

疲乏:与产程延长、产妇体力消耗等有关。

潜在并发症:子宫破裂、胎儿窘迫。

【治疗原则】

产前充分预测,产时及时确诊,综合分析决定分娩方式,防治分娩期并发症。

【护理要点】

(1)密切观察产程,及时发现异常分娩。

(2)配合调节子宫收缩,预防分娩期并发症。

(3)做好阴道助产或剖宫产术及抢救新生儿的准备。

第二节 产力异常

产力是指将胎儿及其附属物从子宫内排出的力量,包括子宫收缩力(简称宫缩)、腹肌与膈肌收缩力和肛提肌收缩力,其中子宫收缩力最重要,贯穿于分娩全过程。临产后正常宫缩具有节律性、对称性、极性和缩复作用的特点,若某种或多种因素使宫缩失去上述特点,称子宫收缩力异常,简称产力异常(abnormal uterine action)。产力异常分为子宫收缩乏力(uterine inertia)(简称宫缩乏力)和子宫收缩过强(uterine over contraction)(简称宫缩过强)两类,每类又分为协调性和不协调性。引起子宫收缩乏力的原因主要与头盆不称或胎位异常、精神过度紧张、子宫肌源性因素(如子宫畸形、子宫纤维过度伸展、子宫肌瘤等)、内分泌失调(如产妇体内缩宫素与前列腺素合成及释放不足)及产程早期应用大剂量镇静、镇痛或解痉药物等有关。强直性子宫收缩常见于缩宫素使用不当。

【疾病特点】

1.协调性子宫收缩乏力（低张性子宫收缩乏力，hypotonic uterine inertia）

临床特点为宫缩的节律性、对称性及极性正常，仅表现为子宫收缩力弱，宫缩持续时间短而间歇时间长，即使在宫缩达高峰时，按压子宫底肌壁仍可出现凹陷，宫腔内驶压＜15mmHg，致使宫颈不能以正常速度扩张，胎先露下降缓慢，使产程延长或停滞。若产程一开始即出现宫缩乏力，称原发性宫缩乏力，常导致潜伏期延长；若产程开始时子宫收缩力正常，活跃期以后出现宫缩乏力，称继发性宫缩乏力，根据宫缩乏力发生的时间不同，分别导致第一产程及第二产程延长或停滞，甚至发生滞产。

2.不协调性子宫收缩乏力（高张性子宫收缩乏力，hypertonic uterine inertia）

临床特点为宫缩失去正常极性、对称性、节律性，甚至发生极性倒置，子宫下段收缩力强于子宫上段，使胎先露下降受阻，子宫颈口不能扩张，导致产程延长。即使在宫缩间歇期，子宫壁也不能完全放松，产妇感到持续性腹痛、胎动异常、烦躁不安，直接影响饮食及休息，继而产生疲惫、乏力，重者出现脱水、酸中毒或低钾血症；听诊胎心率异常。部分产妇由于第二产程延长、胎头压迫产道时间过久而造成产后排尿困难或尿潴留，重者发生生殖道瘘，同时容易发生产后出血及产褥感染。

3.协调性子宫收缩过强

临床特点为宫缩的节律性、对称性及极性正常，仅子宫收缩力过强，宫缩持续时间长，间歇期过短，常使分娩在短时间内结束，若总产程＜3小时，称急产（precipitate delivery）。急产因软产道未得到充分扩张，容易造成软产道撕裂伤；宫缩过强使宫腔内压力急剧增高，容易发生羊水栓塞。同时，子宫及胎盘血流减少，容易导致胎儿窘迫及新生儿窒息；此外，急产有发生新生儿骨折、外伤及感染的危险。若有产道梗阻或瘢痕子宫，可能发生先兆子宫破裂或子宫破裂。

4.不协调性子宫收缩过强

临床特点为子宫收缩力过强，失去正常的节律性、对称性和极性，宫缩无明显间歇或间歇极短，若子宫局部肌肉痉挛性且不协调性收缩，可在子宫上下段交界处及胎体狭窄部形成环形狭窄，持续不放松，称子宫痉挛性狭窄环（constriction ring of uterus），其位置不随子宫收缩而上升，与病理缩复环相区别。产妇烦躁不安，持续性腹痛，胎先露下降停滞，宫颈扩张缓慢。若子宫收缩失去节律性，呈持续强直性收缩，称强直性子宫收缩（tetanic contraction of uterus），产妇腹部剧痛难忍，腹部检查胎位不清，胎心率改变或听不清，当胎先露下降受阻时，强力宫缩使子宫下段变薄，子宫上段增厚变短，在子宫体部和下段之间形成明显的环状凹陷，称病理缩复环，此环可逐渐上升至平脐或脐上，为先兆子宫破裂的典型表现。

【治疗原则】

协调性子宫收缩乏力应查找病因，选择适当分娩方式，能经阴道分娩者，应加强子宫收缩。不协调性子宫收缩乏力应采取镇静措施以调节宫缩，使子宫恢复为协调性子宫收缩，再按照协调性子宫收缩乏力处理。子宫收缩过强以预防为主，临产后慎用缩宫素；强直性子宫收缩应给予吸氧、宫缩抑制药，综合判断以选择适当的分娩方式。

【护理措施】

1.密切观察产程进展

密切观察产妇血压、脉搏、呼吸、心率、神志、子宫收缩、宫颈扩张、是否破膜及羊水性状等，观察并记录胎先露下降、胎心率、胎动情况。可采用胎儿电子监护仪监测宫缩节律性、频率、强度、胎心率及胎动的变化，也可用手触摸宫缩及胎动、听诊器听胎心的方法进行监测。听诊器听胎心时，应在宫缩间歇期进行，宫缩消失后30秒开始，每次听诊1分钟，潜伏期每45～60分钟听诊1次，进入活跃期每15～30分钟听诊1次，第二产程时每5分钟听诊1次。发现子宫收缩力异常、产程延长、胎心胎动异常等情况，应立即通知医师进行处理。

2.配合子宫收缩调节

(1)心理护理：尽量为产妇提供一对一的护理服务，在产妇临产前，向其介绍分娩环境和相关医护人员，教会呼吸及放松技巧，耐心回答产妇提出的问题，赢得产妇及其家属充分信任，减轻其陌生感及对分娩的紧张与恐惧感。

(2)一般护理：指导产妇休息、饮食及排泄，对过度疲劳和紧张者遵医嘱给予强镇静药(哌替啶或吗啡)，保证充分休息，绝大多数潜伏期宫缩乏力者经休息后可自然转入活跃期。对有急产史(包括家族急产史)的孕妇临产后慎用缩宫素，禁止灌肠、行不必要的阴道检查及人工破膜，做好分娩准备。分娩过程中，护理人员应经常鼓励产妇，使其积极配合；及时为产妇按摩腰部及下肢，缓解局部疼痛与麻木。对胎儿宫内缺氧者，遵医嘱给予吸氧。

(3)增强子宫收缩：协调性子宫收缩乏力在确定无头盆不称及胎位异常，评估能经阴道分娩者，应加强宫缩。常用的方法有以下几种。①人工破膜：宫口≥3cm、无头盆不称、胎头已衔接而产程延缓时，可行人工破膜术，宫颈Bishop评分≥7分者，成功率高。潜伏期宫缩乏力者，不宜应用。破膜后应立即听胎心并观察羊水性状。②应用缩宫素：应用原则为小剂量(4～5滴/min)开始，逐渐增加，15分钟内调整到有效剂量(每次宫缩持续40秒以上，间歇2～3分钟，宫腔压力低于60mmHg)，及时调整给药浓度，以产程进展但不引起子宫过强收缩及胎儿窘迫为宜，最大给药剂量不超过40滴/min，有明显头盆不称或瘢痕子宫者不宜应用；不协调性子宫收缩乏力在未恢复至协调性子宫收缩之前，禁用缩宫素。用药期间应有专人看护，注意调节静脉滴注速度，密切观察产妇血压、宫缩、胎心率、宫颈扩张及胎先露下降等，若发现血压升高，应降低给药速度。③地西泮静脉缓慢推注：地西泮可松弛宫颈肌纤维，但不影响宫体肌纤维收缩，使宫颈扩张加速；同时可缓解产妇的紧张情绪。

(4)抑制子宫收缩：不协调性子宫收缩乏力给予哌替啶100mg肌内注射，让产妇充分休息多能使不协调性宫缩恢复为协调性子宫收缩，若仍为宫缩乏力，可按协调性子宫收缩乏力处理。若为强直性子宫收缩，给予产妇吸氧并应用宫缩抑制药，如25%硫酸镁20ml加入5%葡萄糖液20ml缓慢静注，哌替啶100mg肌内注射等，同时密切观察胎心率，应用哌替啶时应注意胎儿4小时内不能娩出。

3.阴道手术助产、剖宫产及新生儿抢救的准备及配合

(1)发现下列情形应做好剖宫产术准备：有明显头盆不称与胎位异常不能经阴道分娩者；胎头双顶径未达坐骨棘平面，第二产程延长或停滞，或出现胎儿窘迫征象者；不协调性子宫收缩过强经处理仍不缓解，出现胎儿窘迫征象或病理缩复环者。及时备皮、做药物敏感性试验，

并向产妇及其家属讲明行剖宫产的目的及必要性。

(2)做好阴道手术助产准备:有胎儿窘迫征象,胎头双顶径在坐骨棘水平以下且无明显颅骨重叠者,可行胎头吸引术或产钳术助产。胎死宫内的处理应以保护母亲为原则。

(3)新生儿窒息的抢救准备与配合:准备好氧气、气管插管、呼吸机、保温箱及抢救药物等,提前通知麻醉医师及新生儿科医师参加抢救。胎头娩出后,应迅速用导管吸出口、咽部的羊水及黏液,保持呼吸道通畅。若新生儿有发绀或呼吸困难,应及时给予氧气吸入,症状消失、面色红润半小时后即可停用。

4.预防产后出血及产褥感染

(1)胎肩娩出后,立即给予缩宫素 10～20U 加于 25％葡萄糖液 20ml 内静脉缓慢注射。

(2)产后仔细检查软产道有无损伤,配合医师及时缝合修补。密切监测产妇血压、心率、神志、子宫收缩、阴道流血等,发现异常应及时通知医师处理。

(3)对产程长、胎膜破裂超过 12 小时或总产程超过 24 小时者,应给予抗生素预防感染。

第三节　产道异常

产道是胎儿经阴道娩出的通道,包括骨产道(骨盆)和软产道(子宫下段、宫颈、阴道及外阴),其中任何一部分发生异常,均可导致产道异常,使胎儿娩出受阻,临床上以骨产道异常更多见。骨产道异常主要是骨盆狭窄。狭窄骨盆(pelvic contraction)是指因骨盆形态异常及骨盆径线过短,使骨盆腔容积小于胎先露能够通过的限度,导致胎先露下降受阻,产程顺利进展受影响。狭窄骨盆可以是一个平面狭窄或多个平面狭窄,也可以是一个径线或多个径线过短。狭窄骨盆与先天发育异常、出生后营养、疾病及外伤等因素有关。根据狭窄的平面及骨盆形态,狭窄骨盆分为 5 类:骨盆入口平面狭窄、中骨盆平面狭窄、骨盆出口平面狭窄、骨盆三个平面狭窄和畸形骨盆。软产道异常包括外阴、阴道、宫颈、子宫下段等异常,主要因先天发育异常及后天疾病所致,临床上较少见,妊娠早期常规行双合诊检查及阴道窥器检查,能够及时发现软产道异常。

【疾病特点】

1.骨盆入口平面狭窄(contracted pelvic inlet plane)

(1)骨盆特点:根据骶耻外径和入口平面前后径的长短,将骨盆入口平面狭窄程度分为 3 级。Ⅰ级为临界性狭窄,骶耻外径 18cm、骨盆入口前后径 10cm,绝大多数胎儿能经阴道自然分娩;Ⅱ级为相对性狭窄,骶耻外径 16.5～17.5cm、骨盆入口前后径 8.5～9.5cm,需经试产后才能决定是否能能经阴道分娩;Ⅲ级为绝对性狭窄,骶耻外驶径≤16.0cm、骨盆入口前后径≤8.0cm,不能经阴道分娩,必须以剖宫产结束分娩。骨盆入口平面狭窄以骨盆入口平面前后径狭窄的扁平骨盆最常见,主要有两种类型。①单纯扁平骨盆(simple flat pelvis):骨盆入口前后径缩短、横径正常,骨盆入口平面呈横扁圆形,骶岬向前下突出,骶骨凹存在。②佝偻病性扁平骨盆(rachitic flat pelvis):骨盆入口前后径明显缩短,骨盆入口平面呈横的肾形,骶岬向前突出,骶骨凹消失,髂骨外展使髂棘间径接近甚至大于髂嵴间径,坐骨结节外翻使耻骨弓角度增大及坐骨结节间径变宽。

(2)临床特点:骨盆入口平面狭窄时,初产妇常呈尖腹,经产妇呈悬垂腹;臀先露、肩先露等胎位异常发生率约为正常骨盆的 3 倍,即使头先露,临产后初产妇胎头高浮,胎头跨耻征阳性;产程早期胎头常呈不均倾位或仰伸位入盆;常出现潜伏期及活跃期延长;由于胎头迟迟不入盆,常导致胎膜早破及宫缩乏力。临界性或相对性骨盆入口狭窄者,若胎儿不大且产力好,经充分试产,可经阴道分娩;绝对性骨盆入口狭窄伴宫缩过强者,可出现剧烈腹痛、排尿困难甚至血尿及病理缩复环等先兆子宫破裂征象。

2.中骨盆平面狭窄(contracted midpelvis plane)

(1)骨盆特点:中骨盆平面狭窄以坐骨棘间径及中骨盆后矢状径狭窄为主,主要见于男型骨盆及横径狭窄骨盆(transversely contracted pelvis)。根据狭窄程度分为 3 级:Ⅰ级为临界性狭窄,坐骨棘间径 10cm,坐骨棘间径 7.5cm;Ⅱ级为相对性狭窄,坐骨棘间径 8.5~9.5cm;Ⅲ级为绝对性狭窄,坐骨棘间径≤8.0cm。横径狭窄骨盆以骨盆各平面横径狭窄为主,入口平面呈纵椭圆形,与类人猿型骨盆相似。

(2)临床特点:中骨盆狭窄者胎头多以枕后位衔接,胎头内旋转受阻,容易出现持续性枕后位或枕横位,在第一产程产妇常出现排便感,多发生第一产程活跃期晚期及第二产程延长,甚至胎头下降延缓与停滞,导致继发性宫缩乏力,胎头变形、颅骨重叠明显而出现胎头水肿,严重者可发生胎儿颅内出血及胎儿窘迫;若胎头停滞产道过久,尿道与直肠长时间受压,可出现产时、产后排尿困难,重者可发生尿瘘或粪瘘。若中骨盆严重狭窄且宫缩强,有发生子宫破裂的危险。

3.骨盆出口平面狭窄(contracted pelvic outlet plane)

(1)骨盆特点:常见于男型骨盆,与有中骨盆平面狭窄。骨盆入口各径线值正常,中骨盆及骨盆出口平面明显狭窄,坐骨棘间径及坐骨结节间径缩短,坐骨切迹<2 横指,耻骨弓角度<90°,呈漏斗形骨盆(funnel shaped pelvis)。根据狭窄程度将骨盆出口狭窄分为 3 级:Ⅰ级为临界性狭窄,坐骨结节间径 7.5cm;Ⅱ级为相对性狭窄,坐骨结节间径 6.0~7.0cm;Ⅲ级为绝对性狭窄,坐骨结节间径≤5.5cm。

(2)临床特点:骨盆出口平面狭窄者第二产程延长或停滞及胎头下降停滞,导致继发性宫缩乏力。

4.均小骨盆(generally contracted pelvis)

骨盆外形为女型骨盆,但骨盆 3 个平面各径线均比正常值小 2cm 或更多。见于身材矮小、体形匀称的女性。若胎儿不大、胎位正常、无头盆不称、产力好,可以试产并经阴道分娩。多数产妇容易发生宫缩乏力、产程延长,需手术助产或行剖宫产结束分娩。

5.畸形骨盆

骨盆丧失正常形态及对称性,导致骨盆各平面狭窄,多见于骨软化症骨盆、脊柱病变、髋关节病变、骨盆骨折所致的畸形骨盆。一般不能经阴道分娩,需行剖宫产结束分娩。

6.外阴异常

外阴异常包括外阴水肿、会阴坚韧及外阴瘢痕等。外阴水肿常见于患妊娠期高血压疾病、重度贫血及外阴慢性营养不良等产妇,常伴全身水肿、外阴肿胀,组织失去弹性,使阴道口狭窄,影响胎先露下降,容易发生外阴裂伤、感染及切口愈合不良。会阴坚韧多见于高龄初产妇,会阴组织坚韧,伸展性差,使阴道口狭窄,导致第二产程胎先露下降受阻,若经阴道分娩,常造成会阴严重撕裂。外阴瘢痕使阴道口过于狭窄,影响胎先露下降及胎儿娩出。

7.阴道异常

阴道异常包括阴道横隔、阴道纵隔及阴道肿块等。阴道横隔与阴道纵隔为先天发育异常。阴道横隔多位于阴道中、上段,在横隔中央或偏一侧有一小孔,临产后容易误认为是宫颈外口,若横隔薄且裂孔大,多数横隔被撕裂,不影响胎先露下降及胎儿娩出;若横隔厚且裂孔小,多影响胎先露下降及胎儿娩出。阴道纵隔分完全纵隔和不完全纵隔,完全纵隔常伴有双子宫、双宫颈畸形,分娩时纵隔多被胎先露推压到对侧,不影响分娩;不完全纵隔常发生于单子宫,若纵隔较薄,常随胎先露下降而发生断裂,胎儿可经阴道自然娩出;若纵隔较厚,可阻碍胎先露下降,造成产程延长。阴道肿块多见于较大的阴道囊肿或肿瘤或阴道尖锐湿疣,胎先露下降受阻,同时阴道伸展性受限,组织脆性增大,容易发生出血、感染。

8.宫颈异常

宫颈异常见于宫颈外口粘连、宫颈水肿、宫颈瘢痕及宫颈肿瘤。宫颈外口粘连多在分娩受阻时发现,宫颈管消失,宫颈外口不扩张呈一小孔,边缘极薄,用手指轻轻分离宫口,宫颈即能迅速扩张。宫颈水肿多见于男型骨盆、胎位异常及过早屏气增加腹压,使宫颈前唇长时间被挤压于胎头与耻骨联合之间而出现水肿,影响宫颈扩张,造成产程延长。宫颈瘢痕多与宫颈手术或损伤有关,轻者可自行扩张,严重者宫颈迟迟不扩张。宫颈肿瘤影响胎先露入盆及宫颈扩张,宫颈癌患者有发生大出血、裂伤、感染及肿瘤扩散的危险。

9.子宫下段异常

子宫下段异常主要见于剖宫产术或术后感染所形成的子宫下段瘢痕,组织硬韧,伸展性差,遇到梗阻性难产有瘢痕破裂的危险。

【治疗原则】

骨产道异常者,应对骨盆大小及形态、狭窄骨盆程度、胎儿大小、胎方位、胎心率及产力等情况进行综合分析,正确估计经阴道分娩的可能性,决定分娩方式。单纯软产道异常者,应针对病因治疗,根据母儿状况及软产道情况,选择合适的分娩方式,必要时行会阴切开术或剖宫产术。

【护理措施】

1.认真评估头盆关系,估计经阴道分娩的可能性

(1)一般检查:观察孕妇体形、步态及腹型,检查孕妇脊柱及髋关节有无畸形及活动度,测量孕妇身高、子宫长度及腹围。

(2)检查是否头盆相称:正常情况下,部分初产妇在预产期前2周,经产妇临产后,胎头应入盆。临产后胎头未入盆,应检查头盆是否相称。检查方法:孕妇排空膀胱取仰卧位,双下肢伸直,检查者一手放在耻骨联合上方,另一手将胎头向骨盆方向推压,若胎头低于耻骨联合平面,提示头盆相称,称胎头跨耻征阴性;若胎头与耻骨联合平面在同一平面,提示可疑头盆不称,称胎头跨耻征可疑阳性;若胎头高于耻骨联合平面,提示头盆明显不称,称胎头跨耻征阳性。头盆不称(cephalopelvic disproportion,CPD)提示骨盆可能相对性或绝对性狭窄,检查发

现头盆不称者,应动态观察并根据 B 型超声检查及产程进展等综合判断。

(3)骨盆测量:包括骨盆外测量与骨盆内测量。骨盆外测量主要包括髂棘间径、骶耻外径、坐骨结节间径、出口后矢状径及耻骨弓角度;骨盆内测量包括对角径、坐骨棘间径及坐骨切迹宽度。

(4)肛门指诊检查:了解胎先露、骶骨弯曲度及骶尾关节活动度等。

2.加强分娩期护理,促进母儿健康

(1)专人陪伴产妇,提供合理饮食,指导产妇在宫缩间歇时休息,保持良好的产力,协助产妇排尿。

(2)密切观察产程,检查宫缩强度及频率、胎心率、胎先露下降及宫颈扩张情况。若发现梗阻性难产或胎儿窘迫征象,应立即停止应用缩宫素,及时报告医师处理。

(3)做好阴道手术助产及行剖宫产术前准备,向产妇及其家属说明手术助产及行剖宫产术的目的。

(4)向产妇及其家属讲清阴道分娩的优点,产道异常对分娩的影响及应对措施,解除其对阴道试产的疑虑和担忧,及时让产妇了解产程进展及胎儿情况,增强阴道分娩的信心,主动与医护人员配合。

3.产后护理

(1)产后严密观察阴道流血量及有无不凝血、子宫收缩状况、软产道裂伤是否缝合止血、膀胱充盈情况等,测量并记录产妇体温、血压、心率、脉搏、呼吸、尿量等。

(2)加强会阴部的护理,保持外阴清洁。行会阴切开术者,嘱产妇健侧卧位,每日擦洗会阴2 次,遵医嘱给予抗生素预防感染。

第四节　胎位异常

胎位是指胎儿先露部的指示点与母体骨盆的关系,除枕前位外,均为异常胎位。胎位异常(abnormal fetal position)包括头先露异常、臀先露及肩先露等,其中以头先露异常最常见。发生于头先露的难产,称头位难产(dystocia in cephalic presentation)。引起胎头位置异常的原因有骨盆异常、子宫收缩乏力、胎儿过大或过小、胎儿发育异常及前置胎盘等。头先露异常最常见的是持续性枕后(横)位,胎头高直位和前不均倾位发生率较低,面先露更少见。臀先露临床常见,产前容易诊断,主要与胎儿发育异常、胎儿宫内活动空间过大或过小有关。根据胎儿双下肢的姿势,将臀先露分为单臀先露、完全臀先露或混合臀先露及不完全臀先露(incomplete breech presentation)3 类。肩先露主要见于:①多产妇腹壁过于松弛,子宫前倾使胎体斜向一侧或呈横产式;②未足月胎儿,尚未转至头先露时;③前置胎盘影响胎体纵轴衔接或子宫畸形阻碍胎头衔接;④羊水过多;⑤骨盆狭窄。胎位异常时,胎先露不能很好适应骨盆各平面形态,难以进行一系列适应性转动,导致胎先露下降受阻、继发性宫缩乏力、产程延长或停滞及胎儿窘迫,增加了阴道手术助产及剖宫产率、围生儿死亡率、产妇产后出血率及产褥感染率。本章重点介绍持续性枕后位或枕横位、胎头高直位、前不均倾位、臀先露及肩先露5 种异常胎位。

【疾病特点】

1.持续性枕后位(persistent occiput posterior position)或持续性枕横位(persistent occipit transverse position)

(1)临床特点:持续性枕后位或持续性枕横位是指临产后胎头以枕后位或枕横位衔接,分娩过程中枕部持续位于母体骨盆的侧方或后方而不能向前旋转,致使分娩发生困难,发生率约占分娩总数5%。临床表现为临产后胎头衔接较晚且俯屈不良,胎先露不能紧贴子宫下段及宫颈内口,常引起宫缩乏力及宫口扩张缓慢,致使产程延长,容易引起胎儿窘迫。持续性枕后位时,由于胎头枕骨持续位于母体骨盆后方压迫直肠,使产妇出现肛门坠胀感及排便感,在宫口尚未开全时过早增加腹压而消耗体力,容易导致宫颈前唇水肿、活跃期晚期及第二产程延长。在阴道口已见到胎发,经数次宫缩增加腹压而不见胎头继续下降,应考虑持续性枕后位。腹部检查子宫呈纵椭圆形,宫底部可触及胎臀,极易触及胎儿肢体,胎背位于母体后方或侧方。若持续性枕后位胎头已衔接,偶可在耻骨联合上方触及胎儿颏部,胎心在脐下一侧偏外方最响亮,枕后位在胎儿肢体侧也可听到胎心。肛门检查或阴道检查了解胎头矢状缝及囟门位置,枕左后位时矢状缝在骨盆左斜径上,后囟在骨盆的左后方,前囟在骨盆右前方,反之为枕右后位;枕左横位时胎头矢状缝位于骨盆横径上,后囟在骨盆的左侧方,前囟在骨盆右方,反之为枕右横位。

(2)分娩机制:在宫缩良好且无头盆不称的情况下,大部分枕横位或枕后位胎头能够转成枕前位,按正常的分娩机转分娩。少数在中骨盆向后450转成正枕后位或呈持续性枕横位。①枕后位:若胎头俯屈良好,胎头下降,前囟先露达到耻骨联合下时,以前囟为支点,胎头继续俯屈使顶部及枕部自会阴前缘娩出。继而胎头仰伸,从耻骨联合下缘相继娩出额、鼻、口、颏。若胎头俯屈不良,鼻根达耻骨联合下时,以鼻根为支点,胎头俯屈,前囟、顶部及枕部自会阴前缘娩出,继而胎头仰伸,从耻骨联合下缘相继娩出额、鼻、口、颏。多数胎头俯屈不良需产钳或胎头吸引器助娩。②枕横位:多数需借助产钳或胎头吸引器将胎头转成枕前位娩出。

2.胎头高直位(sincipital presentation)

(1)临床特点:胎头高直位是指胎头以枕额径衔接于骨盆入口,呈不屈不伸姿势,其矢状缝与骨盆入口前后径相一致,国内发生率约1.08%。若胎头枕骨向前靠近耻骨联合者,称胎头高直前位,又称枕耻位;若胎头枕骨向后靠近骶岬者,称胎头高直后位,又称枕骶位。胎头高直前位时,胎头入盆困难,造成活跃期早期宫口扩张延缓或停滞;胎头高直后位时,胎头不能通过骨盆入口,胎头不下降,先露部高浮,活跃期延长或停滞,即使宫口开全,也易发生滞产,甚至子宫破裂。腹部检查胎头高直前位时,不易触及胎儿肢体,腹前壁与胎背靠近;胎头高直后位时,容易触及胎儿肢体,偶在耻骨联合上方触及胎儿下颏。阴道检查胎头矢状缝与骨盆入口前后径相一致,后囟在耻骨联合后,前囟在骶骨前,为胎头高直前位,反之为胎头高直后位。

(2)分娩机制:①胎头高直前位临产后,胎头极度俯屈,以枕骨下部在耻骨联合后方为支撑点,使前囟及额部相继沿骶岬下滑入盆,双顶径降至坐骨棘平面以下时,待胎头极度俯屈姿势纠正后,胎头不需内旋转,以枕前位娩出。②胎头高直后位临产后,由于胎头枕部嵌顿在骶岬上方而不能入盆,故不能经阴道分娩。

3.前不均倾位(anterior asynclitism)

(1)临床特点:枕横位的胎头(胎头矢状缝与骨盆入口横径一致)以前顶骨先入盆,矢状缝向后靠近骶骨称前不均倾位,发生率0.50%~0.81%。主要表现为临产后胎头下降停滞,产程延长,由于胎儿前顶骨紧紧嵌顿在耻骨联合后方,使产妇膀胱与尿道受压,过早出现排尿困难及尿潴留,导尿管插入困难。腹部检查由于胎头侧屈明显,在耻骨联合上方只能触及一侧胎肩而触不到胎头,易误认为胎头已入盆。阴道检查盆腔后半部空虚,胎头矢状缝在骨盆横径偏后。

(2)分娩机制:前不均倾位时,胎头前顶骨嵌顿于耻骨联合后,使后顶骨无法越过骶岬,胎头无法下降入盆,需行剖宫产术。

4.臀先露

(1)临床特点:臀先露以骶骨为指示点,分骶左前、骶右前、骶左横、骶右横、骶左后、骶右后6种胎位,占足月分娩总数3%~4%。单臀先露临床最常见,胎儿两髋关节屈曲,双膝关节伸直,以臀部为先露;完全臀先露也称混合臀先露,较常见,胎儿双髋关节和膝关节均屈曲,以臀部和双足为先露;不完全臀先露临床较少见,胎儿以一足或双足、一膝或双膝、一足一膝为先露,膝先露是暂时的,产程开始后转为足先露。临床表现为妊娠晚期胎动时孕妇季肋部有胎头上顶、胀痛感,临产后因胎先露不能紧贴宫颈内口和子宫下段而引起有效的反射性宫缩,容易引起宫缩乏力,致使产程延长;不完全臀先露容易发生胎膜早破及脐带脱垂,导致胎儿窘迫。腹部检查子宫呈纵椭圆形,胎体纵轴与母体纵轴一致,四步触诊法可在宫底触及胎头,按压有浮球感;若未衔接,可在耻骨联合上方触及不规则、宽而软的胎臀。阴道检查在宫颈扩张2cm以上且胎膜破裂时,可触及胎儿肛门、坐骨结节及骶骨等;完全臀先露时可触及胎足;不完全臀先露时可触及胎儿下肢及脱垂的脐带。臀先露阴道分娩后出头,脐带容易受压于胎头与宫颈之间而发生胎儿窘迫和新生儿窒息。臀先露胎体娩出时宫口未必开全,此时阴道助产可致宫颈及软产道撕裂,甚至子宫破裂,同时引起胎儿颅内出血、臂丛神经损伤、胸锁乳突肌血肿及死产。

(2)分娩机制:以骶右前位为例的分娩机制为临产后胎臀以粗隆间经衔接于骨盆入口右斜径,胎臀下降,前髋到达盆底后遇到阻力而发生内旋转,向母体右前方旋转45°,前臀转向耻骨联合后方,此时粗隆间径和母体骨盆入口前后径一致,胎臀继续下降.胎体适应产道侧屈,后髋先从会阴体前缘娩出,胎体稍伸直,前髋自耻骨弓下娩出,胎腿及胎足随胎臀自然娩出或助产娩出。胎臀娩出后向左外轻度旋转,胎体外旋转,胎背转向前方,此时胎儿双肩经衔接于骨盆入口右斜径,胎肩下降,双肩达盆底时前肩向右旋转45°至耻骨弓下,使双肩径与骨盆出口前后径一致,胎体适应产道侧屈,后肩及后上肢自会阴前缘娩出,随之前肩及前上肢从耻骨弓下娩出。胎肩通过会阴时,胎头矢状缝衔接于骨盆入口左斜径或横径,胎头下降的同时俯屈,当胎头枕骨达骨盆底时向母体左前方内旋转,使枕骨朝向耻骨联合,当枕骨下凹到达耻骨弓下时,以此为支点,胎头继续俯屈,使颏、面及额部相继自会阴前缘娩出,枕骨自耻骨弓下娩出。

5.肩先露

(1)临床特点:胎体横卧于骨盆入口之上,胎肩为先露部,发生率约占足月分娩总数0.25%。由于胎肩不能紧贴宫颈内口及子宫下段,临床常出现宫缩乏力,容易发生胎膜早破及脐带脱垂,导致胎儿窘迫,甚至死亡。随着宫缩不断加强,胎体弯曲折叠,上肢可脱出于阴道口外,胎头及胎肩被阻于骨盆入口上方,形成嵌顿性肩先露,容易发生子宫破裂。

(2)处理:多需行剖宫产结束分娩。若经产妇、足月活胎,宫口已破,羊水未流净.宫口开大5cm以上,胎儿不大,也可在全身麻醉下行内转胎位术,以臀先露分娩。

【治疗原则】

头位难产应根据产力、产道及胎儿等综合因素分析,可以给予阴道试产机会,试产失败,应尽快行剖宫产结束分娩。妊娠期臀先露或肩先露需根据母儿情况综合分析,予以矫正;分娩期臀先露或肩先露应根据产妇年龄、胎产次、骨盆形态、胎儿是否存活、胎儿数量、胎儿大小、臀先露类型及有无合并症综合判断,确定分娩方式。

【护理措施】

1.加强产程进展监测及护理

(1)认真评估有无明显头盆不称、胎膜早破、脐带脱垂、胎儿窘迫及子宫收缩力异常等情况,发现异常,及时报告医师,并做好剖宫产术术前准备。

(2)对于胎位异常阴道试产者,护理人员应保证待产妇充分休息,提供合适的饮食,指导产妇根据胎位异常取不同体位,如枕后位者应取胎背对侧方向侧卧;胎头高直位者宜取侧卧或半卧位以促进胎头衔接;前不均倾者可取坐位或半卧位;臀先露者取侧卧位。

(3)尽量避免不必要的阴道及肛门检查,不宜灌肠。告知产妇为防止宫颈水肿及体力消耗,第一产程不能屏气用力。

(4)破膜时注意检查有无脐带脱垂、胎心率、羊水性状及产妇的生命体征等,破膜后密切观察宫颈扩张、胎先露下降及胎心率情况。试产过程中出现胎儿窘迫征象,及时给予吸氧。

(5)产程中,及时向产妇告知产程进展及胎儿宫内情况,说明胎位异常可能对母儿的危害,必要时行会阴切开术、阴道助产术及剖宫产的必要性及目的,以取得其积极合作。指导产妇学会在第二产程配合宫缩正确呼吸、增加腹压的方法。

2.配合医师阴道手术助产及新生儿抢救

备好产包、手术器械物品、抢救药品等;陪伴产妇身旁,为产妇擦汗、按摩下肢及清除呕吐污物等,以增进舒适;指导产妇正确屏气增加腹压;遵医嘱及时给予缩宫素。新生儿娩出后,应配合新生儿科医师仔细检查有无产伤;认真检查胎盘及胎膜完整性,检查产妇软产道裂伤或切开伤口情况,配合医师及时修补缝合。

3.心理护理

在执行治疗与护理时,应向产妇做必要的解释,耐心回答其提出的问题,及时将胎儿及产妇的评估状况、产程进展情况告知产妇及其家属,以减轻焦虑心理。对于阴道试产的产妇,应帮助其树立信心,对其所做的努力及时给予肯定,鼓励其家属参与照顾产妇,提供情感支持,使产妇能够主动配合医疗与护理,顺利分娩。

第二十三章　分娩期阴道流血

第一节　概述

正常分娩阴道流血主要来自第二产程胎儿娩出后因软产道轻度裂伤或会阴切开术而出现的少量阴道流血及第三产程胎盘从子宫壁剥离及娩出引起的少量出血。正常分娩出血量不多,一般不超过 300ml。分娩期阴道流血是指由于胎盘异常(边缘性前置胎盘、Ⅰ度胎盘早剥)、子宫破裂、羊水栓塞及产后出血等原因导致的异常阴道流血。边缘性前置胎盘及Ⅰ度胎盘早剥引起的阴道流血多发生于临产后,出血量较少,临床症状轻;子宫破裂及羊水栓塞引起的阴道流血多发生于产程中,常伴有失血性或过敏性休克,危及母儿生命;产后出血容易发生失血性休克,是分娩期严重的并发症,占产妇死亡原因的首位。

【护理评估】

(一)病因

1.子宫收缩乏力

产程延长或产程过快、子宫发育不良、子宫过度扩张等因素,引起产后子宫收缩乏力导致产后出血。

2.创伤

见于子宫破裂、软产道裂伤等。

3.胎盘异常

主要见于边缘性前置胎盘、Ⅰ度胎盘早剥、胎盘滞留、胎盘粘连、胎盘植入、胎盘残留等。

4.羊水栓塞

羊水栓塞引起凝血功能障碍,发生弥散性血管内凝血。

(二)健康史

首先了解产妇是否为高龄初产妇及经产妇,产前检查有无异常情况。对临产后出现的阴道流血者,应详细了解阴道流血时间、血量、与临产关系、是否伴有腹痛、头晕等症状;对产程中出现的阴道流血者,应了解阴道流血时间、有无排尿困难及血尿、是否行人工破膜、是否伴有持续性下腹部剧烈疼痛等;对胎儿娩出后阴道流血者,应了解子宫收缩情况、是否伴有头晕及心悸等症状、本次分娩过程、应用药物情况等。询问患者既往是否患血液系统疾病、宫腔手术操作史、子宫手术史等。

(三)体格检查

检查产妇血压、心率、呼吸、脉搏、神志、全身有无出血点或瘀斑等;双肺听诊有无湿啰音;腹部检查子宫收缩强度、节律、间歇时间、胎位、胎先露下降、胎心率、腹部有无局部压痛等,注意观察有无强直性子宫收缩及病理缩复环;胎盘娩出后应检查有无软产道裂伤、胎盘胎膜是否完整、子宫收缩强度(质地、轮廓)等。

(四)辅助检查

1.血常规

有助于贫血的诊断。

2.血涂片检查

采集下腔静脉血,镜检发现羊水成分可确诊羊水栓塞。

3.B型超声检查

可明确子宫破裂及胎儿与子宫的关系。同时,有助于前置胎盘及胎盘早剥的诊断。

4.测定中心静脉压

了解有效循环血容量和右心功能,并可作为临床输液速度及补液量的参考依据。

5.动脉血气分析及电解质测定

较全面了解产妇呼吸功能和酸碱失衡状态。

6.弥散性血管内凝血检测

对疑似患者应测定血小板数量和质量、凝血因子消耗程度及纤溶活性等指标。下列 5 项检查有 3 项以上异常,结合临床休克、微血管栓塞及出血倾向,可诊断弥散性血管内凝血,5 项指标包括:①血小板计数$<80\times10^9$/L。②凝血酶原时间延长 3 秒以上。③纤维蛋白原<1.5g/L或进行性降低。④血浆鱼精蛋白副凝(3P)试验阳性。⑤血涂片中破碎红细胞$>2\%$。

7.床旁胸部 X 线摄片

羊水栓塞患者可见双肺弥散性点片状浸润影,沿肺门分布,伴右心扩大。

8.床旁心电图或心脏彩色多普勒超声检查

羊水栓塞患者显示右心房及右心室扩大,ST 段下降。

(五)心理及社会因素

分娩期阴道流血轻者,对母儿影响小,临床症状不明显,产妇及其家属心理负担不重;若发生子宫破裂、羊水栓塞或产后大出血,可能造成胎儿死亡或产妇子宫切除,甚至死亡,将使产妇及其家属内心产生极大悲哀,子宫切除患者丧失生育能力,往往对未来家庭生活带来影响,甚至失去信心。同时,抢救治疗费用昂贵,增加产妇家庭经济负担。在一些家庭中,由于胎儿死亡、产妇失去生育能力,产妇在家庭中的地位也将受到一定影响。

【护理诊断/问题】

急性疼痛:与强直性子宫收缩、血液刺激腹膜等有关。

气体交换受损(impaired gas exchange):与肺动脉高压、肺水肿有关。

有感染的危险:与抵抗力降低及手术操作有关。潜在并发症:弥散性血管内凝血。潜在并发症:过敏反应。预感性悲哀:与子宫切除及胎儿死亡等有关。

【护理要点】

(1)密切观察病情,及早发现出血及休克征象。

(2)配合止血及抗休克。

(3)情感支持,缓解产妇悲哀情绪。

第二节　分娩期阴道流血伴休克

分娩期阴道流血易发生休克,主要由于:①分娩期产妇血液中凝血因子及纤维蛋白原含量明显增加,血液处于高凝状态。②分娩期发生阴道流血机会增多,如子宫破裂、软产道裂伤、产后子宫收缩乏力等。③分娩造成羊水栓塞而发生过敏性休克导致 DIC。分娩期阴道流血伴休克危及母儿生命,积极预防、早期发现、及时治疗十分重要。

【疾病特点】

1.产后出血(postpartum hemorrhage)

胎儿娩出后 24 小时内失血量超过 500ml,称产后出血,国内产后出血发病率占分娩总数2%～3%。引起产后出血的主要原因有子宫收缩乏力、胎盘因素(胎盘滞留、胎盘粘连或胎盘植入、胎盘残留)、软产道裂伤及凝血功能障碍等。主要临床表现为胎儿娩出后阴道多量流血及失血性休克征象。胎儿娩出后立即发生阴道流血且色鲜红,可能为软产道裂伤;胎儿娩出后数分钟后发生阴道流血且色暗红,可能为胎盘因素;阴道持续流血且血不凝,可能为凝血功能障碍。胎盘娩出后阴道流血,可能为子宫收缩乏力或胎盘、胎膜残留。查体发现产妇烦躁、心率增快、皮肤苍白湿冷、血压下降或脉压缩小、脉搏细数、子宫轮廓不清且质软,阴道检查可见裂伤及多量血液或阴道血肿。少数患者阴道流血量不多,但出现阴道疼痛及失血性休克征象,应考虑阴道血肿。

2.羊水栓塞(amniotic fluid embolism)

分娩过程中羊水突然进入母体血循环,引起肺栓塞、过敏性休克、弥散性血管内凝血及肾功能衰竭或猝死,称羊水栓塞。国内羊水栓塞发病率 4～6/10 万,病死率高达 80%以上,是产科的严重并发症,也是产妇死亡的重要原因。宫缩过强、胎膜破裂、宫颈或宫体损伤处有开放性静脉或血窦是发生羊水栓塞的基本条件,高龄初产妇、经产妇、急产、胎膜早破、前置胎盘、胎盘早剥、子宫不完全破裂、剖宫产术等为诱发因素。近年研究认为,羊水中的有形成分进入母体血循环引起一系列过敏反应是羊水栓塞的核心,故建议命名为妊娠过敏反应综合征。病理生理特点为:①肺小血管栓塞引起肺动脉高压,导致右心衰竭、休克,甚至死亡。②引起Ⅰ型变态反应,导致过敏性休克。③大量凝血因子及纤维蛋白原被消耗而引起弥散性血管内凝血,继而激活纤溶系统,产妇血液由高凝状态转入纤溶亢进,发生失血性休克。④休克、弥散性血管内凝血导致急性肾功能衰竭。临床特点为发病急骤且病情凶险,好发于胎儿娩出前后的短时间内。典型临床经过分 3 个阶段。第一阶段为呼吸循环衰竭和休克:分娩过程中,特别是破膜不久,产妇突然寒战、呛咳、烦躁不安、气急、胸闷,随即出现发绀、呼吸困难、抽搐、昏迷等症状,查体血压下降、脉搏细数、心率增快、双肺听诊湿啰音。严重者仅在一次惊叫或哈欠后即出现休克,血压消失,多在数分钟内死亡。第二阶段为弥散性血管内凝血引起的出血:主要表现为凝血功能障碍,患者阴道流出大量不凝血,全身皮肤、黏膜出血,切口及注射部位大量渗血,尿血、便血或呕血,可死于失血性休克。第三阶段为急性肾衰竭:表现为少尿、无尿及尿毒症征象,肾实质受损而引起肾功能衰竭。临床上上述 3 个阶段多按顺序出现,部分患者不完全出现或症状不典型。

3.子宫破裂

参见第三十二章第二节妊娠期阴道流血伴腹痛。

【治疗原则】

产后出血应明确病因、有效迅速止血、抗休克、预防感染。羊水栓塞应立即抗过敏、抗休克、纠正呼吸循环功能衰竭、改善缺氧、防治弥散性血管内凝血及肾功能衰竭。

【护理措施】

1.密切观察病情,及早发现休克征

(1)注意观察产妇神志及面色,定时测量并记录呼吸、心率、血压、脉搏等生命体征,休克早期常出现兴奋或烦躁不安,后期表现为神情淡漠、反应迟钝、意识模糊甚至昏迷。分娩过程中注意观察胎膜破裂前后胎心率及产妇的变化;胎儿娩出后注意观察子宫底高度、子宫轮廓及质地等、阴道流血量及性质,询问有无阴道胀痛,仔细检查胎盘及胎膜完整性、软产道裂伤等。发现异常,及时报告医师。

(2)收集并测量失血量,测量方法有 3 种。①容积法:用容器收集阴道流出的血液,放入量杯测量。②面积法:将被血液浸湿的纱布面积按 10cm×10cm 为 10ml 计算。③称重法:失血量(ml)=[分娩后所用敷料重量(g)−分娩前敷料重量(g)]/血液比重(1.05g/ml)。

2.配合有效止血,抗休克

(1)一般护理:立即将患者安置在危重抢救病室,取头低、躯干及下肢抬高的休克体位,设专人护理。昏迷患者应将头偏向一侧或气管插管,及时清除呼吸道分泌物,避免呕吐物误吸。注意保暖,增加被服或调节病室温度,室内温度以 20℃ 为宜。

(2)诊疗配合:10 分钟内迅速建立两条静脉通路,确保静脉通畅,留置并开放导尿管。遵医嘱给予合理补液、给药及吸氧。一般先快速输入晶体液,如 0.9% 氯化钠注射液、5% 葡萄糖注射液,以增加回心血量和心搏出量;随后输入胶体液,如全血、血浆、清蛋白等,以减少晶体渗出。输液过程中严密观察血压、脉搏、呼吸、尿量的变化,准确记录输入液体的种类、数量、时间、速度等,详细记录 24 小时液体出入量,根据血压及血流动力学监测情况等调整输液速度和补液量。

(3)做好术前准备:在抢救休克的同时,迅速做好术前准备,做好备皮、备血、药物敏感试验及新生儿抢救药物及物品等准备工作。注意监测术前胎心率、羊水性状、宫缩强度及频率的变化。

(4)重症监护:术后应安置患者在重症监护室,及时送检血、尿标本进行实验室检查。每15～30 分钟测体温、脉搏、呼吸、心率、血压各 1 次,观察患者意识、表情、颜面及口唇色泽、瞳孔大小、皮肤温度及湿度、尿量及阴道流血量。应用心血管活性药要从低浓度慢速度开始,严格掌握输液滴数,每 5 分钟监测 1 次血压,待血压稳定后改为每 15～30 分钟监测 1 次,防止液体外溢造成局部组织损伤。

3.预防或控制感染

保持外阴清洁,严格执行无菌技术操作规程,预防感染。体温升高者,遵医嘱应用抗生素。

4.提供情感支持,缓解悲哀情绪

对胎儿死亡、子宫切除的产妇,应给予极大的同情与关心,尽量安排单独的房间,避免与其他足月分娩的产妇在同一病房,以免增加其内心痛苦。鼓励产妇及其家属勇敢地说出内心感受,宣泄悲伤及痛苦,帮助其渡过悲伤阶段,面对现实,树立战胜病痛的信心。对想要抚养孩子的夫妇,可向其提供收养子女的相关信息。

5.出院指导

护理人员应与产妇一起共同制定康复计划,包括合理饮食、适当运动与休息、保持良好情绪、预防感染、婴儿喂养及按时复查等;指导不需母乳喂养的产妇回乳方法;做好计划生育指导。

6.加强预防

(1)加强围生期保健:对凝血功能障碍或可能发生凝血功能障碍疾病的患者应治疗后妊娠,必要时在早孕期终止妊娠;对有产后出血危险因素的孕妇应加强产前检查,预产期前1~2周入院待产。

(2)加强分娩期护理:严格掌握缩宫素引产及人工破膜指征,正确掌握缩宫素的使用方法,防止宫缩过强,严格掌握破膜时间,人工破膜宜在宫缩间歇期,及时发现羊水性状或胎心率异常改变。第三产程及产后24小时内注意观察子宫收缩、阴道流血量及产妇生命体征,发现异常应及时报告医师。

第三节　分娩期阴道流血伴胎盘异常

临产后阴道流血超过月经量,应考虑前置胎盘或胎盘早剥等异常情况。分娩期阴道流血伴胎盘异常主要见于边缘性前置胎盘及Ⅰ度胎盘早剥。

【疾病特点】

1.边缘性前置胎盘

国内分娩期前置胎盘发生率为0.24%~1.57%,多发生于临产后,主要见于边缘性前置胎盘。主要症状为临产后突发无诱因、无痛性阴道流血。多数患者出血量不多,常随着胎膜破裂后胎先露下降,压迫胎盘而出血停止。临床体征依出血量多少而定,多数患者生命体征平稳,腹部检查无压痛,宫缩规律,胎位清楚,胎先露高浮,胎心率正常,若胎盘位于子宫前壁,于耻骨联合上方可闻及胎盘血管杂音。

2.Ⅰ度胎盘早剥

分娩期发生胎盘早剥以Ⅰ度胎盘早剥为主,多发生在临产后,胎盘边缘底蜕膜出血,出血量不多,以阴道流血为主,腹痛较轻。产妇一般状态良好,腹部检查子宫收缩规律,无明显压痛,胎位清楚,胎心率正常。产后检查胎盘发现胎盘母体面有凝血块和压迹。

【治疗原则】

对无产前出血或分娩期出血不多者,若产妇生命体征平稳、无胎儿窘迫、头先露、胎位正常、无头盆不称且宫颈口已开大,估计能经阴道分娩,可在输液及备血条件下人工破膜并加强宫缩;一旦出现产程停滞或阴道流血增多,应立即剖宫产结束分娩。

【护理措施】

1.密切观察产程及阴道流血

密切观察产妇血压、心率、宫缩强度与频率、胎心率、宫颈扩张等情况,收集并测量阴道流血量。发现异常,及时报告医师处理。

2.做好手术或紧急转送准备

护理人员应提早向前置胎盘或胎盘早剥患者说明胎盘异常对母儿的影响,使其了解诊治原则及护理措施,做好备皮、备血、急救物品等准备,建立好静脉通路。若无输血及手术等抢救条件,应准备好加压包扎腹带及填塞纱布等物品,及早护送转至附近有条件的医院治疗。

3.健康宣教

宣传计划生育政策,鼓励育龄夫妇采取有效避孕措施,避免人工流产。妊娠期高血压疾病或慢性肾炎孕妇应积极治疗。妊娠晚期避免性生活,防止外伤。对有高危因素的孕妇禁行外转胎位术。

第二十四章　产褥期异常

第一节　概述

产褥期是指从胎盘娩出至产妇全身各器官(除乳腺外)形态及功能恢复至正常妊娠前状态的一段时期,一般规定为 6 周。感染、出血及精神异常等因素,影响产褥期产妇各系统恢复,使母体的生理变化转为病理状态,引起产褥期异常,严重者可威胁产妇生命。产褥期异常的常见症状为发热、阴道流血及精神异常。

【护理评估】

(一)病因

(1)当产妇体质虚弱、营养不良、胎膜早破、产程延长、产科手术操作、产后出血等诱因存在时,分娩降低或削弱女性生殖道的防御功能和自净作用,增加感染机会。

(2)在特定环境下,致病菌数量增多、毒力增强,如正常寄生于生殖道的条件致病菌转化为致病菌;外源性致病菌通过消毒不严或被污染的医疗用品或手术器械侵入产妇机体而引起感染。同时,炎症可引起胎盘附着面复旧不全、子宫收缩不良,导致晚期产后出血。

(3)胎盘、胎膜残留是引起晚期产后出血最常见的病因。多发生于产后 10 日左右,残留的胎盘可发生坏死、机化,当坏死组织脱落时引起子宫大量出血。

(4)蜕膜剥离不全或剥离后长时间残留于宫腔内,诱发子宫内膜炎症而影响子宫复旧,导致晚期产后出血。

(5)子宫胎盘附着面感染或复旧不全引起血栓脱落,血窦重新开放,引起晚期产后出血。多发生于产后 2 周左右。

(6)剖宫产后子宫切口愈合不良而裂开,引起晚期产后出血。子宫切口愈合不良导致子宫出血,多与术中止血不佳、横切口位置过高或过低、缝合技术不当及伤口感染有关。

(7)乳头皮肤皲裂、乳汁淤积及病原体侵入乳腺,是产褥期乳腺炎的主要病因。

(8)环境温度过高及机体散热不良,可引起产褥中暑。

(二)健康史

详细了解本次妊娠及分娩经过,妊娠期是否合并妊娠高血压疾病或血液系统疾病、有无生殖道感染、胎膜早破、前置胎盘、胎盘早剥等;分娩期是否有产程延长、子宫收缩乏力、软产道裂伤、宫缩抑制药或缩宫素应用、手术助产或剖宫产术,了解分娩过程中胎膜破裂时间,胎儿是否存活,胎儿数量及大小、有无畸形,胎盘、胎膜是否完整、有无早期产后出血等。对产后出血患者应进一步询问此次阴道流血发生的时间、流血量、有无凝血块及诊治经过、腹部或会阴切口愈合情况等。产褥期发热患者注意询问体温升高情况、测量方式、恶露量及性质、有无腹痛或阴道流血、乳房胀痛以及头痛、头晕、胸闷、恶心等伴随症状;了解产妇乳量是否充足、哺乳方式、次数、婴儿吸吮及哺乳后有无乳汁残留等;了解产褥期产妇的生活及卫生习惯、居住环境、室内温度、湿度及通风情况等。对产褥期精神障碍患者,应重点询问出现精神症状的时间及程度,饮食与睡眠状况,对婴儿的关心与照顾情况,有无自残或伤害婴儿行为、是否存在不良精神刺激诱因等。此外,还应注意询问患者既往病史及家族史,特别是产褥期精神障碍者应注意了解家族成员发病情况。

(三)症状及体征

1.症状

异常产褥的病因不同,临床症状与体征也有所不同。

(1)晚期产后出血的主要症状为阴道流血,常合并感染而出现腹痛及发热,严重者可出现继发性贫血,甚至失血性休克。

(2)产褥感染的主要症状为发热、腹痛及异常恶露,产褥期急性乳腺炎主要表现为乳腺胀痛及发热,产褥中暑典型表现为高热、谵妄或昏迷及无汗。

(3)产后忧郁综合征主要表现为情绪不稳、注意力不集中、失眠、焦虑等;产褥期抑郁症的主要症状为情绪低落、疲劳感、食欲缺乏、失眠等躯体现象,严重者可有自杀倾向。产后精神病可出现幻觉、妄想、抑郁或狂躁等症状。

2.体征

(1)晚期产后出血患者面色苍白,体温可升高,腹部检查子宫增大、质软,下腹部可有压痛,阴道检查可见凝血块,宫口松弛,偶可见到残留组织,合并感染者子宫压痛明显。

(2)产褥感染的临床体征依据感染部位而定。会阴或阴道裂伤或会阴后一侧切开切口感染患者,体温可升高,会阴切口充血、红肿,压痛明显,脓性分泌物流出。急性子宫内膜炎、子宫肌炎患者,体温升高,下腹部压痛明显,恶露增多呈脓性,子宫增大,复旧不良,压痛明显。急性盆腔结缔组织炎患者,体温升高,脉搏增快,下腹部有压痛、反跳痛及腹肌紧张,宫旁一侧或双侧组织增厚,压痛明显,可触及痛性包块,严重者可形成"冰冻骨盆"。急性盆腔腹膜炎及弥漫性腹膜炎患者,体温常高达 39℃,脉搏增快,下腹部有明显压痛、反跳痛及腹肌紧张,阴道后穹隆饱满,有触痛,宫颈举痛,子宫及双侧附件区压痛明显。血栓静脉炎患者,严重者体温升高呈弛张热,可出现"股白肿"。产褥期乳腺炎患者,体温升高,乳腺肿胀,压痛明显,乳房皮肤潮红,皮温升高,脓肿形成触诊有波动感,若穿破乳管,可自乳头排出脓汁,患侧腋窝淋巴结肿大,有触痛。产褥中暑的前驱表现为体温升高、心率增快、四肢无力、周身多汗,全身皮肤痱子较多。轻者体温升高至 38.5℃,脉搏增快、面色潮红、呼吸急促、心率加快,严重者体温升高至 40℃ 以上呈稽留热型,出现面色苍白、血压下降、脉搏细速、痉挛、谵妄、皮肤干燥无汗,可于数小时内发生呼吸、循环衰竭而死亡。

(四)辅助检查

1.血常规检查

有助于感染与贫血的诊断。

2.尿常规检查

有助于泌尿系统感染的诊断。

3.B型超声检查

检查子宫大小、宫腔内有无残留物及子宫切口愈合状况、盆腔或乳腺包块及脓肿等。

4.细菌培养及药物敏感性试验

取宫腔分泌物、脓肿穿刺物、切口脓性渗出物等细菌培养,查找病原体,必要时需做血培养或厌氧菌培养。

5.CT、磁共振成像

协助定位诊断盆腔炎性包块、脓肿及深静脉血栓等疾病。

6.爱丁堡产后抑郁量表(Edinburgh postnatal depression scale,EPDS)

产后6周进行调查。量表包括10项内容,每项内容4级评分(0～3分),总分≥13分者,可诊断为产褥期抑郁症。

7.其他量表

如抑郁和焦虑自评量表(SDS、SAS)用于测评产妇情绪状态及其程度,生活事件量表(LES)与围生期应激评定量表(PPS)用于测定负性生活事件和与妊娠分娩本身应激有关事件造成的心理压力大小,多维评价致病诱因。

(五)心理及社会因素

产褥期妇女感情脆弱、依赖性增强,许多因素可对产后妇女的精神与心理产生负面影响,如初产妇年龄过小、文化程度低、非计划妊娠、异常分娩、母亲角色行为缺如、新生儿畸形或患先天性疾病、新生儿性别非己所愿、夫妻感情不和或与配偶离异、产妇及家庭成员之间关系紧张、经济状况不佳等,容易使产妇产生孤独、焦虑、紧张和无助。由于分娩过程消耗大量体力,致使产妇产后身体疲惫,需要更多睡眠、休息和营养补充体力,若此时产妇白天和夜间不能保证充足睡眠、休息以及丰富营养,可导致产后精神紧张和焦虑。平时性格内向、固执、与人相处不融洽、情绪不稳定及有家族发病史的妇女,容易发生产后精神障碍。此外,一些自立性较强的产妇,产褥期不习惯于被人照顾,也容易产生焦虑情绪,甚至出现抑郁。产褥期异常的产妇常担心疾病对自身及婴儿的健康影响,需住院治疗的产妇多因被迫与婴儿分离而产生焦虑,害怕药物通过母乳影响婴儿健康。

家庭、社会的支持系统不完善,特别是丈夫或配偶的关心、体贴照顾不足,可使产妇产生焦虑、不安、恐惧心理。偏远农村的医疗卫生条件有限、家庭生活贫困、妇女保健意识不强等,使产妇更容易发生产褥期异常,严重影响母儿健康。受传统观念及旧风俗习惯的影响,部分产妇因产后居室门窗紧闭造成空气污浊、不注意外阴及乳房清洁、让婴儿含乳头睡眠等,容易引起产褥感染、产褥期急性乳腺炎等。

【护理诊断/问题】

体温过高:与感染、中暑等有关。

活动无耐力:与高热、产后体质虚弱、手术助产切口疼痛等有关。

焦虑:与担心自身及婴儿健康、与新生儿分离及对照顾婴儿能力不足等有关。

应对无效(ineffective coping):与精神抑郁有关。

有对他人施行暴力的危险(risk for other-directed violence):与产后精神与行为障碍有关。

照顾者角色紧张(caregiver role strain):与母亲角色行为缺如有关。

【护理要点】

1.诊疗配合

防治休克,预防并控制感染,改善精神症状。

2.舒适护理

降低体温,缓解疼痛,增进母乳喂养时舒适度。

3.心理护理

提供情感及家庭、社会支持。

4.健康宣传

做好预防疾病和健康知识宣教。

第二节 产褥期阴道流血

产褥期阴道流血是指胎儿娩出后至产后 6 周内发生的阴道流血,包括产褥期血性恶露、早期产后出血、晚期产后出血。产褥期阴道流血可以是少量不规则的阴道流血,也可以出现突然大量的阴道流血,甚至发生失血性休克。产褥期血性恶露及早期产后出血分别参见第四章第三节正常产褥及第三十八章第二节分娩期阴道流血伴休克。本章重点介绍晚期产后出血。

【疾病特点】

晚期产后出血(late postpartum hemorrhage)是指分娩结束 24 小时后,在产褥期内发生的子宫大量出血,以产后 1~2 周发病最常见,亦可迟至产后 6 周发病。临床表现为持续或间断阴道流血,多伴有腹痛、寒战、低热和头晕,少数患者可突然出现大量阴道流血,因多发生在家中,难以准确估算出血量。严重者可导致重度贫血,甚至发生失血性休克。查体:患者体温略升高,面色苍白,心率增快,在严密消毒、输液及输血等抢救条件下进行双合诊检查,可以看到会阴阴道切口愈合情况,阴道内有凝血块,宫颈口松弛,子宫增大、质软、有压痛,用示指轻触剖宫产者的子宫下段切口部位,了解切口愈合情况。引起产后出血的病因不同,其临床表现略有差异。晚期产后出血的常见病因有以下几个方面。

1.胎盘、胎膜残留

阴道流血多发生在产后 10 日左右,为最常见的病因。残留的胎盘组织发生变性、坏死、机化,若残留 1 周以上,可形成胎盘息肉。当坏死组织脱落时,基底部血管开放,引起大量出血。血性恶露时间延长,反复出血或突然大量阴道流血,宫口松弛,偶可见到残留组织,子宫增大、质软。

2.蜕膜残留

蜕膜多在产后 1 周内脱落,并随恶露排出。若蜕膜长时间残留在宫腔内可诱发子宫内膜炎,影响子宫复旧,引起晚期产后出血。临床表现与胎盘、胎膜残留相似,宫腔内容物病理检查可鉴别。

3.宫腔感染

宫腔感染可使胎盘附着面血栓脱落,血窦重新开放,宫腔内积存大量血块,影响子宫收缩,导致大出血。出血多发生在产后5～6周。

4.子宫复旧不全

子宫肌瘤、膀胱残余尿等可使子宫复旧不全,引起产后出血。临床表现为体温升高,恶露经久不净、有臭味,下腹坠痛,子宫大而软,有压痛。

5.剖宫产后子宫切口裂开

多见于子宫下段剖宫产横切口两侧端,常发生于术后2～3周。主要原因有以下几点。①子宫切口感染:子宫下段横切口离阴道较近,易发生逆行感染。此外,产程延长、胎膜早破、阴道检查频繁、无菌操作不严格等均增加感染机会。②切口选择过高或过低:切口过高,因切口上缘宫体肌组织与切口下缘子宫下段肌组织厚薄相差大,缝合时不易对齐,影响愈合;切口过低,宫颈侧以结缔组织为主,血液供应较差,组织愈合能力差。③缝合技术不当:组织对位不齐、手术操作粗暴、出血血管结扎不紧(尤其是未将切口两侧角回缩血管结扎好而形成血肿)、缝扎组织过多过密而导致切口血液循环供应不良等,均影响切口愈合。临床表现为大量阴道流血,甚至发生休克。

6.其他

产妇患有子宫黏膜下肌瘤或产后滋养细胞肿瘤等均可引起晚期产后出血。

【治疗原则】

针对出血原因迅速止血,纠正贫血及防治失血性休克,预防感染。

【护理措施】

1.一般护理

保持病室清洁、舒适和安静,及时更换床单及会阴垫,做好产妇保暖。鼓励产妇多饮水,产后2～4小时自行排尿,嘱产妇应及时排空膀胱,早日离床活动,早期哺乳,以利于子宫收缩及恶露排出。

2.配合止血、纠正贫血并预防感染

(1)查明病因:注意检查阴道流血中有无胎盘或胎膜组织、腹部或会阴及阴道切口愈合情况、切口有无裂开或感染、子宫复旧情况、按摩子宫有无大量阴道流血伴凝血块、下腹有无压痛、有无膀胱充盈等。及时测量患者体温、心率、脉搏、血压等生命体征,收集并评估阴道流血量。

(2)术前准备及术中配合:对疑有胎盘、胎膜、蜕膜残留或胎盘附着部位复旧不全者,应做好刮宫术前的准备,建立静脉通路并保持通畅,备血、准备好各种抢救药品及物品。对疑有剖宫产子宫切口裂开且流血量多或组织坏死范围大者,应做好剖腹探查及子宫切除术的准备。刮宫术中应陪伴患者,指导其放松并积极配合,协助医师收集送检标本,认真标记后及时送检。

(3)遵医嘱给药、输液及输血:遵医嘱输液并应用缩宫素及止血药物,必要时输血,记录患者每日液体出入量。

(4)预防感染:会阴切口未愈合者应取健侧卧位。注意保持会阴部清洁、干燥,每日2次会阴擦洗。遵医嘱给予抗生素预防感染。

3.加强预防

(1)对有产后出血高危因素的孕妇应提前住院待产,分娩期密切观察产程进展并及时处理异常分娩。

(2)胎盘娩出后应仔细检查胎盘、胎膜是否完整。若疑有胎盘、胎膜残留,应在严格消毒、输液、备血等抢救条件下及时取出,术后应用抗生素预防感染。

(3)应注意剖宫产时子宫下段横切口位置的选择及缝合,避免子宫下段横切口两侧角部撕裂,切口按解剖层次缝合,不宜缝合过密或过松,以免发生组织坏死或出血而影响愈合。

(4)产后尽早哺乳,以促进子宫收缩;对子宫后倾屈产妇,指导其产后每日行胸膝卧位,促进恶露排出及子宫复旧。

4.健康教育

普及产褥期保健和疾病预防知识,养成良好的卫生习惯,保证充分的休息和睡眠,加强营养,鼓励产妇尽早哺乳促进子宫收缩,产褥期内禁止盆浴及性生活,产后 42 日母婴应到医院进行健康检查。

第三节　产褥期发热

发热是指机体在各种因素作用下出现产热过多、散热过少或体温调节障碍或致热源作用于体温调节中枢使调定点上移,引起体温升高并超过正常范围。临床上常以口腔、直肠、腋窝处的温度代表体温,其中直肠温度最接近于人体深部温度,但口腔及腋下温度更方便测量,成人体温平均值为:口温 37℃、肛温 37.5℃、腋温 36.5℃。体温有一定的生理波动范围,一般不超过 0.5~1.0℃。通常腋下温度超过 37℃、口腔温度超过 37.5℃、一昼夜体温波动在 1℃以上时,可称发热。根据致热源性质,可分为感染性发热和非感染性发热两类,感染性发热较多见。根据发热程度,以口腔温度为准,分为低热(37.5~37.9℃)、中等热(38.0~38.9℃)、高热(39.0~40.9℃)及超高热(41.0℃及以上)。常见的发热类型有:稽留热(体温持续 39~40℃达数日或数周,且 24 小时体温波动在 1℃以内)、弛张热(体温高于 39℃,24 小时内波动幅度超过 1℃以上,体温最低时仍高于正常体温)、间歇热(患者体温在 24 小时内可由 39℃下降至 37℃及以下,经过一个间歇,又骤然上升,高热期与无热期呈交替出现、反复发作)及不规则热(患者发热无一定规律,持续时间不定)。

产褥期产妇体温多在正常范围内,产后 24 小时体温稍升高,一般不超过 38℃,可能与产妇过度疲劳有关。产后 3~4 日因乳房血管、淋巴管极度充盈,乳汁不能排出,乳房胀大,体温可升高达 38.5℃,称泌乳热(breast fever),一般仅持续 4~16 小时,即降至正常。上述两种情况均不属于病态。产褥期发热多见于产褥病(puerperal morbidity),即分娩 24 小时以后的 10 日内,每日测口温 4 次,有两次达到或超过 38℃。产褥病率多由产褥感染引起,也可由急性呼吸系统或泌尿系统感染、急性乳腺炎及产褥中暑等引起。

【疾病特点】

1.产褥感染(puerperal infection)

产褥期内生殖道受病原体侵袭引起局部或全身的感染,称产褥感染,是常见的产褥期并发症,发病率约6％,为孕产妇死亡的四大原因之一。产褥期妇女在机体免疫力、细菌数量和细菌毒力三者平衡失调时,产褥感染的机会增加,感染的发生与孕期卫生不良、胎膜早破、重度贫血、产科手术操作及产后出血等有关。主要病原体分两类,即致病菌和非致病菌,非致病菌在一定条件下转为条件致病菌而引起产褥感染。感染途径包括内源性感染和外源性感染,内源性感染是由于寄生在阴道内的非致病菌转为条件致病菌而引起的感染;外源性感染是通过医护人员、消毒不严或被污染的医疗器械及产妇临产前性生活等途径,将致病菌带入机体而引起的感染。产褥感染的主要症状为发热、腹痛及异常恶露,因感染部位、程度及扩散范围不同,其临床表现与病理有一定差异。

(1)急性外阴、阴道、宫颈炎:会阴感染的最常见部位是会阴裂伤及会阴后一侧切开处。主要表现为局部疼痛,切口充血、水肿、硬结形成、有脓性分泌物及触痛,可有波动感,严重者切口裂开,患者活动受限、坐位困难。阴道裂伤感染可出现阴道疼痛,阴道黏膜充血、水肿,甚至发生溃疡坏死,严重者可出现寒战、发热。宫颈裂伤感染向深部蔓延达宫旁组织,可引起急性盆腔结缔组织炎症。

(2)急性子宫内膜炎、子宫肌炎:病原体经胎盘剥离面侵入,先扩散到子宫蜕膜层引起急性子宫内膜炎,患者体温升高,恶露增多呈脓性且有臭味,下腹部有压痛,子宫增大、压痛明显。若病原体继续侵入到子宫肌层,称子宫肌炎,常与子宫内膜炎伴发,患者出现寒战、高热、头痛及下腹痛,恶露增多呈脓性且有臭味,下腹部有压痛,尤以宫底部明显,子宫增大、压痛明显。

(3)急性盆腔结缔组织炎、急性输卵管炎:病原体沿淋巴或血行扩散到达宫旁组织而引起盆腔结缔组织炎,累及输卵管时可引起急性输卵管炎。患者表现为下腹痛伴肛门坠胀,多有寒战、高热及头痛等全身症状,查体下腹部有压痛、反跳痛及腹肌紧张,子宫复旧差,宫旁一侧或双侧结缔组织增厚,有压痛,严重者炎症侵及整个盆腔而形成"冰冻骨盆"。若为淋病奈瑟菌感染,可形成输卵管脓肿及盆腔脓肿,高热持续不退。

(4)急性盆腔腹膜炎、弥漫性腹膜炎:炎症扩散至子宫浆膜形成盆腔腹膜炎,继而发展为弥漫性腹膜炎。患者全身中毒症状严重并出现腹膜炎体征,如寒战、高热、恶心、呕吐、腹胀、全腹压痛、反跳痛及腹肌紧张明显,严重者发生休克而死亡。治疗不彻底可发展为盆腔炎性疾病后遗症而引起不孕。

(5)血栓静脉炎:多由厌氧性链球菌感染向上蔓延而引起盆腔血栓静脉炎,可累及宫颈静脉、卵巢静脉、髂内静脉、髂总静脉,患者感到下腹痛,向腹股沟放射;盆腔静脉炎向下扩散形成下肢深静脉炎,当影响静脉回流时,表现为反复发作的寒战、高热,下肢持续疼痛、肿胀,局部皮肤温度升高,皮肤发白,习称"股白肿"。小腿浅静脉炎症时,出现水肿及压痛;若深静脉栓塞时,腓肠肌和足底部压痛明显。测量患侧踝部、腓肠肌及大腿中部的周径,若大于健侧2cm,有助于小腿深静脉血栓的诊断。

(6)脓毒血症和败血症:感染性血栓脱落进入血液循环可引起脓毒血症,并发感染性休克和肺、脑、肾脓肿;当病原体大量进入血液循环并繁殖,则形成败血症,表现为严重全身中毒症状,持续高热、寒战、脉搏细数、血压下降、呼吸急促、尿量减少,可危及生命。

2.产褥期乳腺炎(puerperal mastitis)

好发于初产妇,多发生在产后 2～4 周。产褥期乳腺炎包括乳头炎、乳晕炎、急性乳腺炎及乳腺脓肿等,其中以急性乳腺炎最多见,局部有红、肿、热、痛等炎症的典型表现,严重者可出现寒战、高热、脉搏增快等全身症状。

(1)乳头炎(thelitis)及乳晕炎(areolitis):乳头炎是指在哺乳期间因乳头皮肤皲裂、致病菌侵入引起的炎症。乳头皮肤皲裂与乳汁过多流溢而长期侵蚀乳头造成糜烂或湿疹、婴儿咬破乳头及吸吮的机械性刺激等有关。乳晕炎是指细菌经乳晕受损的皮肤侵入至乳晕腺体内引起的炎症。由于产褥期间乳晕腺体显著扩大、皮脂分泌增加,容易发生乳晕导管阻塞,加之乳晕皮肤薄嫩,受损伤后容易引起炎症。引起乳头炎及乳晕炎的常见致病菌为金黄色葡萄球菌。临床表现以局部症状和体征为主,患者乳头呈针刺样疼痛,哺乳时疼痛如刀割样,可有少量血性或黄色分泌物,表面可结痂,查体可见单侧或双侧乳头红肿、皲裂,皮温升高,有血性或黄色分泌物流出,触痛明显。严重者出现寒战、高热及全身不适,乳晕下形成急性蜂窝织炎或乳晕脓肿。

(2)急性乳腺炎(acute mastitis):初产妇最常见,多发生在产后 2～4 周,以金黄色葡萄球菌感染为主,少数为溶血性链球菌。乳汁淤积及病原体侵入是发生产褥期乳腺炎的主要原因。临床表现以乳腺胀痛开始,接着单侧或双侧乳房出现明显压痛的肿块,患者可有寒战、高热、脉搏增快,乳腺明显肿胀,皮肤发红,可触及有压痛的肿块,脓肿形成时可有波动感,患侧腋窝淋巴结肿大,质软且光滑。若脓肿穿破乳管,可自乳头排出脓汁;脓汁也可积聚在乳腺和胸肌之间,形成乳房后脓肿。

3.产褥中暑(puerperal heat stroke)

受旧风俗习惯影响,部分产妇衣着严实,将居室门窗紧闭,致使室内通风不良、温度过高及湿度过大,尤其盛夏季节,狭小房间内无降温设备,室温极高。当外界气温超过 35℃、相对湿度大于 70% 时,机体靠汗液蒸发散热受到影响,加之产妇身体虚弱、摄钠盐不足,容易发生中暑。产褥中暑是指产褥期内由于室内高温、高湿和通风不良等环境使产妇体内余热不能及时散发,引起以中枢性体温调节功能障碍,出现高热、水电解质紊乱、呼吸循环衰竭及神经系统功能损害等征象。本病起病急骤,发展迅速,处理不当可导致死亡或使产妇遗留严重的中枢神经系统障碍后遗症。产褥中暑多有短暂的先兆症状,表现为口渴、多汗、四肢乏力、恶心、头晕、耳鸣、眼花、胸闷、心悸等症状,体温正常或略升高,一般在 38℃ 以下。若及时将产妇移至阴凉通风处休息,减少衣着,补充水和钠盐,症状可迅速消失。若未及时处理,可发展为轻度或重度产褥中暑。

(1)轻度产褥中暑:产妇体温高达 38.5℃ 以上,出现剧烈头痛、呼吸急促、胸闷加重、口渴、颜面潮红、脉搏增快、皮肤干热而无汗、全身布满痱子、尿少等。若及时治疗多可恢复。

(2)重度产褥中暑:若轻度产褥中暑未能及时处理,产妇体温继续升高达 40℃ 以上,呈稽留热型。可出现嗜睡、谵妄、抽搐、昏迷等中枢神经症状,伴有呕吐、腹痛、腹泻、皮下及胃肠出血。检查可见产妇面色苍白、呼吸急促、脉搏细速、心率加快、血压下降、神经反射减弱或消失。若不及时抢救,数小时内可因呼吸循环衰竭、肺水肿、脑水肿而死亡,幸存者也常因高热使蛋白变性而导致不可逆的神经系统损伤后遗症。

【治疗原则】

产褥感染采取支持疗法与抗感染治疗相结合。乳头炎及乳晕炎应保持乳头及乳晕清洁,吸净乳汁,治疗婴儿口腔炎症;急性乳腺炎在脓肿形成前采取排出乳汁及抗感染治疗,脓肿形成后应以乳头为中心呈放射状切开引流并应用抗生素治疗。产褥中暑应立即让产妇脱离高温环境,有效降温,纠正水、电解质紊乱及酸中毒,防治休克。

【护理措施】

1.症状护理

(1)发热的护理:可采取的护理包括以下几点。①环境降温:室内温度宜降至25℃,保持通风、空气清新,撤掉过厚的被褥,解开产妇的衣服,以达到降温的目的。②物理降温:鼓励产妇多饮凉开水、凉绿豆汤等;用冰水或75%乙醇等擦洗;在头部、颈项部、腋下、腹股沟、腘窝等浅表大血管分布区放置冰袋冷敷;按摩四肢,促进肢体血液循环及皮肤散热。已发生循环衰竭者慎用物理降温,避免血管收缩加重循环衰竭。③药物降温:对重度产褥中暑患者,物理降温的同时,遵医嘱给予药物降温。首选药物是盐酸氯丙嗪,25~50mg盐酸氯丙嗪加于0.9%氯化钠注射液500ml中静脉滴注,1~2小时内滴完,必要时4~6小时可重复一次,注意监测血压,当血压过低时,应停用盐酸氯丙嗪,遵医嘱改用地塞米松。高热昏迷抽搐的危重患者或物理降温后体温复升者可用冬眠疗法,常用冬眠1号(哌替啶100mg、氯丙嗪50mg、异丙嗪50mg)半量静脉滴注。

(2)疼痛的护理:乳头炎或乳晕炎皮肤皲裂严重者,应暂停哺乳,用吸乳器吸出乳汁喂婴儿,局部用温水清洗后涂抗生素软膏,待伤口愈合后再哺乳。急性乳腺炎患者宜用宽松的胸罩托起乳房,以减轻疼痛和肿胀;局部热敷、药物外敷或理疗,以促进局部血循环和炎症消散;轻度乳腺炎患者可坚持哺乳,哺乳前湿热敷乳房3~5分钟,先患侧乳房哺乳,因饥饿时婴儿的吸吮能力强,有利于通畅乳腺管;严重者患乳暂停哺乳,定时用吸乳器吸净乳汁。外阴炎症水肿明显者,可用50%硫酸镁溶液湿热敷。

2.病情观察

(1)注意观察产妇生命体征的变化,注意监测体温变化,感染发热患者应每日测量体温4次,高热时每4小时测1次,中暑降温过程中需每隔15~30分钟测量1次体温。

(2)对产褥感染患者,应观察产妇恶露变化(包括量、颜色、性状与气味)、子宫复旧、腹部及会阴切口愈合情况、有无下肢持续性疼痛、水肿、局部压痛等;对产褥期乳腺炎患者,应注意乳头有无皲裂、乳汁分泌是否正常、乳头或乳晕及其周围皮肤有无红、肿、热、痛和血性或脓性分泌物。对产褥中暑患者,注意观察产妇出汗、尿量及神经反射等。

3.治疗配合

(1)产褥感染患者应采取半卧位,促进恶露排出及炎症局限于盆腔,防止感染扩散。

(2)为患者提供富含营养、易消化食物,鼓励患者多饮水,大量出汗时,及时为其更换床单及衣物。

(3)建立静脉通路并保持通畅,根据医嘱输液、用药及给氧。

(4)配合做好脓肿切开引流术、刮宫术、阴道后穹隆穿刺术等术前准备,脓肿切开引流术后应注意保持引流通畅,定时更换引流条及敷料。对会阴部感染者,每日用1:5000高锰酸钾溶液或0.02%聚维酮碘溶液擦洗会阴2次,擦洗顺序按由上至下、由内至外的原则,保持会阴部清洁、干燥。

(5)积极配合抢救,预防抽搐发生意外损伤,加床栏,备好开口器、压舌板等物品。

4.加强预防

(1)妊娠期预防:重视孕期保健,临产前2个月内禁止盆浴及性生活;加强营养,增强体质;及时治疗妊娠期并发症;注意保持乳头清洁,经常用温水擦洗乳头,妊娠后期每日清洗一次;矫正乳头内陷,可经常牵拉和按摩乳头使其突出。

(2)分娩期预防:医护人员严格执行消毒隔离制度,加强无菌技术操作;及时发现并处理产程延长,避免不必要的阴道检查或肛门检查;正确掌握手术指征,缝合时注意恢复正常解剖关系。

(3)产褥期预防:鼓励产妇产后及早下床活动,预防血栓静脉炎的发生;向产妇提供哺乳知识及技巧,定时哺乳,每次哺乳应两侧乳房交替进行,将乳房排空,若有乳汁淤积,应及时用吸乳器或手法按摩排净乳汁,不让婴儿含乳头睡觉;建立良好的个人卫生习惯,勤洗澡,及时更换内衣及会阴垫,保持会阴部清洁,禁止盆浴及性生活;加强防暑知识的宣传教育,破除旧风俗习惯,保持居室适宜的温度及湿度,向产妇及其家属讲解产褥中暑的相关知识,便于识别产褥中暑的先兆症状,及时就医。

第四节 产后精神障碍

妇女一生中发生精神障碍住院的概率,以产后当年为最高。产后精神障碍(postpartum psychiatric disorder)是指与分娩有关并于产后发生的精神障碍综合征,多发生于产褥期。对产妇身心健康、夫妻关系、婴儿生长发育与行为发展,均产生不良影响,严重者可影响家庭稳定、甚至发生自杀或伤害婴儿事件。关于产后精神障碍的分类至今仍存在一些争论,2000年精神障碍诊断与统计指南(APA)增加了产后出现的情绪障碍诊断,将产后精神障碍作为独立的一个疾病诊断,分3个亚型。本章依然采用1992年Hannal提出的分类,将产后精神障碍分为3类,产后忧郁综合征、产后抑郁症和产后精神病。产后忧郁综合征最常见。引起产后精神障碍的病因不十分明确,产后产妇内分泌变化可能是导致产后精神异常发生的生理性基础,体内雌激素和孕激素水平迅速下降,性激素分泌处于不稳定状态,多巴胺受体敏感性增强,容易使情绪波动或发生精神障碍;此外,可能与产妇心理因素、妊娠与分娩因素、遗传因素及社会因素有关。

【疾病特点】

1.产后忧郁综合征(postpartum blues syndrome)

又称产后心绪不良(maternal blues)或抑郁情绪调节反应(adjustment reaction with depressed mood),多于产后数日内发生,初产妇多见,发生率50%～80%,是最常见的产后精神障碍。典型临床特点为起病急、症状轻、病程短、具有自限性。主要表现为轻度抑郁,间或有愉快感觉,患者精神不振、情绪不稳、抽泣或哭泣、易激惹、焦虑(担心新生儿健康)等,不明原因的间断性哭泣是一个重要特征,症状持续数小时至10日,少数患者可持续更长时间,多在1周内自行缓解。产后忧郁综合征没有得到很好的照顾,持续受到不良刺激,可发展为产后抑郁症。

2.产褥期抑郁症(postpartum depression)

又称产后严重情绪障碍(postpartummajor mood disorder),尽管产后一年内的任何时期均可发生产后抑郁症,但多发生于产后第4周,特别是月经复潮前。北美地区发病率为产后妇女7%～30%。临床特点为起病较急、病程较长(2～3个月)、预后较好、复发率较高。临床表现与产后忧郁综合征相似,但程度更严重,甚至出现自杀或伤害婴儿倾向。主要表现为以下几个方面。

(1)情绪方面:患者常感到心情压抑、沮丧、情感淡漠,表现为孤独、害羞、不愿见人、伤心、流泪,甚至出现焦虑、恐惧或易怒情绪,症状常于夜间加重。

(2)自我评价方面:表现为自责或对身边的亲人充满敌意、戒心,与亲人、丈夫关系不协调。

(3)创造性思维方面:表现为主动性降低,反应迟钝、注意力不集中、工作效率和处理事物能力降低。

(4)对生活的态度:表现为缺乏信心、觉得生活无意义、厌食、睡眠障碍、易疲倦、性欲减退等。严重者甚至感到绝望,出现自杀或伤害婴儿倾向。

3.产后精神病(postpartum psychosis)

产后精神病多发生在产后2周内,产妇发病率1‰～2‰,高龄初产妇、多子女或低社会经济阶层妇女多见。临床特点为起病急、症状不典型且多样化、有明显遗传倾向、复发率较高。患者表现为行为紊乱、幻觉、思维散漫、兴奋躁动、关系妄想、情绪低落、情感不适、言语减少、记忆困难、注意力不集中、意识障碍、自罪自责等。

【治疗原则】

心理治疗与药物治疗相结合,必要时可行电击治疗。

【护理措施】

1.心理护理

护理人员应态度亲切、友善,用温和语言与患者交流,鼓励家庭主要成员及朋友多与其接触和交谈,使其诉说内心感受,减轻心理压力;帮助产妇树立信心,以良好的心态适应社会。配合医师采用认知行为疗法,根据患者难以排解的忧伤、角色变化以及人际交往困难等方面进行心理治疗。若产妇出现严重行为障碍或自杀倾向时,要有专人看护,不能与婴儿单独相处。

2.药物治疗的护理

严格遵医嘱用药及停药,用药期间应注意观察药物的疗效与副作用,尤其是对于母乳喂养的产妇,应严格掌握用药的种类与剂量,以免对新生儿产生不良影响,必要时应停止哺乳。观察产妇的情绪状况、日常活动和行为,如是否有紧张、恐惧、失望、悲哀等情绪变化,生活自理、饮食、睡眠和照顾婴儿等是否正常。检查产妇是否有感知、思维和行为障碍及感觉丧失等。

3.加强预防

(1)加强孕期及分娩期护理:加强孕期保健,向孕妇讲授科学育儿知识,消除紧张、恐惧及消极情绪。对既往有产后抑郁症病史或家族史的高危孕妇,应进行监测与必要的心理干预。

鼓励其家属为产妇提供良好的家庭支持。

（2）重视产褥期护理：实行母婴同室，鼓励并指导产妇母乳喂养，提供适当的照顾，促进母婴接触并交流，鼓励多种形式的亲子活动，有利于产妇形成积极乐观的情绪。指导产妇及其家属掌握新生儿的正确喂养和护理方法，帮助产妇树立育儿的自信心。

（3）加强产妇的心理护理：与产妇建立良好的护患关系，针对产程延长、非计划妊娠、配偶离异、新生儿性别非己所愿、新生儿畸形或有不良妊娠结局的产妇，应给予重点心理护理。掌握心理咨询技巧，了解产妇心理状态及对胎儿的态度，及时发现潜在的诱因；重视对产妇的心理指导，减轻产妇心理负担，激发其积极的心理反应；鼓励其配偶及其家属为产妇提供良好的社会支持，介绍预防产后精神障碍的相关知识及其重要性，避免对产妇的不良精神刺激，更多地给予生活照顾与情感沟通，为产妇创造一个安全、舒适、温馨的家庭环境。

（4）出院后按时复诊，及时接受心理咨询，在专科医师的指导下合理用药，防止疾病再次发作。

参考文献

[1]周昌菊.现代妇产科护理模式.北京:人民卫生出版社,2001

[2]沈铿,郎景和.妇科肿瘤.北京:人民卫生出版社,2002

[3]张惜阴.实用妇产科学.北京:人民卫生出版社,2003

[4]中国残疾人联合会教育就业部.中国聋人协会.中国手语.北京:华夏出版社,2003

[5]曹泽毅.中华妇产科学.第2版.北京:人民卫生出版社,2004

[6]冯泽永.医学伦理学.北京:科学出版社,2004

[7]邹恂.现代护理诊断手册.第3版.北京:北京大学医学出版社2004

[8]吴赛珠.性激素平衡紊乱与疾病.北京:人民军医出版社,2005

[9]丰有吉,沈铿.妇产科学.北京:人民卫生出版社,2005

[10]乐杰.妇产科疾病鉴别诊断学.北京:军事科学出版社,2005

[11]张光玗.产科急症.第3版.北京:中国协和医科大学出版社,2006

[12]郑修霞.妇产科护理学.第4版.北京:人民卫生出版社,2006

[13]李小妹.护理学导论.第2版.北京:人民卫生出版社,2006

[14]田荣云,医学伦理学.北京:人民卫生出版社,2006

[15]乐杰.妇产科学.第7版.北京:人民卫生出版社,2008